佐藤公治・田中彰吾・篠原和子・本田慎一郎・玉木義規・中里瑠美子・三上恭平 著

臨床のなかの物語る力

高次脳機能障害のリハビリテーション

協同医書出版社

人間のすべての行為は、言語の中で起きる。言語におけるすべての行為は、人が共＝存在という行為の中で他の人々とともに作りだすひとつの世界を、生起させる。〈人間的なもの・こと〉とは、この共＝存在によって生みだされるものだ。こうして、人間のすべての行為は、ひとつの倫理的な意味をおびる。なぜならそれは、つねに、〈人間の世界〉を構築する行為にほかならないからだ。………

（ウンベルト・マトゥラーナ，フランシスコ・バレーラ著『知恵の樹～生きている世界はどのようにして生まれるのか』
管啓次郎・訳，朝日出版社，p.175（コラム「倫理」），1987，ちくま学芸文庫，p.297，1997より）

目次

◉本書の意図について

本書は『臨床のなかの対話力』（2019年刊行）の続編です。

リハビリテーションの臨床は、患者さんとセラピストとが共に協力して創り上げる一つの世界と呼んでもよいと考えます。前著『臨床のなかの対話力』では、患者さんとセラピストとが共に治療の効果という目標をめざして対話的な相互関係のなかで治療を進めるプロセスこそ、脳機能障害の後遺症に苦しむ患者さんがセラピストとの対話から生まれる手がかりに導かれながら、自律的に、自分の内なる能力によって自らの機能回復のための方法を発見し、それを学習してゆける世界であり、それがあるべきリハビリテーション治療の姿であると提言しました。そしてこの提言は、私たちにとっては出発点でもあります。前著で主にその業績を学び、活用することができたロシアの教育心理学者ヴィゴツキーや神経学者ルリヤといった先達もまた、それから先へと続く人間理解のためのたくさんの謎と可能性の領域へ、その歩みを止めなかったからです。彼らの亡き後に続く私たちも、当然、彼らが歩んだ同じ道を歩き続けることを止めるわけにはいきません。

本書『臨床のなかの物語る力』では、前著で「対話力」と呼んだものの実体にさらに迫りたいと考えました。「対話」の口火を切り、それを維持していく力は、現実的には「私」という意識が対話の相手へと向けた言葉を探し出し、それを表出するという行為によって成立しているからです。そしてまた、言語を使う人間の能力が人間の発達や学習に果たしている役割を理解することは、対話的な発見と学習の場であるリハビリテーション臨床の世界においても「治療理論」のベースとして意識的に活用されるべきであると考えるからです。「対話力」を「物語る力」というようにいっそうアクティブに捉えることにより、そこから治療における回復に向けた患者さんの原動力をよりいっそう具体的にイメージできるのではないかと考えたからです。患者さんの抱える問題は脳機能障害による、運動も含めた行為全体にわたる複雑な問題です。そしてその問題の解決はどうしても患者さんの脳に備わった仕組みへのアクセスを介して図られなければなりませんし、リハビリテーション治療の目的もまたそうした認知プロセスをどのように回復させていくかということに尽きるのです。そのアクセスのための経路、言わば人間の認知プロセスの仕組みの変化を知るために患者さんとセラピストとが出会う領域として私たちが着目しているのが言語を使う人間の能力であり、その能力が生み出す具体的な言語による記述、そしてその分析と治療への応用です。

患者さんはその言語記述によってセラピストにも、そしてその人自身にも見えない自らの認知プロセスの働きを示唆してくれている、そしてその意味を病理に関わる知識やそれまでの治療経験から学んだことも活用しながら判断するのがセラピストの役割である、私たちはそう考えています。前述のように、私たちは、人間に備わる記述能力を「自分の経験を記述し、それを創り上げていく」という意味合いを込めて「物語る能力」と捉え、その能力が生み出す具体的なダイナミズムとはどのようなものかを考えたいと思います。本書の前半では、そのために必須と思われる知識として、言語能力を発揮して「物語る」ことのできる、言わば「言語的」生物である人間の際立った特徴として、言語記述の中心となる「私」という意識の生成の仕組みに着目し、その多様な意味を理解するためのレクチャーを3編、収録しました。そして後半のセラピストの対話ではそれを高次脳機能障害に対するリハビリテーション治療学の観点から読み解きながら、自分たちが臨床で経験することの意味を掘り下げました。もちろんこうした対話はこれで終わりということではありません。治療という対話の世界のなかで交わされている患者さんやセラピストの言葉の意味については、人間とその認知プロセスのなかの言語の役割についての尽きることのない興味関心や議論によってこれからもたくさんの発見がなされていくと期待します。それによって高次脳機能障害のためのリハビリテーションの治療理論も、いっそう人間の本質に近いところでその効果が洞察され、確立されていくことを願っています。

第1部

基本をおさえる

臨床のなかの物語る「私」

佐藤公治
（心理学／人間精神の生成論）

1 「物語る私」とは

「私」は自分という内的なものを持ち、それは他人には必ずしも了解されることがない「一人称的世界」でもあります。ですが、同時に私たちの身の周りには、多数の他者がおり、そしてこのような自分以外の人たちと織りなす出来事があります。これらと無縁な形で「私」は生きていません。「物語る私」はこれらの外の世界と関わることで創られているのです。

このレクチャーでは「私」は絶えず外の世界の中で、そしてこれらと能動的に関わる中で生きていることを論じます。そのキーワードは「行為」です。

(1) はじめに

このレクチャーでは、「物語る」という人間の本質にある営みについて考えます。私は「何を物語る」のでしょうか。一つは自己という「私」を語り、語りを通して「私」という自己を形成していくことです。もう一つは自分を取り巻き、またそこに自分自身も関わっている外的世界を形成し、語っていくこと、この二つです。

ここでは、「私」は身体と運動を通して外の世界と関わっていること、そのことを通して自己を知っていくことであるという立場に立ちます。このことは学術的には「対象行為論」と言われますが、私たちが日常当たり前に身体と運動を使って活動していること、そのことから得られることを少し理屈っぽく述べたにすぎません。私たちが日常行っていることを振り返ってみようということです。この日常の生活の中に人間の本質があります。ですから、このレクチャーは人間の本質にあるものは何であるかを考えてみることがもう一つのテーマになります。

「私」を含めてすべての人間に当てはまることですが、自己は外部に表現してみることによって形成されてきます。「形成的自己」とか「表現的自己」とも言われる考え方です。まさに「自己を物語る」ということになります。この考え方を提唱している一人の人物については、このレクチャーの最後でとりあげます。木村素衞という哲学者です。今では注目されることもなく、リハビリテーションの分野ではその知名度はほぼ皆無だと思います。ですが、彼は表現する行為こそが人間を形成していく最も基本にあることだと位置づけました。

このレクチャーでめざすのは不幸にして使うべき手の動きが不自由になったり、歩行が困難になるというハンディを抱えざるをえなくなった人へのリハビリテーションのありかた、そしてこのような人への治療の中でセラピストはどのような対話をするべきなのかという問題に近づくことです。この実践的な課題を考えていくときに、まずは人間の活動の本質にあることから議論を始めてみることは大切なことです。

手や足を自分の意志通りに動かすことができなくなった人と健常者とは大きな違いがあることは自明のことです。そして、ハンディを負った人の課題を理解することは簡単なことではありません。それでも手足が使えないことから逆に私たちが当たり前のように手足を使えること、自由に身体を動かせることが人間にとってどれだけ重要な意味を持っているかを教えてもくれます。いわば人間の本質を支えている身体と運動の働きの意味を私たちは再認識するのです。あるいは身体の回復に向けての作業はもう一つの学習の問題を考えていくことでもあります。リハビリテーションの実践はこれら人間をめぐって未だ解けていない謎を私たちが解いていく機会になっています。

(2)「私」と「私たち」の障害を理解すること

私たちは脳に障害を受けた人たちのことをどこまでリアルに理解することができるでしょうか? たしかに教科書によって詳しい症状やその責任病巣など、そのメカニズムを知ることはできます。あるいはリハビリテーションの実践の場に身を置いているセラピストの方たちは患者からの容態を直接聞く機会は多いはずです。ですが、患者が語った内容からは彼らが感じている内容や経験したことをリアルに感じることはほぼ不可能だと思います。それは「一人称」という本人にしかわかりえない部分を含んでいるからです。

このことをわかってもらうために、具体的な「私」の経験を述べることから始めてみましょう。

■「私」の脳が壊れた

「私」は今から14年前の2006年1月に脳出血のために意識を失い、救急搬送されました。「私」の場合は幸い出血量も多くなかったので脳の開頭手術もしないですみましたが、血管が破れて出血し、脳細胞の一部が壊れた場所は角回でした。今では、角回とその役割についてはリハビリテーションの教科書では必ず書かれているような大切な場所ですが、実はこの部位が壊れてしまうことによって起こる症状はいろいろあるわけです。たぶん、教科書に書かれているのはそれらの代表的なもの、一般的な記述で、書かれている内容は患者になってみないとわからないものが多いのが事実です。たとえば、角回の主な役割は脳の中でデジタル情報とアナログ情報の二つをうまく連結していくことです。たしかに人間はデジタルとアナログという二つの異なった情報のモードを使っています。ですが、この角回で行っているデジタルとアナログの二つの変換は、この部位が壊れてしまったらどのようになるのでしょうか？このことは実際にここが壊れた者にしかわかりませんし、実際の生活の中でどういう支障が生じているのか、教科書の類はそこまでは書いていません。多くは「三人称的視点」で書かれているからです。例外的に一人称の視点を交えて脳機能の障害を書いたものに一冊の本があります（Kapur, N. ed. Injured brains of medical minds: views from within [1977] という本で、主旨は身体運動感覚を取り戻すために、その原初に戻って視覚だけでなく触覚という身体で感じること、つまりは対象世界を直に知ることから始めるということなのでしょう）。副題が示すように、この本は脳の研究者自身が障害を負った自分の経験に基づいて書いたものです。ですが、残念ながらこの本の中には角回が壊れた症例は紹介されてはいませんでした。

　専門家自身が障害を負ったことでみえてきたことを書いたものに、私たちはオリバー・サックスが左足に大怪我をして治癒するまでの間に経験した左足の喪失感についてリアルに描いてくれたものを知っています（『左足をとりもどすまで』、1984）。サックスはギプスがはめられて動かなくなった左足を単に動かせないだけでなく、足そのものがどこかに行ってしまったような喪失感を味わいます。脳神経外科医が患者の身になってみてわかった左足が失われた場合の疎外感でした。サックスはこのような経験から医者の立場の「三人称的語り」だけではなく、患者当人にしかわからない「一人称的語り」を大切にするようになります。

　話を元に戻して、角回が壊れてしまったことで「私」が体験したことを述べますと、病室にあった時計を見て、今何時であるかわからなくなっていたのです。時計の短針と長針の動きで示されているものはアナログ情報です。短針が指しているのは時計に書かれている数字そのものなので問題はないのですが、長針がたとえば3の位置を示していると15分になるわけで、そこで示されているのはデジタル情報です。こんなことは当たり前のことで、小さな子どもでも時計はきちんと読めるのです。ところが「私」はこのとき、時計の針が何時を示しているのかわからなくなっていたのです。アナログからデジタル変換ができなくなっていたのです。これは明らかに角回の損傷によるものです。「私」はこのとき、ショックを受け、ひどく動揺したことを昨日のことのように鮮明に覚えています。もう一つの経験として、神経心理学的な評価テストを受けたときのことがあります。テストを実施された神経心理学の専門の先生から「動物園にいる動物の名前をメモを取らずにたくさん口頭で述べてください」という問題が出されました。決まった時間内で答えるもので、はじめは簡単なことだと思っていました。ところが2つほど名前を出した後、次の名前が出てこないのです。自分が言った動物のイメージを頭に描きながらそれとは別のものを探すのですが、これができなくなっていたのです。頭の中でいろいろと探そうとするのですが、一向に名前が出てこないのです。結局、時間切れでわずかの名前しか言えなかったのです。こんな簡単な問題にも答えることができない「私」は冷や汗をかいたのです。

　このテストは紙に書かず、メモも取らないで考えることがポイントで、まさに角回が壊れた患者が引っかかるものでした。こうしたこともデジタルとアナログの変換がスムーズにできないことに起因しています。ここで述べたことは「私」という個人的な「一人称記述」ですが、ここから教科書にはないリアルな世界を表すことができます。「三人称的記述」では得られないものですが、多くは「一人称的記述」は客観性に欠けるとして脇に置かれてきました。ですが、それで患者の世界を知ったことになるのでしょうか。

■Yさんの脳が壊れた

もう一つは、「私」のことではないのですが、「私」と個人的な関わりがあった従弟の「Yさん」のことです。「Yさん」のことについては、『臨床のなかの対話力』でも簡単に紹介したことがあります。彼は重い腎臓病のために人工透析を若い頃からやっていたこともあり、血管がもろくなって、それが脳出血を引き起こすことになりました。脳出血を起こした人の多くにみられる被殻部位、さらにその周辺部で多量の出血があり、右半球の相当の部分で脳細胞が壊れました。左半身麻痺のために身体の左半身は完全に自由を失いました。病気の発症後は在宅のリハビリテーションを受け、「私」も何度も彼の家を訪れ、治療後の前後には日常の何気ないおしゃべりをしながら彼の身体状態などを聞いてきました。彼には左半身の麻痺と同時に半側空間無視の症状もありました。この半側空間無視は脳にダメージを受けてしまった人に多くみられるようですが、彼にははじめは自分が半分しか見えていないことがわかりませんでした。昼食のお弁当の量が少ないと嘆きながら、いつも半分は食べないで残していました。見えなかったのです。弁当を残していることで半側空間無視のことを自覚したのです。半側空間無視はそれでは半分が見えないだけなのでしょうか。見えないのならば工夫して見えない側をカバーして見るようにしたらよいだろうと考えてしまいがちです。ですから、「私」はときどき、発症してから2年も過ぎているので職場復帰に向かう努力をして欲しいと無理な激励をしてしまったことがありました。彼は横書きの文章は読むのに苦労すると言い、その反面、縦書きの文章は比較的楽に読めると言ったこともあり、可能な形で文字を読んでいくこともできるだろうと受け止めたりしました。

あるとき、リハビリテーションの訓練で、高次脳機能障害の人のための評価テストの一つである線分二等分線や模写テストに取り組んでいる様子を傍で見る機会がありました。線分二等分線の課題ではやはり彼は半側空間無視の患者の多くの人と同じように極端に右寄りのところに線分の真ん中だとマークをしています（図1）。

模写テストでは、教科書にも頻繁に出てくる花の絵を見ながら同じように模写するものがありますが、たとえば、図2のように左半

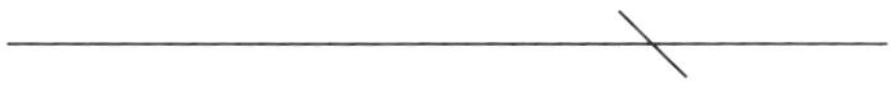

図1　線分二等分テスト

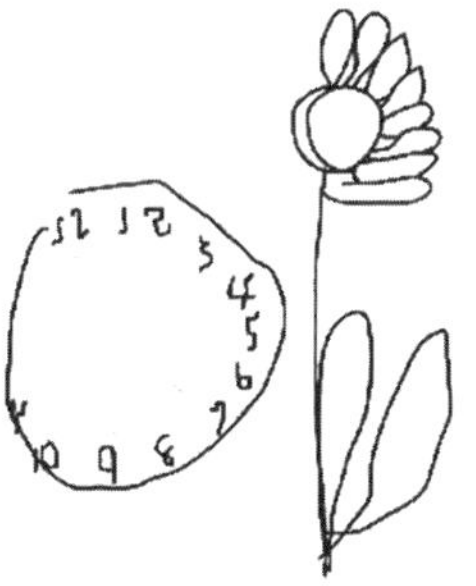

図2　模写テスト

分を無視して図形を描くといったことがよくあることは知られています。「Yさん」はこのような図形のほかに立方体、星形、家の線画を描いてもらうとほぼ無視する部位もなく描いています。しかし、完成までに健常者であれば短い時間で完成するのに相当の時間を使い、しかも一つひとつの線を引くときには全体を何度も見るということをやっています。注意の配分に多大のエネルギーを使っていたのです。「構成障害」と言われているものです。

この種の評価テストは結果を本人に知らせることなく終わっていますが、「私」は「Yさん」に線分二等分線ではかなり右側に偏った場所を中央だとマークしていたことを話すと大変意外な様子で、自分では真ん中にマークしたつもりだと言うのです。明らかに左半分が見えないという典型的な反応です。そして、模写の課題でわかったことは、左側を無視することなく描いてはいますが、見本の絵を見たり、模写している絵を途中で中止して見直したり、見本と比べることを何度もやっています。想像できないくらい時間をかけ、実に慎重に描いているのです。明らかに注意配分に苦労をしています。彼の顔には苦労の様子がはっきりと出ているのです。しばしば半側空間無視の人は見えない左側に注意を向けて左空間に変移させるいわゆる代償的な方法をとっていること、そのために脳の前頭葉を過剰なほど活動させるために脳が疲れると訴えることが多いと言われています。「Yさん」もまさにそうでした。

この場面から「私」が気づいたことは「Yさん」が抱えている問題が想像以上に大きいということでした。「私」は「Yさん」には左が見えないのなら、左半分に意識を向けて見ていくように習慣づければよいだろうと簡単に話をしていたことをここでひどく反省することになりました。彼の苦労をまったく理解しないで、ただ仕事の復帰の可能性を求め、半ば激励の気持ちで安易なことを言っていたのです。あるいは、「Yさん」はいつも歩行訓練をしていましたが、左半身の麻痺が重く、左足を一歩前に出すときの恐怖は想像できないもののようです。そして、リハビリテーションを終えたときの脳の疲れは相当なものでした。「Yさん」は「私」の前では本音を出していません。普通、多くの患者は本音をなかなか出さないで、我慢してリハビリテーションをする人が多いのでしょう。そこでの患者の心の内はどうなのでしょうか。「私」の例、そして「Yさん」のことから当事者でなければわからないこと、教科書に書かれていることではリアルにはわからない問題を抱えているということです。他者を理解することの難しさを私たちは覚悟しておくということでしょうか。

2 人はモノとネットワークを創っている

人はモノとどのように関わり、どう生きているのかを考えていきます。はじめは、人とモノとは一つのネットワークを形成しているとする見方です。もう一つは、人間の活動を外にあるさまざまな対象に対して行為として展開するという考え方です。ここからは、人の行為と人間を取り巻いている環境との関わりの問題も出てきます。「環世界論」という発想です

(1) プラグイン：やってみてわかるという思想

科学社会学者であり、人類学者でもあるラトゥールの『社会的なものを組み直す』(2005) があります。この本では彼の「アクターネットワーク理論」が詳しく述べられています。「アクターネットワーク理論」とは簡単に言えば、この世界の中に存在する人や人以外のものすべて（これがアクター）がそれぞれの独自の働きを持って相互に関連づけながらネットワークを形成しているというものです。モノも人と同じようにネットワークを構成するものと考えま

す。たとえば、教室にあるさまざまなモノ、机、椅子、黒板、こういったものはこの教室という空間の中で相互に関連しあい、そこに人が関わりながら存在し、働きを持っています。この「アクターネットワーク理論」から示唆されることは、社会学の世界で言えば階層や階級が固定して存在し、この大きな概念で社会現象を上から目線で説明してしまうことは間違いだということになります。むしろ、小さな出来事やそれを構成するもの同士の結びつき（ネットワーク）が社会という現象を生んでいるという説明になります。同じようなことは従来までの心理学やリハビリテーションで使われてきた説明の仕方を見直そうということになります。概念や診断名で個別のことを一括りにして説明してしまうのではなく、個性と多様性をまずは現象の最小単位にして、これらが孤立しているのではなく、連関するものとしてみようというものです。これまでのシステム論で言われてきたものに通じる発想です。

　このように人やモノがネットワークを創るという発想では、個性や多様性を持ったものが能動的な動きをするという考えになります。だからアクターなのです。しかも連関するときには仲立ちが存在してもいます。これが「媒介子」というものの役割です。アクターは媒介するものになり、また他の媒介子に助けられて活動をしています。

　ラトゥールの『社会的なものを組み直す』の中に「プラグイン」という節があります。具体例でこのことを考えてみましょう。私たちが新しい製品を買って使い始めるときに必ず利用するのが「取扱説明書」です。このいわゆる「取説」は不特定多数の人が使用するための案内役のように書かれたものですが、実際に製品を前にした個人がこれをどう使うか、実行してみようとしたときに、「取説」に書かれていることと、行為との間でずれを感じ、どう操作をすればよいのかわからず困惑することがしばしばあります。実際にやってみて何が問題なのかがみえてくるのです。説明の仕方がわかりにくいのか、あるいは製品が使いにくいものになっているのか、はたまた「取説」に書いている内容を理解するための知識が不足しているのか、です。行為をすることでそこで何が問題になっているのかがみえてきます。それをたどることができるということです。「取説」は、本来はアクターである使う人と製品であるモノとの間の有効なネットワークを創るための仲立ち、「媒介子」になっているはずなのですが、うまく媒介の役割を果たしていないことがあるのです。製品を前にした個人のアクターとのズレは機械をいじってみて実感されるわけです。このことが端的に表れているもう一つの例が、認知科学の分野ではよく知られているノーマンが書いた『誰のためのデザイン?』（1988）で、映写機の使いにくさをとりあげているところです。8ミリや16ミリ映写機にフィルムを装填する方法は複雑で面倒です。もっとも、今やこの種の機械を使うことはないのですが、映写機はフィルムの装着のためにたくさんのスイッチ類を正しくセットしなければならず、スイッチの機能がわかりにくい、うまくフィルムを装着したかどうかは映さないとわからないといった具合で、使用者と機械との間のギャップが大きいのです。フィルムの装着を難しくしているのは、操作を機械のメカニズムに合わせにくいということが一番の原因なのですが、ここにはノーマンの言う「実行のへだたり」があります。個人が行為を実行するためにどういう形でネットワークが形成されているか、つまりユーザー－「取説」－製品の間が結びついて、ネットワークを構成するアクター（もう一度確認しますが、人とモノ）の振り分けがうまくなされているかどうかを実感するのは人がモノに関わること、行為として実行してみることで明らかになるのです。これがラトゥールの言う「プラグイン」です。

　この「プラグイン」、そして「アクターネットワーク」の考え方からは人間と対象との関わり方についていくつかの重要なことが示唆されています。人は対象と直接関わるという、人とモノとの間の直接性を想定すること、しかも対象であるモノも人と同じように私たちの活動世界にネットワークを形成しているということです。人は対象世界で行為として関わっていること、そして私たちはこの行為を通して世界と自己を形成しているのです。その生成過程は小さな時間単位の微視的なものです。アクターネットワークの形成にはいつもアクター同士の関わりを仲介するための媒介となるもの、「媒介子」があります。ラトゥールは私たちの精神世界である内的なものと、私たちを取り巻いている外的世界との間に境界線を引いてしまうような「二分法的な発想」を取り払うべきだと言います。「私」はアクターとしてモノと直接関わりながらネットワークとして存在しているのです。

(2) ヴィゴツキーの対象行為論

「私」が専門にしている心理学では伝統的に人間を考えていく場合に、人間の内部にある心の様子を中心に考えたり、自分の周りの世界を知り、理解していくことに重点を置いてきました。このように考えてしまったのには、人間は世界を「知的」に上から眺め、理解していく理性を持っているとしたことがあります。こういう立場からは、対象世界と直接関わることも、環境の中に身を置いて、これらの外部にあるさまざまなものに支えられて活動をするという発想を持つことはありませんでした。ですが、実際は、私たちは実に多くの社会、文化的なものと切り離されることなく、それらとつながりながら活動をしているのです。そのとき、とるべきなのは、私たちは直接、対象世界と行為の形で関わっているという視点です。これは行為論とか、対象行為論という考えですが、心理学で早くからこのような発想で人間をみてきた人がヴィゴツキーです。人間の心や精神を行為として考えていくことで、人を環境世界の中に身を置く存在であるということ、そしてさらにこの環境世界からの刺激を受動的に受け取るだけなく、積極的に環境に関わり、環境を能動的に創り出していく者であると捉えることになります。「人間－環境世界」を切り離すことのできない一つのセットとしてみるということです。

人間が外部の環境世界と関わるときにはある目的と動機を持って活動します。このように何事かと関わることで人は新しいものや意味を創り出していきます。いわゆる「対象行為論」です。ヴィゴツキーは対象行為として実践的な活動を位置づけましたが、人間は何も持たないで外的世界や対象と向き合いません。人間は自分の活動を支え、仲立ちをするもの、道具を使っていきます。イギリスの哲学者、フランシス・ベーコンは、人というのは手も素手だけではたいしたことはできないが、知性もうまく使われることではじめて効力が発揮されてくると述べていました。人間の活動は言語を含めて道具という媒介手段を用いて行われるのです。

ヴィゴツキーは、人間は道具を媒介にして活動し、自分たちの文化を創り出してきたものと捉えていくべきだとして、このような人間理解の方法を「道具主義的方法」としています（「心理学における道具主義的方法」、1930）。ヴィゴツキーが強調するのは、道具は人間の活動の仕方を変えていくということです。道具は対象に対してどのような心理的操作を行ったらよいかを方向づけていきますし、心理的な機能にも変化が起きてきます。たとえば、外の現象を記号に置き換えたり、以前に経験して記憶として頭にあるものと比べたり、そもそも記憶として残すといったことをします。人間は自然的過程と、その構造を改造してしまうのです。人間の行為は道具に媒介される中で行われているということをより明確に示したものが通常、「ヴィゴツキーの三角形」と言われているものです。このことはすでに『臨床のなかの対話力』（2019）の第1部5・文化的発達と文化的道具：ヴィゴツキーの道具論でもとりあげました（64ページ）が、もう一度簡単にみておきます。図3が「ヴィゴツキーの三角形」です。A（主体）がB（対象）の出来事を憶えるというとき、機械的にそれを憶えるような「自然的記銘」ではA－Bという直接的結合になりますが、Xというもの、たとえば、ハンカチの結び目やメモ、付箋といった記憶の補助手段（この場合は心理的道具）の助けを借りて行われるときにはA－X－Bという人為的な方向づけが生まれてきます。

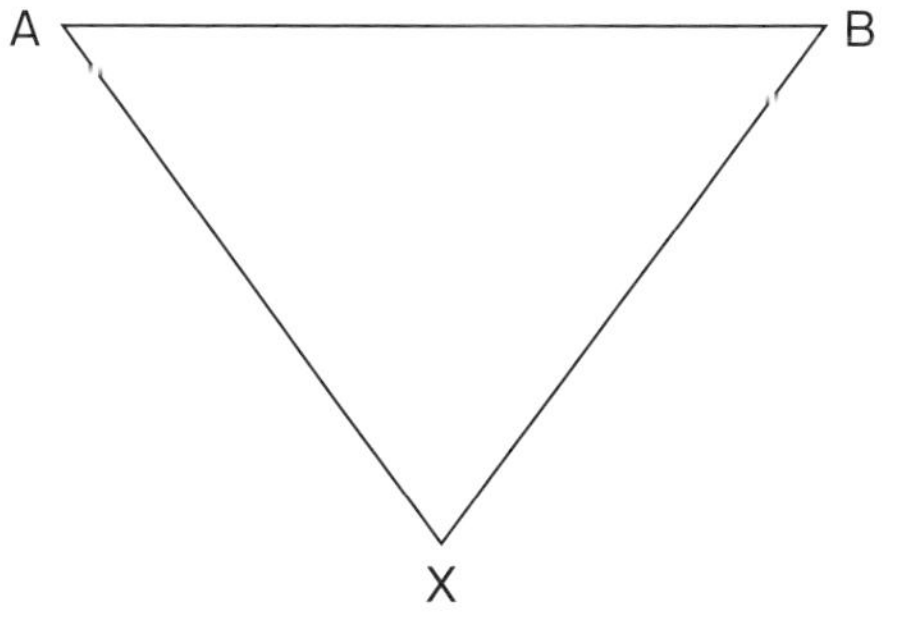

図3　ヴィゴツキーの三角形

　人間の心的世界や精神を外部世界と関わっているものとしてみることは人間を環境世界の中で活動している存在として位置づけることになります。つまり、人間は世界の中で生き、世界を構成している文化を含め諸々の物的なものに支えられ、また世界を構成していると考えることです。「世界内存在」としての人間ということです。この言葉は現象学を拓いたフッサールの考えを発展させて、独自の現象学である解釈学的現象学を打ち立てたハイデガーが人間の本質は世界の中に在って存在していることを述べたものです。

　人間精神を行為という視点から論じていくことがいかに重要であるかを米国のヴィゴツキー研究者であるワーチは『心の声』（1991）で次のように述べています。「行為を優先するということは、人間を、行為を通して自身はもとより、環境と接触し、創造するものとみなすということなのである。このように、行為は、人間や環境をバラバラなものとして捉えるのではなく、それらを一つの単位として捉えて分析を始めていく際の入り口を与えてくれている」（邦訳23－24ページ）。

　行為は時間的にも、空間的にも独立して起きたり、単一の形でそれだけが孤立して存在することはありません。行為は時間的に継続しながら他のものと相互作用し続けるのです。行為の継続は一つのシステムを形成します。このようにシステムは自己生成をします。オートポイエーシスというものです。行為の連関がシステムを生成し、この中にいる自己が形成されていきます。システムとしての自己です。行為主体であった自己が今度はシステム内で自己が形成されてくるようになるのです。このようにみてくると行為は閉じた自己の範囲を超えます。だから世界内存在としての自己や行為主体になるのです。行為をオートポイエーシスとして論じ、行為の持っている意味をより広い視野の中で論じたものに河本の『オートポイエーシス2001』（2000）があります。この本は行為論を考えるうえで多くの示唆を与えてくれます。

（3）環世界の中で生きる人間、その本質

　現象学者のメルロ＝ポンティはハイデガーの「世界内存在」の考

え方に触発されて、世界の中で生きている人間とその精神こそが人間の本質、つまり人間というものは何であるかを解いていくために欠かせない視点だと考えるようになります。これが彼の『知覚の現象学』（1945）のテーマでした。人間はいつも世界内にあって、この世界との関わりの中で自己を知るとも言います。もちろん、この世界というのは現実の生活世界のことです。メルロ＝ポンティは、人間は自分たちが関わっている生活世界でそこにある事物、そして他者との間で経験をしていくのですが、この経験の基盤にあり、精神的活動の根源になっているのは身体的行為だとします。それは単なる物体としての肉体である身体そのものとは区別するということで、「身体性」とも言っています。身体によって外部と関わり、それが自己の精神的活動となっているという意味です。彼の有名な言葉に、「意識はわれ惟（おも）うではなく、われ能（あた）うだ」というのがあります。私たちの精神や意識は身体を使った行為による世界との関わりの中で生まれているのです。

　私たちを取り巻いている外的世界は自分たちの活動にとって不可欠なものです。人間にとって意味のある世界です。これを生物学者のユクスキュルは物理的環境である「環境」と区別して「環世界」と言っています。生物は生存していくために必要な、それぞれの生物種にとって意味のある環境を持っています。このような環境に支えられ、関わりながら生きているのです。たとえば、犬には犬の独自の「環世界」、蟻には蟻の「環世界」があります。このように、「環世界」とは生物種にとって独自の意味づけをしている世界のことですが、一般的な意味の「環境」とは別のものです。

　メルロ＝ポンティは「環世界論」の考え方をもとにしながら、人間にとっての「環世界」とはどのようなものであるかを述べています。人間が自分たちの世界で生きている以上は、物理的秩序、生物的秩序に依存しています。人間は重力に逆らって生きていくことはできませんし、酸素の存在や気候条件などに恵まれていなければ生存はできません。基本的な生命維持のために必要な諸々の条件、たとえば、食物摂取や呼吸、体内の循環系の正常な活動など、無限とも言えるものが必要です。もちろん、これらだけでなく、人間にとって最も大切なものに人間的秩序があります。それは、世界を理解・把握していくための基本的な知の枠組みであり、また人間は同時にこの世界を人間的秩序として構成しているのです。それは人間特有の文化というものです。

　メルロ＝ポンティはこの人間のみが持つ独自の「環世界」を構成しているものの基本として、世界をまとまった意味のある形態として捉えていくゲシュタルト的秩序と言語活動の二つをあげています。「ゲシュタルト」の形で外の世界を見、理解していく仕方ですが、人間は刺激をバラバラなものとして見ないで、まとまって捉えるのです。ドイツ語の「ゲシュタルト＝全体」という知覚の体制を持っているというのです。メルロ＝ポンティは、ドイツのゲシュタルト心理学が提唱した、人間は世界をまとまった形で捉えるという考えを使って、これが人間精神の本質の一つと位置づけたわけです。ここでもう少しゲシュタルト的秩序やゲシュタルト的体制について考えてみたいと思います。私たちの周りには物的対象が多数あります。それらは外部にあってそれ自身、安定した形で存在しています。「外的実在」です。もう一つ、私たちの内的世界にある諸々の心的なもの、知覚、認知構造、記憶、言語的知識などは厳然として私たちの中に存在しています。「内的実在」です。私たちは外にあるもの、「外的実在」を情報として受け止めます。あるいはこれらの外的なものと接触し、またそれを素材として用います。しかし、「外的実在」と私たちの中にある「内的実在」とは対応してはいません。両者は独自に存在するものです。「内的実在」であるゲシュタルト的秩序は外部にある物的対象の「外的実在」からの情報や刺激を独自に解釈するのです。たとえば、天体にある星の配置を考えてみましょう。星の配置はばらばらです。ですが、私たちはこれらを線で結び、星座として見、解釈します。「内的実在」です。もちろん、これは「外的実在」の天体にある星の存在なしには生まれてきませんが、それが直ちに星座とはなっていません。星座は「内的実在」だからです。それでは、このような外的対象を知覚するときにまとめてみるゲシュタルト的秩序やゲシュタルト的体制は私たちが生得的に持っているのでしょうか。たしかにこのゲシュタルト的秩序は一々私たちが内的な記憶やイメージを呼び出し、またそれにふさわしい形で解釈するといった時間のかかる処理はやりません。いわば私たちの中にビルトインされているように世界を見ていくための基本的な枠組みになっているのです。それを生得的なものだと言いたくなるのかもしれませんが、長い人間の歴史の中で継承され、人間の知の本質として文化の中に定着してきたものと説明するのが正しいのでしょう。ですから星の配置を星座の形でまとめてみるのは、日本では7世紀から8世紀頃に作られたキトラ古墳の壁画にも描かれていることにも表れています。中国あるいは朝鮮からの伝来によるのでしょうが、由来はともかく人間の知覚の枠組みとしてのゲシュタルト的体制はきわめて安定した形で存在していることは間違いのないことでしょう。私たちは山や岩の形に身近にあるものを当てはめることをよくします。ライオンの顔に似た岩やローソクのような岩、あるいは牛が腹ばいに伏している形から「臥牛山」と呼ばれるようになった山のような例は日本にも多数あります。ここでもこれらの物的なものにゲシュタルト的体制をまさに直観的に呼び起こしています。それに私たちは名前を付けて呼んでいますが、言語的なラベリングが先にあるのではなく、ゲシュタルトとして全体を見ていくという私たちの傾向が先にあるのです。

ゲシュタルト的体制と似たようなものに、人間には世界を一気に把握していくものがあることを考えてみます。これは人間の環境世界の中で自らをそこに位置づけていくような意味生成の基盤が人間にあるという考え方です。哲学者のベルクソンはこれを認識的な「存在論的基礎」と称していました。あるいは同じ哲学者でベルクソンの思想に影響を受けて独自の思想的展開をしたドゥルーズは、意味の深層にあって、そこで行われている意味の生成活動を「第一の複合体」と呼んでいます（『意味の論理学』、1969）。人間の精神世界の深層という根源的な部分にあるものですから「第一のもの」としているのですが、「複合体」というのは、環境と機能的にも直接結びついている反応系のことです。これは実は「環世界」でとりあげたユクスキュルの「機能環」の考えに基づいているものです。ユクスキュルは彼の『動物の環境と内的世界』（1921）の中で、あらゆる生物種は環境に機能的に直接結びつき、また関わっていることで生存にとって意味と価値のある世界、つまり環世界を構成しているとしたのです。ユクスキュルが別の本で、人間を例にしながら説明していることをみてみたいと思います。『理論生物学（Theoretische Biologie）』（1928）で、アフリカに住む少年が梯子の働きを一気に知ったという例です。この子どもは梯子を見たことも、使ったこともなく、横に棒がわたしてあるだけのものでどうして木に登れるのか理解できなかったのです。ところが、他の人間が一度だけ使って木に登って見せると、すぐにそれを上手く使い始めたのです。横棒をわたしてあるだけの対象が持っている機能を直ちに理解できたのは、木に登ることの目的と合致することで、どう使っていくかという対象と行為の関係が直ちにわかってしまったのです。人は対象の持っている意味に「一気に身を置く」ことで理解するということです。私たちが「なるほどね」と言ったときに私たちの心の中で起きていることとそれは近いものと言えるでしょう。

もちろん、人間的秩序のもう一つの重要なものに言語があります。世界を人間的な意味世界として理解し、表現するために欠かせないのが言語ですが、メルロ＝ポンティは言語に依存しない、「無言のコギト」ということを言っていますが、それはつまり言語以外のもので世界を理解するものとして知覚の「ゲシュタルト的体制」は言語に解消されないものとしてあると言うわけです。これらの人間独自の人間的秩序が人間の「環世界」であり、これらが人間の活動と人間の精神世界の本質なのです。人間は人間的秩序を背景に持ちながら、「環世界」の中で行為する中で生き、またこの「環世界」を創り出しています。ですから、メルロ＝ポンティは身体を用いた活動や行為によって世界を構成し、また同時に私たちの心や意識世界も創り出されてくると言います。行為として世界と関わり、展開していく中で意味が生まれる人間的秩序としての「環世界」の形成です。そしてその人間の行為の展開を支え、媒介しているものが身体的活動です。

3 環境との直接的対話

人は環境から直接出される刺激をどのように受け止め、また利用しているのでしょうか。このことをいくつかの具体例で考えてみます。特に、映画について詳しくみてみたいと思います。

(1) 内的イメージ論・再考

ドゥルーズが映画という視覚情報から人は何を受け止め、感じているのかを論じたものがあります。なぜここで彼の映画論をとりあげるのかということですが、映画という情報を知覚する過程からは、外部の視覚情報が私たちの内的世界に直接働きかけていることがわかるからです。そこには主体が主観と客観の間を具体的な外部刺激を直接受け止めながら動いている様子があります。そこでは内的イメージとか、映像情報を言語的に解釈しながら内容を了解していくといった内的な過程を想定しなくてもよいのです。外部情報と直接接触し、そこにアクセスしながら活動しているという姿がみえてくるからです。

映画を議論する前に、カニッツアが考案した「主観的輪郭線」の図をとりあげてみます（図4）。この図には倒立した形で白い三角形が見えるはずです。しかもそれは輪郭線で描かれていないものなのです。まさに私たちが見ている白い三角形は主観的に私たちが感じているもので、具体的な視覚情報は何もないのです。もちろん角にある三つの黒い色をしたパックマンのようなものがあるのですが、これらが直接主観的輪郭線を作ってはいないのです。この白い三角形は錯覚でしょうか。無いものをあるかのように感じることが錯覚だとすると、誰もがここに白い三角形を見るのですから、錯覚ではないのです。それは私たちの心の中に実際に成立している「内的実在」としか言いようがありません。そして、この「内的実在」は、三つのパックマンのようなものが置かれているという刺激配置が作り出す「外的実在」との関係の中で生まれてきます。このことを「関係的実在」と称する（マスミ，2015）ことがありますが、強調しておくべきことは、私たちはこの白い三角形を直接感じてしまうということです。この潜在的なものが私たちの視覚的リアリティを顕在化するのです。ここには、環境が私たちの内的世界を直接方向づけてしまうものがあるということと、私たちが持つ「内的実在」は「外的実在」と同じではなく、また、並列してあるわけでもないのです。そこには「関係している」という「実在」があることが確認できるのです。もう一度、冷静にこの主観的輪郭線で表されている白い三角形が生まれてくることを考えると、これは私たちが何もしないで三つのパックマンを受動的に眺めているだけで機械的に生じているわけではないのです。私たちはこの三つのパックマン

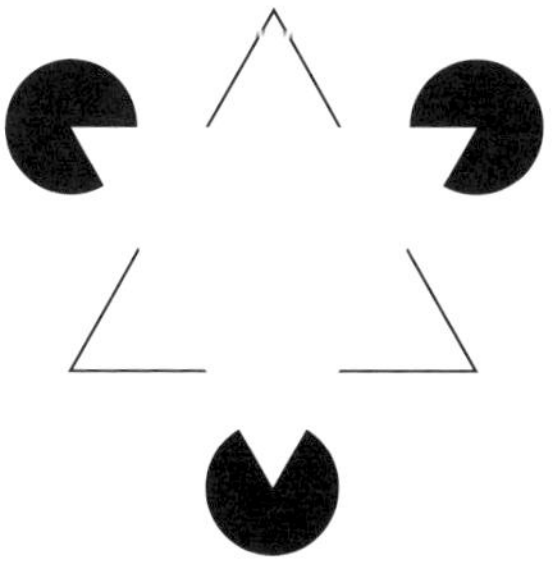

図4　主観的輪郭線

の空いている「口」のような部分を順次、眺めるという能動的な探索、行為を向けていることがわかります。このとき、「潜在的なもの」が形となって浮かび上がる、「現働化」が起きているのです。かつて哲学者のホワイトヘッドがこのような活動のことを「抱握」と表現しました（『過程と実在』、1927-28）。外からの情報を受動的に受け止めるだけでなく、外部のものと私たちの内的世界とは関わりを持ちながら、能動的な形で三つのパックマンを関係づけて受け止めていくということです。ですから受動的な意味合いの「知覚」ではない、能動的な活動である「抱握」なのです。ホワイトヘッドの「抱握」には私たちに直接与えてくる感覚・知覚情報を関係づけていくことで事物についての知覚や知識が成立するという考えがあります。それは、主観と客観との間の二元論的な区別を超えようとするものです。

(2) ドゥルーズの「シネマ論」

「抱握」、あるいは「現働化」の活動をドゥルーズの「シネマ論」でみていくことにします。それは知覚の行為論でもあります。ドゥルーズの「シネマ論」は『シネマ1＊運動イメージ』（1983）と『シネマ2＊時間イメージ』（1985）に分けられています。映画という出来事を連続的な知覚情報として表現したものですが、映画初期のトーキーの時代を除き、視覚と聴覚という二つの情報がまさにシステム的に連関しながら展開されています。映画は出来事という日常世界を二次元の世界で表したものですが、これを見た者はより具体的な世界を感じ、個々の情報を全体的に捉えていく、つまり先のホワイトヘッドの「抱握」の作用を促してきます。ここに私たちはリアルな世界の再現、延長を直接感じます。ここには映画の情報の直接性があります。内的解釈や内的イメージの生成といった過程はそこにはありません。出来事として外からの視覚情報をそのまま丸ごと受け止めることが基本としてあるのです。

ドゥルーズが映画の問題を二つの大きな本にして論じたのはどのような理由からなのでしょうか。ここには、私たちが周りにある事物や出来事をどのように捉えて日常の活動を営んでいるのか、その本質の姿を知っていく手掛かりがあります。私たちは日常の生活ではそこに慣れてしまって改めて考えることができなくなっています。ところが、映画というもの、そこから出されている刺激や情報の性質を客観的に眺めてみると、日常では気づかなかったことが見えてくるのです。ですから、映画そのものを考えることではなく、私たちにとって外部にあるもの、それと関わっていく経験はどのような意味を持つのかを考えることなのです。ドゥルーズはこの問題を映画という情報で考えようとしました。

ドゥルーズはシネマについて論じた二つの本を出した1983年と1985年よりも15年前に彼の代表作でもある『差異と反復』（1968）を出しています。この本では実にたくさんのことが書かれているのですが、人間が具体的な事物や出来事を経験していくということはどういうことなのかを論じているところがあります。この本の第2章の「それ自身へ向かう反復」では、私たちが外にあるものに出くわし、直接経験することやそこで身体運動として活動すること、そして私たちの身の周りにある物質的なものは私たちの精神や意識を直接形成していくものになっていると言うのです。ここには彼の人間の精神は周りにある事物、出来事と関わっていく経験から創られていくという基本的な考え方があります。もちろん、外から与えられたものがそのまま丸ごと人間の内的な精神や意識内容になっていくわけではありません。そこでは、私たちが外にあるものと積極的に関わること、行為するという過程がなければならないのです。だから経験なのです。ドゥルーズはドイツの哲学者で誰もが知っている有名なカントの考え方では経験することの大切さは出てこないと批判します。ドゥルーズの考え方はイギリスの哲学者のヒュームの考え方を基礎にしながら、経験として与えられたものを使ってそこから自らの内的な世界についての秩序やルールを形成していくというのです。カントの場合は経験とは独立に私たちの認識や理性といったものがあらかじめ与えられている、つまり「ア・プリオリ」に設定されているとしたのです。ルールや秩序を創り出していくものは経験とは関係なく事前に私たちにあると考えるわけです。ドゥルーズはこのような考え方では新しいものは出てこないと批判します。ですから、カントのような考えではすでに自分の考え方や概念として頭の中にあるものを呼び出し、「表象化」して「当てはめる」＝「再現前化」だけになってしまって、経験から新しい考えや認識などは生まれてこなくなります。

ドゥルーズはダイレクトに私たちの精神や考え方を刺激し、新しい見方、考え方を誘い込んでくるような事物、出来事が必要だと考えるのです。その一つが映画です。私たちは映画が出す視覚情報を直接見、そしてそこで交わされる言葉を聞き、そこから直接触発を受けます。彼は『シネマ1＊運動イメージ』で、人が映画という視覚情報を使って映像的思考を形成、展開していく過程、具体的な視覚情報が直接私たちの内部へと移行して視覚イメージや運動イメージを創っていく過程について詳細に論じています。映画には動きが表現されていますから人の動きという具体的な運動の様子が描かれているわけです。ここで使っている視覚イメージや運動イメージというイメージは、通常の内的なイメージとは違っています。外部の視覚対象からの直接的な情報に接しながら、同時にそれと心的世界としての表象のどちらでもない中間的な存在となっているものを「イメージ」と言ったのです。ドゥルーズは映画の知覚は主体が主観と客観との間を揺れ動きながら映像的思考を展開している様子を見事に捉えることができるとしたわけです。いわば主観でも、客観でもなく、二つが相互に入れ込み合う「中間」というものです。ドゥルーズの「イメージ」の考えはベルクソンが「イマージュ」と言ったことをそのまま引き継いでいます。ベルクソンの「イマージュ」は外的な物質と知覚、内的な記憶という二つの世界は連続していること、この二つの中間にあって相互乗り入れしているものを「イマージュ」としたのです。ベルクソンの考えはこの後、みていきます。

実はドゥルーズの言う「イメージ」やベルクソンの「イマージュ」の考え方は私たちが外的環境の世界と直接関わっていく中で私たちの心や精神はあるのだという大切な視点を出してくれているのです。そしてその外側と私たちは、映像や視覚情報ではそれを目で見ていくというまなざし、まさに身体と運動による行為で関わっています。さらに身体は事物と直に関わり、運動をしています。この行為的な関わりが私たちの心的過程そのものです。

ドゥルーズの『シネマ1＊運動イメージ』では、映像という見たままの画面で起きていること、その制作の裏にあることも述べています。この映像画面で私たち、鑑賞者は知覚的思考を展開します。それは映画表現の背後にある物語とその意味はそこでは考えません。それは映像的世界とは別に後から出てくるものです。ですから、見る主体が感じ、捉える知覚と、対象としての映像との間には連続性があります。そして、私たちの知覚過程は私たちの見るという行為、まなざしを向けるという能動的な身体行為を通して直接、映像という外的世界、もっと言えば光という物質的対象と関わっています。この過程で映像は私たちの視覚世界に入り込んできます。もう一度確認しますが、知覚を直接規定しているのは物質という刺激対象が与える光、つまり映像そのものです。そこには内的なイメージといったものを想定する必要はないのです。

私たちは対象と視覚的な注意を連続的に向けていくという視覚行為の形で直接関わることを通してベルクソンの「イマージュ」、そしてドゥルーズの言う「イメージ」を創ってきます。それは映画を作るときのカメラ、そしてカメラアングルと同じです。たとえば、ドゥルーズは『シネマ1＊運動イメージ』では、日本の有名な映画監督の小津安二郎の撮影手法をとりあげています。小津は日本の家屋では座った姿勢から対象を眺めたときに得られるような映像を重視しました。ですからカメラも上から俯瞰するような角度から撮影するのではなく、座った人の目線で水平的な視線からの映像がたくさん出てくるのです。そこでは映画を観ている者がその場にあたかも居るかのような印象を与えるのです。しかも小津の映画の中には小さな小物がうまく配置されていて、この対象がリアルさを私たちに与えてくるのです。この映画のセットの中に身を置いて、対象に行為的に関わっているかのような印象を私たちは持ってしまうのです。そこでは私たちがいつも外にある対象と直接目や手で関わっていることを映像として再現しているとも言えるのです。

(3) 行為としての知覚

ドゥルーズの「シネマ論」は映画の話だけではなく、私たちが日常の中で出くわす出来事や他者のふるまいを知覚し、把握することと同じなのです。映画の世界は日常の中でいかに私たちが外からの情報を直接受け止めているのかを教えてくれます。

知覚の問題を哲学的に考察しているノエは『知覚のなかの行為』(2004)で、環境の中で私たちは行為という形で対象と関わっていく過程からまさに「非明示的な形の理解」が得られ、世界を構成していくと言っています。「非明示的な形」というのは、対象のありのままの姿といった意味です。ノエはこの本の冒頭部分ですべての知覚は本質的に行為＝活動的であると断言しています。そして、このような連続的な行為の結果として環境の中にある刺激対象をまとまった知覚として創り上げていきます。このノエの考え方は、実はヴァレラの「エナクティヴ・アプローチ」に基づいたものです。私たちは知覚対象をゲシュタルト的体制としてまとまって捉える枠組みを獲得してしまうと、部分をバラバラにしないで全体として見ていくことをします。

一つの知覚体制が成立すると、視覚対象に連続的に目を向けていくという行為的関わりに戻ることはしません。ところが、視覚体制に歪みが生じてしまった高次脳機能障害や脳梗塞で半側空間無視になると、このゲシュタルト的秩序を対象へ視覚的に関わること、つまり行為していくことが求められます。前のところでとりあげた半側空間無視の症状を持った私の従弟の「Yさん」の図形の描画の様子についてもう一度考えてみますと、「Yさん」は対象の図形を知覚し、またそれを描画として再現していくためには、もう一度ゲシュタルト的秩序を行為的関わりを通して再構成していると言えるのです。図形の形として各要素部分を全体としてまとめ上げるためにはこれらに目を向け、そのことで得られるものを連続的につなげ、全体としてまとめることをしなければなりません。ですから、通常の私たちには考えられないようなエネルギーと時間が描き終えるまでに必要なのです。同じようなことはサックスの『妻を帽子とまちがえた男』(1985) にも出てきます。この本の最初に出てくる声楽家のP氏は、音楽の世界では優れた才能の持ち主でしたが、視覚対象の個々のものはきちんと見えるのに場面全体を捉えることができなかったのです。いわゆる視覚系認知能力が失われてしまっており、自分の見ているものが何であるのかを識別し、解釈する能力が失われていたのです。P氏は自分の足と靴の区別もできないし、自分の帽子を探そうとして奥さんの頭を捕まえて持ち上げようとしたのです。この症例からも全体を一つのモノとしてまとめて見ていくためには長い時間の中で対象に向けたまなざしという視覚的行為があったこと、このゲシュタルト的体制が壊れたときには再度その組み直しが必要だということです。これらのことから知覚は行為であると言ったノエの発言が実感を帯びてきます。

認知神経リハビリテーションでは、訓練課題を前にして患者に目で見ないで指で対象をなぞっていくことや、身体で感じたこと、触覚を重視することが多いのですが、これは自分の身体の中に知覚世界を取り込み、まさにベルクソンの言う「イマージュ」、外的な対象世界と内的な世界とをつなぐものを自分のものとして再構築する、創り直すために対象と直接行為的に関わる活動として触覚を重視していると言えるのです。認知神経リハビリテーションで触覚を大事にすることは、自分が世界と関わる中心になっているという身体運動感覚を取り戻すことであり、その原初に戻って視覚だけでなく触覚という身体で感じること、つまりは対象世界を直に知ることから始めるということなのでしょう。

ここでは、ドゥルーズの映画論とその背景にある考えとして、対象が知覚の成立に直接与えている可能性をみてきました。ドゥルーズの考えにはベルクソンの「イマージュ論」があったことを改めて確認をしておきます。ベルクソンは『物質と記憶』(1896) で、対象の知覚はこの対象がそのままの形で見える通りで存在している、つまり実在性がそこにはあると言います。自然に知覚は創られているということで、これは自然法則であって、そこではまさに知覚は自然的知覚です。もちろん、そこに主体の働きがないわけではありませんが、外部から得られる知覚にリアリティを感じ、まさに対象を自分が身体のレベルで自分のものにしたという感覚と情動を伴った身体的反応がなければならないのです。そこには視線や直接対象を掴んだり、触るといった身体的な働きかけを通して対象のリアリティが出てくるのです。映画の場合には主に視覚的対象に向けるまなざし、視覚的な行為が中心になるわけですが、そこにリアリティを与えるのは映像の動き、運動です。ですからドゥルーズはこれに「運動イメージ」という用語をあてました。さらに、映画ではトーキーという無声映画の後には声と音楽という聴覚が視覚の動きと呼応しながら加わります。リアルな感覚をさらに増す作用を与えているのです。この種の映画手法について、ドゥルーズはその歴史的経過も含めて詳しく論じていますが、特にエイゼンシュテインの映画技法に注目しながらこれらがいかに人間は映画という映像からリアルな世界を感じ取っていくように仕向けられているかを述べていきます。ここではこれ以上、詳しい議論を述べることはできませんが、エイゼンシュテインの映画論については、彼と深い親交を結んでいたヴィゴツキーとの思想的交流の中で述べた佐藤公治の『ヴィゴツキーの思想世界』(2015) があります (第4章・「ヴィゴツキーとエイゼンシュテイン」)。

(4) メルロ＝ポンティの映画論

ドゥルーズ、そしてベルクソンと時代的にはちょうど中間にいるメルロ＝ポンティの映画論もみていく必要があります。彼が1945年に書いた論文「映画と新しい心理学」です。三人の映画に関する主張は、ベルグソンとメルロ＝ポンティの間には50年の間隔、そしてメルロ＝ポンティとドゥルーズとの間隔は40年ありますが、90年という時間の流れの中で三人はつながっています。メルロ＝ポンティもこの論文のタイトルが示しているように、映画を論じながら知覚の心理学を新しい視点から論じていこうとしました。この論文では、メルロ＝ポンティに思想的な影響を与えたゲシュタルト心理学の考えから始めています。ゲシュタルト心理学では私たちの知覚は与えられた刺激を並列的な要素として捉えるのではなく、全体としてまとまったものとしてあると見ていることを教えてくれていました。知覚的体制であるゲシュタルトは私たちの知覚の成立を直接導いていることが強調されていました。メルロ＝ポンティは次のように言います。「ゲシュタルト理論はわれわれに何をもたらすのだろうか。それは、感覚という観念を断固として拒否することによって、もはや記号と意味、感覚されるものと判断されるものとを区別しない術をわれわれに教えるのだ。実際、われわれはどのようにして、ある物を作り上げている本体に言及しないで、その物の色を正確に言うことはできるのだろうか」（「映画と新しい心理学」邦訳133ページ）と。要するに、ここでメルロ＝ポンティは主体の内的世界、つまり主観は外的世界、客観的なものの作用を直接受けて成立していると言うわけです。だから次のようにも言います。「私が知覚しているとき、私は世界を考えるのではなく、世界が私の面前に組織化されるのだ。私が立方体を知覚するとき、私は世界を考えるのではなく、世界が私の面前に組織化されるのだ。私が立方体を知覚するときにも、私の理性が遠近法的な見えを矯正しながら、その見えに関連して立方体の幾何学的定義を考えるというわけではない。私が見えを矯正するどころか、私は遠近法的変形に気づきさえもしないのであって、私は自分の見ているものを超えて、明証的な立方体そのもののところにいるわけである。」（同134ページ）。彼は、新しい心理学は、人間は世界を構築していく悟性を持った者とはしないで、むしろ世界に投げ出され、自然の絆のようなもので世界に結びつけられている存在だと言うのです（同138ページ）。

メルロ＝ポンティはこのような前半部分の議論を受けて、後半の映画を論じる中でも、人間は外部世界とその刺激を直接受けていることを論じています。物が意味を直接与えているように、映画も映像そのものが直接、意味を与えているということです。映画が出す映像を沈黙のうちに解読しているのです。彼の発言です。「われわれが映画の意味を了解しうるのは知覚によるわけである。映画は考えられるのではなく、知覚されるのだ」（同146ページ）。この発言に続いて、次のようにも言っています。「映画は・・・人間のさまざまな思想を与えるのではない。それは、人間の行為ないし行動を与えてくれるのであって、動作やまなざしや身振りのうちに読みとれるし、われわれの知っている一人一人を明確に規定してくれるような世界内存在の特殊な仕方、つまり物や他人を扱う特殊な仕方を直接提供するのである」（同ページ）。

結局、新しい心理学、現代の諸哲学はこれまでの古い発想で語られてきたものとは違ったメッセージを出してきます。メルロ＝ポンティの主張です。これらの新しい心理学と哲学は、私たちは世界に投げ出され、他者たちのまなざしにゆだねられ、自分が何であるかを彼らから学んでいる、そういう存在なのです（同147ページ）。メルロ＝ポンティはこの論文のまとめとして、新しい心理学者、哲学者、そして映画人は共通の世界観を持っており、それはゲーテの言葉を借りるならば、「内にあるものはまた外にある」ということだと言っています（同148ページ）。

ドゥルーズの「シネマ論」はベルクソン、そしてメルロ＝ポンティの思想とつながっていました。

(5) アクチュアルな世界を表すもの

ドゥルーズの「シネマ論」の背景にあることを彼のもう一つの著書である『意味の論理学』で考えてみたいと思います。『意味の論理学』で、彼は意味は実際にそこにあって私たちに働きかけてくるもの、つまり実在しており、アクチュアルな働きをしているモノが示すものだとしました。意味は現実のモノが直接私たちの届けるものだと言うのです。ここで実在するモノはリアルなものではあるのですが、それは同時にアクチュアルな性質をもっていなければ私たちはそこに意味を受け取ることはないのです。ここにもモノが現実の中で働いている存在としてあること、そして、そこに私たちの意味というものが立ち上がっているのです。

モノの実在を表すリアリティとアクチュアリティについて私たちはあまり区別しないことが多いのですが、二つはどう違うのでしょうか。世界をアクチュアリティという視点でみていくことの大切さを論じている精神病理学者の木村敏は『偶然性の精神病理』(1994)で、リアリティは「もの、事物」を意味するものであるが、アクチュアリティは「行為、行動」という意味を持っていると して明確に区別しています。木村は、リアリティはもの、事物を意味するresから来ているが、アクチュアリティは行為、行動を意味するactioに由来していると言います。アクチュアリティは現実に向かって働きかける行為、あるいはその働きということです(13ページ)。もちろん、事物にもアクチュアルな性格を示すものもあります。映画はまさにそういうものです。

もう一度、映画、そして写真という媒体が持っている性質としてアクチュアリティのことを議論しなければなりません。映画は、結局は光という事物なのですが、そこに表れているのはアクチュアルな世界です。映画だけではありません。優れた写真家の一コマの写真は紙の上に動くこともなく存在しているのですが、そこに映っている対象のアクチュアルな姿を見るものに表してきます。生きているのです。ロバート・キャパの報道写真、報道カメラマン、セバスチャン・サルガドの作品の数々、そして日本を代表する写真家、木村伊兵衛の秋田の世界を切り取った写真である「板堀、秋田市追分」(1953)の町の中を通りすぎる農耕馬、そして戦後の東京下町の世界の「月島」(1954)に映った子どもたちの姿。あるいは女性写真家、大石芳野の写真から感じるそこに生きている女性の姿。あるいは土門拳からもそこに映った人物から声が聞こえてきます。

アクチュアリティは生きて行為している世界のことで、ドゥルーズが言うように言葉とその意味はアクチュアルなものとして実在しているということは言葉が生きた生活の活動を表すものとして実在しているからなのです。だから言葉の中に私たちが生きて活動しているアクチュアルなものが表れているからこそそこから直ちに私たちは生活の中で生きている言葉の意味を感じ、捉えることができるのです。身体も、そして言葉の世界もアクチュアルなものであることによって生きたものになります。

4 表現という行為：木村素衞の表現行為論

人が自らの意志と目的で行為をするということは、外に向かって何事かを発し、また何かを形として創っていくことです。それは表現行為とか制作行為と言われたりします。このレクチャーで注目している「行為」という考え方では、人間の心とその営みは外にある対象、あるいは環境に直接関わりを持ちながら外部に新しいものを生み出していく活動であるとしています。そして、この自己の意志や考えを表現という形で外に向けて出していくことは、同時に「私」という自己の内にあるものが何であるのかをはっきりとさせます。あるいは自己の内部に新しいものを創っていきます。「行為的自己」と言ったりもしますが、それは人の成長のことにほかなりません。このように、表現すること、形にすること、あるいはモノを創っていくということは自己の外部と内部に新しいものを創っていきます。

ここで、行為を表現行為としてみていく考え方、そして表現することは自分の外に何かを創り出し、また自己の内部をも同時に創っていくとした人の哲学者の思想をとりあげてみます。木村素衞という人です。彼の思想からは人が行為として表現していくことの意味を確認することができます。そして、彼は身体と道具についても大事な指摘をしています。

木村は、人は外部世界とは身体と道具によって関わっていること、そして身体とは人間の内的世界と外部世界とを媒介する手段だと言います。そこで彼は、身体とは主体が環境世界に深く喰い込む意志だともしていますが、この身体と道具という異なったものが持っている働きに注目していきます。

（1）表現行為と精神：表現は自己の内と外を創る

木村素衞は、はじめは美学の研究者として出発しました。木村はドイツの哲学者フィヒテについて研究を行い、フィヒテの考えが木村の表現行為論の基礎になっていました。このように、木村は美学研究者という経歴がありますので、表現行為は芸術の世界、特に美術表現を念頭におきながら論を展開しているところがありますが、木村の表現論はけっしてこのような芸術表現に限定したものではありません。彼の考えは人間の表現行為全般に通じるものであることは言うまでもありません。表現活動は人間の本質にあることを指摘しています。それでは、木村は人が表現するという行為をどのようなものと考えたのでしょうか。そして、外に向かって出された表現活動が自己の内部も形成していくとしたのはどういうものなのでしょうか。

木村は論文「身体と精神」（1939）で、表現とは自分の内にあるものを外に形として現す行為であるが、同時に外に表現したことによって自己の内にあるものを創っていく行為でもあるとしています。彼の発言です。「表現とは内を外に現すこと、・・・精神を自然において実現することである。このことはしかし外において内をあらしめることにほかならない。表現の世界においては外がすなわち内なのである。この性格を失うところでは一切表現ということは成立し得ない」（15ページ。文章表現を一部変えています）。ここで木村が言いたかったことは、次のようなことです。第一に、表現したいこととして自己の内部に漠然としてあるものを外に押し出し（express）、形にしていくことによって表現したいことが何であったかがはっきりするということです。そして、第二には、この外に向かって形にしていくことで創り出されたものを通して、内なる自己が創られていくということです。自己という内と、自分の外にある外部という二つの相は実は切り離すことができないということで、いわゆる「相即的関係」とか弁証法的関係になっているのです。ここに表現することの本質的意味が簡潔に示されています。人間の精神や意識世界は外へと向かう表現行為を通して創られていく、いわば自己を形成する制作行為でもあるというのが木村の主張です。

このような木村の表現行為論の背景にはフィヒテの考え方がありますが、同時に木村はフィヒテを乗り越えていこうとしました。木村の表現行為論を理解するためにはどうしてもフィヒテの表現論をみていかなければなりませんので、その内容を簡単にまとめてみます。フィヒテはカントより少し後の18世紀後半の時期にシェリング、そしてヘーゲルと共に同時代を生きた哲学者で、シェリング、ヘーゲルと同じようにドイツ観念論の新しい展開を試みた人物でした。フィヒテの基本的な関心は知識論でしたが、彼は知識を個人の内部だけで説明が完結できるものではなく、外部に向かって自己の内部にあるものを表現する、形に表していくことを通しての結果として知が成立してくると考えました。そして、この表現するという行為によって事柄の意味がわかってくるとしたのです。これが、フィヒテの「事行（Tathandlung）」概念で、事実Tatの「事」と行為Handlungの「行」を合成したものです。

もう少し、フィヒテの考えをみていくことにします。自分のことを自分で考えることができるのは人間のみが行っている人間の特権です。ですが、このような論法でいくと、どんなに自分のことを考えても自分を考えている自分を考える、またそれを考えている自分がいるというように自己の内部で「無限後退」に陥ってしまいます。そこでフィヒテは、自分が行為してみた結果から自分を捉え直すことによって自己なるものを把握できるようになると考えたのです（フィヒテ『全知識学の基礎』、1794）。

フィヒテがあえて自我の存在を自我の内部に求めるのではなく、自己の行為とその結果として自己の外部に創られたものに求めたのは、自我はたしかに自己自身の存在を定立できる、つまり自己が自己を自己として確定できたとしても、その自己なるものはいったいどこから生じているのかということを解かなければならなかったからです。その答え方としてフィヒテは、自己が自己を措定する、つまり簡単に言えば「自分とはこういうものである」という問いに対しては、自分の行為と行為の結果＝産物を通してしか答えを出すことができないと考えたのです。

実は、私たちが学んでいく過程、活動している過程の中で体験することはすべてこのような「事行」で示されていることだと言ってよいかもしれません。しかも、行為は自分以外の他者に向けて行われるものですし、表現するために使われる素材や表現活動を仲立ちするもの、つまり媒介手段は外部にあるものです。これを利用し、加工することで私たちは表現活動に向かっているのです。リハビリテーションの場でこのことを考えるとセラピストの助言、患者の活動をサポートする道具を使いながら患者は自己の身体運動の回復に励みながら、同時に自己の内的な身体運動状態をリアルに了解し、現実の身体症状とその課題を確認します。まさに身体的自己です。そして、ここから自己のリハビリテーションの目標を課題として実感していきます。幻想ではなく現実的な可能性に向けての課題をセラピストと共有することをめざしていくわけです。身体的な表現が自己の再確認へと向かっていくのです。

ここまではフィヒテの表現論でしたが、木村はフィヒテを超えようとしました。フィヒテには歴史・文化的な視点がないとしてフィヒテを超えようとしました。先に引用した文の中に、木村が「精神を自然において実現することである」と述べているところがあります。この「自然」というのは自己という内部と接しながら存在している「外部」のことですが、それは単なる物理的な世界としての「自然」のことではありませんでした。人間的な社会であり、歴史的な存在としての「自然」ということです。ここに木村がフィヒテを超えた考えがあります。木村は次のように言います。「表現的世界において外の契機を成すものは素材ではなくして、みずから我々の表現的意志に語りかけて来る表現的環境である。歴史が人間の表現的生命過程であるなら、外とは歴史的環境にほかならない」（「身体と精神」21ページ）。私たちの表現の営みは、歴史・文化的に蓄積されてきた文化的伝統に支えられ、同時にこのような世界に向かって自己の表現を押し出していくことを試み、それらが文化を形成していく小さいながらも一つの契機になっているのです。

私たちが表現しようと立ち向かおうとしている対象はけっして物理的な自然物ではなく、一定の歴史的、文化的意味を帯びたものです。この歴史、文化が新しい表現を付け加えることを方向づけているのです。木村はこのような性質をもった対象を「素材」と呼びました。私たちが出会う環境や素材は、それらの対象と出会う者にとって一つの意味を帯びたものとして立ち現れています。たとえば、芸術家にとって目の前に広がる光景や目の前にある石は表現しようとしている者の表現的意志に呼びかけてくるものです。彼の言葉で言えば、「人間の意志を、その企図性をそそのかすもの」(同22ページ)です。ですから、表現主体と表現的環境とは互いに限定し合う関係、互いに表現的に交渉し合う関係になっているのです。木村がこのように言うのは、表現というのは、けっして主体の単独行動なのではなく、対象や素材の存在に媒介されて出てくるものであることを指摘しようとするからです。内と外、あるいは主観の世界と客観の世界とは相互規定的な関係になっている、いわば弁証法的世界として存在しているということです。リハビリテーションで患者がめざすことはまさに自分が生きている日常生活の中で意味を持っている活動内容です。私たちの日常の中にある小さな活動は、私たちの生活世界が持っている内容に規定されています。リハビリテーションの機能回復はまさに日常生活で求められることを目標にします。そして、私たちは日常生活の中で求められることを営むことでこの世界の中でしっかりと生きているという実感を得るのです。表現という行為がめざしているのはけっして抽象的な内容ではないからです。

(2) 身体と道具

　前のところでも述べましたが、メルロ=ポンティは、人間精神を環世界と身体を通して関わっていく活動を通して生成していくこととして論じました。いわゆる身体性が人間の本質を考えていくうえではずせないものということです。ですが、身体活動とそれを支え、媒介する働きをしている道具との関係については、メルロ=ポンティは十分に議論をしていません。この問題を木村は追究しています。彼の身体と道具論です。

　木村が独自な理論的展開をしたものに身体と道具による表現行為論があります。先にもみてきた「身体と精神」の後半では、表現活動は身体と道具の使用へと向かっていきます。木村は表現的主体である人間が対象を見たり、知っていくことは何のためであるかというと、その本質は創るためであると言います。ですから対象を見るときにも身体で対象を感じていくという意味で「身体的に見ることである」(同26ページ)といった言い方をしています。

　木村は言います。「身体とは自然に喰い込んだ意志である」(同34ページ)と。身体は肉体という物質的自然の一部でもあり、同時に身体は主体の意志によって動き、意志を実現するものです。私たちは身体を媒介にして自己の内にあるものを自分から離れて外へ向かって表現していきます。次は彼の「身体と精神」の中の文章です。少し長くなりますが、大事なところですので引用してみます。

「身体は言うまでもなく物質的自然の一部分として自然に属し、その一切の運動は自然律の下に置かれている。しかも同時に身体は主体に属し、内なる意志に従って動き、意志を実現する。ここに身体の弁証法的性格がある。それは精神の自己否定であると同時に物質の自己否定なのである。かくの如き矛盾の自己同一であるが故に身体は形成の能力を有ち、表現的生命は身体を媒介として自覚的にみずからを表現することができるのである。だから身体は歴史的自然が自己の物質面へ喰い込ましめている創造的意志の尖端であると言わなければならない。具体的な自覚的形成はただこの尖端において働く心に依って成されていくのである」(同34ページ、一部文章表現を変えています)。

　ここから身体と自然物である道具との融合が起きてきます。ここでは道具は身体の一部になっているのです。同時に道具は用が済めば身体から離れて完全な自然物、客観的な存在にもなります。木村は道具を身体から離すことができる点が道具が持っている大きな意味でもあると言います。私たちは自分の身体を手離すことはできませんが、道具は活動を終えると自分の身から離すことができます。このことを木村は道具の「離身性」と呼んでいます。この「離身性」から別の道具で代用するという「代用可能性」と「公共性」が出てくるというわけです。あるいは、新しい道具が取って代えられるといったことも可能になります。それによって私たちの生活も大きく変わってくるのです。あるいは道具は自分だけの専有物ではありません。これらが道具、そして道具を仲立ちにした私たちの表現活動の歴史・文化的性格を創っている部分になっています。ここにフィヒテが扱うことができなかった木村素衞の新しい視点と発想があります。

(3) 表現過程で出会う外からの呼びかけと障害

木村に「一打の鑿」(1931) という論文があります。これは題名が示しているように、彫刻家が作品を制作することを例にして表現活動で起きていることを述べたものです。彫刻家は素材である石を前にして鑿を当てるその瞬間、つまり目の前にある物質対象、石から表現することを促すものを感じるのです。そして、この促しを感じながら彫刻家が鑿を振り下ろそうとするその瞬間、どこに鑿を当てようかと迷い、思い巡らしながら「一つの見定め」をするというのです。木村が一打の鑿は「一つの見定め」であると言っているのは、彫刻家はどこに鑿を当てていこうか、その確たる考えや計画を持たないで、素材と対話するということです。彫刻家は鑿で刻む前までは自分が何を表現しようとするか、この考えを自己の中にはっきりと持っているわけではないのです。そして一打を振り下ろして石を刻み始め、石と対話していくことで表現者の自己、つまりどのように形を掘り出していくかが具体的になっていくのです。木村が強調しているのは、表現する者の中に表現したいという感性的なもの、内的直観はたしかにあるのですが、それを具体的なものにしていくのは素材である石からの誘いを感じることからなのです。内的直観をどんなに高めたとしても内的なものを脱することはできないということです。それが外に表れるためには、内的なものから飛躍していくことが必要なのです。人間は自らの手で物質そのものを生産することはできません。そういう有限性を人は持っていることについて、木村は次のように言います。「人間の表現作用は、自己を捨て他者である外なる存在に自己を刻み込むことによってはじめて自己の具体的な真の姿を見ることができる。鑿の一打は、内と外、主観と客観、観念と物質との無底のクレヴァスを飛躍的に総合する表現の実践にほかならない」(同158ページ。文章を一部変えています)。私たちは自己とは何かを確かにするために、自己の外にあるもう一つの闇に向かって出ていくことです。自己の外にいる他者、そしてモノと関わることは自己の内的なものをはっきりとさせていく作業です。ですから先の文に続けて木村は次のようにも言うのです。「内から外へのいわば飛躍的連続としての表現は、見る自己の真実の姿を自己自身に対して顕わにするものであり、自己を形成することで自己を見るということが真に具体的な自覚にほかならない。そうであるなら、一打の鑿はまさしく表現的自覚の行いそのものであろう」(同ページ、文章表現を変えています)。

これら二つの指摘はほとんどリハビリテーションの過程に当てはまることでしょう。患者の身体運動のリアルな姿を自覚し、そして回復に向かってのリアルな課題と目標をはっきりさせていくためには鬼のようなセラピストの言葉かけ、そして奮闘する運動課題が不可欠なのです。このことを木村はいくぶん抽象的な表現活動の問題として語っていますが、何を問題にすべきなのかということは共通でしょう。

ここで外なるものについてもう少し考えてみます。先に引用した文にある「外なる存在」とは目の前にいる他者でしょうし、また未だ目にしたことのない他者かもしれません。もっと大きな環境世界にあるものかもしれません。そうなると外にあるものは自己とは違うものですし、私たちは簡単に外部にあるものを簡単に加工し、それを手なずけたり、自分のものにしていくことはできないのです。むしろ、外部にあるものと格闘すること、これが自己の中にあるものをはっきりさせていくことです。

ここで木村が自己の内的なものと、それとは相容れることもなく、ときには障害ともなっている外的なものとの関係についてどのように述べているのかを確認しておきたいと思います。このことを彼は「文化の本質と教育の本質」（1939）の中でとりあげています。すでにみてきたように、木村は形成的表現は主体の内的な活動とそれとは直ちに相容れない外的なものとの緊張関係としてあるとしています。主体が表現形成に向かうときに出会うのは外的世界にある社会的、文化的なもの、あるいは具体的な事物です。これらはすべて内的なものとは異なったものであり、内的な自己とは別のものであるということではそれは対立するもの、矛盾するものです。もう一度繰り返しになりますが、形成的な表現活動とは内的なものを外に向けて表出することです。そして、表現形成の過程ではこの外的なものの作用を受けます。このとき、内と外は互いに別であるという意味での否定的なものであり、また同時に媒介し合っているものです。表現的活動は否定的な媒介を原理にして行われるのです。前の「一打の鑿」にあったように、彫刻家と素材の石のことを考えると彫刻家の目の前にある石は絶対他者としてあり、またときには制作過程では障害になっています。ですが、かえって、この内と外との間の交渉として表現は可能になっているとも言えます。

木村がこのように指摘しているのは何も芸術的創造だけのことではなく、日常の生活の中で、そして教育やリハビリテーションの場にそのまま当てはまることでもあります。日常、そしてリハビリテーションの場、さらに広く教育の場ではいつも自分の周りにいるのは他者であり、自分とは違う存在です。内が内として成立するのは外を否定的媒介契機とすることによって初めて可能になってくるのです。自分とは違う考え方があること、自分にはないものを持っている他者や指導者、教師がいることを通して、つまり媒介する過程を通して形成的な自覚が生まれてくるのです。形成的自覚とは、自分というものを自覚し、自己を創っていくという意味です。広い意味での教育はこの表現的自覚を促す機会を与えるものです。

（4）歴史・文化的意味としての行為

私たちにとっての道具とは、「環世界」としてその中に身を置いている者にとって生活していくことで生まれる意志と目的のための行為と深く関わっているものであることを改めて確認してみたいと思います。

人間は環境、ここでは「環世界」としますが、これに囲まれて生きています。そしていつもそれと関わり続けています。人間にとっての「環世界」とはとりもなおさず文化です。人間はこの文化を形成し、それに支えられている存在です。木村は身体的行為とそれに媒介されながら形成的な自覚を持っていきますが、この形成の帰結としてあるのは、人間は社会的・歴史的な存在となっていくことです。ですから、人が表現行為として何事かを外に向かって創り出していくときには二つの目的と意味があるわけです。一つは、自分自身がめざしたいこと、価値の実現です。これを木村はポイエシスの側面と言っています。もう一つは、自己の目的だけでなく、社会的実践や歴史的・文化的価値を持ったものを実現することで、これはプラクシスの側面です。もちろん、プラクシスを実現するためには制作行為の出発と基礎であるポイエシスがなければ始まりません。ここで木村が彫刻家として誰もが知っているイタリアのミケランジェロの世界を論じたものがあります（「ミケルアンヂェロの回心」、1939）。ルネサンス期の芸術を代表する人物の一人である彫刻家のミケランジェロは多くのすぐれた作品を制作し、まさに天才的な偉業を成し遂げた人として称賛されました。ですか、それでもなお彼の中には自分の仕事がどういう意味を持っているのか、芸術としての普遍的な価値や意味にどこまで到達したのかという深い問いと苦難を抱えていたというのです。このようにミケランジェロの中にある闇と苦悩というものの中には、作品創造の苦悩とはまた別のものがあったのではないでしょうか。それは、ポイエシスという個性に関わる部分とは別のプラクシスという社会的な視点が加わったもので、それを自ら解こうとしたのです。天才芸術家ミケランジェロはポイエシス的には個人的な成功の域にあることを感じながらも、歴史的、社会・文化的な共同性の視点からみたプラクシスの深い淵にあるものを覗き込んでしまったということです。しかもこの深い問いを自らが解いていくというきわめて不可能な世界です。それは孤独な作業でした。私たちは他者と価値観を共有していくことで孤独な作業から逃れることができるのかもしれませんが、いずれにしても、私たちの実に小さなとりとめのない営みであってもそれは単に個人の願望や目的だけのために行っているのではなく、社会的、歴史的意味を持ったものとして行っているということです。それは人の活動に関わり、それを支えていく役割を担っている人たちが自覚していくべき視点であるのかもしれません。

（5）西田幾多郎の行為論

ここで、木村の表現行為論と深く関わっている日本の哲学として独自の展開を行ったことで知られる西田幾多郎の後期の表現行為の考え方を簡単にふれておきます。これまで確認してきたように、木村素衛は表現行為論を主に芸術創造の問題として論じると同時に、さらには人間存在についてその基礎として形成的表現論と表現活動を通して自己が生成されていく形成的自覚へとその視野を広げていきました。木村は西田幾多郎の弟子として西田派の中でも芸術的表現についての理論形成に大きく寄与してきました。そして、西田幾多郎も後期になって次第に表現行為と文化創造の問題を重視するようになっていったのです。あるいは身体・道具論も表現行為を具体的に論じていく中では大きな問題として位置づけられるようになったのですが、このような西田の思想展開と木村の研究とは深く関わっていました。

西田の前期の研究は意識の解明で、それをまとめたのが『善の研究』（1911）です。西田は主観と客観が合一した人間の意識の根源的なもの、知情意も明確に区別できない「純粋経験」を位置づけました。そもそも、西田が言う「善」とは、一人ひとりが自己実現していくこと、それをめざすことです。それは「純粋意識」から得られてきます。私たちはこの「純粋経験」を自覚し、反省することで意識世界を分析的に捉えることができるようになり、自己を見つめていくことができるようになるわけです。西田の「純粋経験」の考えには心理学者のウイリアム・ジェームズの意識についての影響がありますが、ジェームズの場合は意識や認識活動それ自体を問題にしていました。これに対して、西田は直接経験したものが意識や知識になっていくと考えました。直接、経験として与えられたもの、「ありのままの事実を知る」ことが学知の基礎になっていると位置づけたのです。

しかし、このような西田が『善の研究』で展開した内容は、彼自身も十分に説得的な内容になっているとは考えず、また誤解される内容でもありました。特に、直接経験の重要性を言いながら、同時に反省とか自覚といったことも言っており、矛盾した内容を含んでいました。そこで西田は中期、後期から次第に外部にあるものと行為的に関わることで認識が創られてくるという考えを強調するようになります。そのときに言われるのが「行為的直観」の考えです。

西田の後期の1933年の『哲学の根本問題』では副題として「行為の世界」という言葉が付けられているように、西田は行為論の必要性を説いていきます。人間の具体的な有り様は、意識にあるのではなく、行為だとするのです。西田はこれまでの哲学では、自分自身も含めて主知主義的立場を脱却できていなかったと言います。そもそも自己というものを考えてしまうから、「私」が物に対峙する、そして他者という我とは異なる汝との関係をどうしても論じることになってしまうのです。ところが、「私」が行為するから「私」があると捉えてみるとどうなるだろうかと、西田は言うのです。そこでは、「私」は「私」の外に出て、外にあるモノと他者と関わることになります。そして、この「私」はこの関係の中に身を置かざるをえなくなり、自己という世界を脱することになる。このきっかけとなるのが外へと向かう行為です。

西田は行為的自己の世界は表現の世界でもあるとしました。そこでは表現行為が強調されています。西田は、これまでは表現の世界は単に私たちが知り、了解する対象として考えることが多かったのですが、そうではなく、表現するということは私たち自身の自己を限定するものとして位置づけなければならないと言います。なぜなら、私たちが外に向かって何かを表現する、具体化するという行為を通して自己の考えや意識内容が具体的なものになっていくからです。

西田が行為の働きとして指摘していることで注目すべきもう一つの点は、行為によって私たちは外にものを創り出していくことを通して私たちの自己が創られていくということです。私たちは自分たちが創り出した世界の中にこの世界と関わりを持った自分の姿、意識を見るからです。ものを作り、加工するという活動の視点から私たちはこれらのものと世界を眺めていきます。そして自分たちが創り出した世界の中に自分たちの姿、意識を見出していくのです。つまり、外との関わりは、反転して自己の内部の意識世界を創っていくきっかけになっているということです。

西田は行為論から表現行為、「創る」行為へと向かっていきました。それはとりもなおさず、行為が文化と歴史を創り出していくという視点で捉えるということでした。表現が歴史と文化を創る行為であり、同時に自己を形成することです。私たちは歴史的現実の中で行為を通してこの世界と関わり、表現活動を行い、また細々ながら世界の一端を創っていく歴史的行為である創造活動を営んでいます。同時に、この歴史的世界に拘束を受けながら私たちは行為的(表現的)自己を通して自己を実現(表現)しているのです。

西田の表現行為論は木村素衛のそれと大きく重なっていることがわかります。西田後期の思想展開と木村の表現行為論とは互いに影響を与え合っていたのです。

5 言葉による表現とセラピストと患者の対話

日々のリハビリテーションの実践では、セラピストは患者と身体と運動を通して身体的対話をしていると思います。このとき、セラピストが出すフィードバック情報は患者の自己の身体状態を確認し、「見極め」をしていく手掛かりになっているでしょう。運動制御をコントロールする役割は言語による「記号作用」に大きく依存しています。セラピストの出すフィードバックとしての「言語的働きかけ」は患者の身体状態とその問題を実感していくことを促します。ここでは、表現としての言語役割について考えますが、言語記号の発生は身体運動とその行為を基礎にしていること、そこから移行していることをみていきます。

リハビリテーションの実践では、セラピストは患者の身体運動の状態やその問題となっていることをメタファーで表現することがあるでしょうが、このメタファーは身体運動レベルで起きているいわゆる「一人称的記述」とセラピストや一般的な他者も了解可能になっている言語記号によるいわゆる「二人称的記述」との間を「橋渡し」するものになっています。さらに、「三人称的記述」が求められることもあるでしょうが、それは後のことです。そして、患者はこのメタファー表現を通して自己の身体像を客観的に見ていくことも可能になります。

(1) 記号作用：状況に支えられていることと状況から自由であること

記号はコミュニケーションのための手段であり、それを受け取り、解釈するというように、他者が存在する中で行われるものです。記号は人間だけがもちいているではなく、動物も使っています。そのとき、どのような身体動作やしぐさが記号作用になっているかは動物種によって違っていますが、そこで使われるものは種によって固定化されています。たとえば、生物学者のミリカンが『意味と目的の世界』(2004) で、ウサギは仲間に危害が及ぶような状況を知らせるときには足を叩くのですが、この場合も「あぶないよ」ということを知らせる「記述的側面」と、近くにいるウサギに隠れるように指令する「指令的側面」の二つがあることを述べています。これは人間の記号の使用の場合も同じで、オースティンは『言語と行為』(1960) で人間の発話に「事実確認的機能」と「行為遂行的機能」の二つの側面があると言います。前者は、たとえば、「君の後ろに牡牛がいる」というもので、メッセージとして内容が正しいかどうかの「内容の真偽」に関わるものです。後者の場合は「牛が襲ってくるから逃げろ」という行為を起こすべきだという注意を喚起するものです。このメッセージが持っている指示的意味が適切であるのかどうかはメッセージそのものだけでは決定されていません。それは記号がどういう状況の中で出されたのかによって決められるのです。記号に指示的機能が一義的に貼り付いていないということです。

動物の場合と人間の記号使用とは明らかに違っていて、生物ではどういう動作や身体運動表現が何を記号として表しているのかは生物種に固定化されています。人間にはこのような固定化はなく、特に言語記号は事物に限定されない、限りなく抽象化されたものになっています。人間と他の生物とのコミュニケーションの決定的な違いとして次のことがあります。そのポイントにあるのは、「ないもの」を表現できるのかどうかということです。たとえば、「今、雪が降っていない」ということを私たち人間は言語で表現できます。動物の場合は、今、「そこにあるもの」を身振り、手振りで表現したり、差し示すことができますが、「ないもの」を表示することはできないのです。人間はこの「〜ない」という否定を表現できるのです。現実の状況には拘束されていないのです。

生物の記号作用の限界をもう少し考えてみましょう。ミツバチが蜜がある場所を巣に戻って仲間に知らせるために八の字を描きながら回転して方向と距離を知らせることはよく知られていますが、この情報を受け取ったミツバチがさらに別の第三者の仲間のミツバチにこれを伝えることはしません。できないのです。仲間に伝える内容は自分が直接体験したことに限定されています。あるいは、次のようなことも動物の限界を示す例です。飼い主の危険を知った犬が他の犬にこのことを伝え、このことを知った別の犬が自分の飼い主に伝えるといった情報のリレーはしないのです。これらの例は人間以外の生物種（霊長類は例外かもしれませんが）は具体的な場面や状況を超えた意味を表現できないということを示唆しています。多くの生物種では彼らがとる行動様式は環境への適応と生存していく方法が具体な形で彼らの中に固定化されて備わっているのです。それは人間が目の前にある事物や出来事を抽象的な形で表現し直す「表象（representation）作用」とは別のものです。人間の「表象」は場面の状況性とは自由になっているのです。生物学や分子生物学を専門にしている人が生物も記号を使っているということで「動物記号論」とか「生物記号論」という用語で説明していることもあります（川出、2006）が、ここでは生物や動物が使う記号と人間のそれとはやはり区別されるものです。

（2）言語記号の意味を決める状況情報

先に述べたように、人間の言語記号は自分が置かれている状況を超えることができる「表象」による記号を使っています。それでは、言語にある言葉の意義（語義）は固定的で安定した意味を与えているのでしょうか。たしかに「りんご」という意義（語義）は果物の「りんご」を意味するものとして言語体系の中では確定されていて、誰もこの関係を疑う人はいません。それでは、この言葉の意義（語義）によって言葉の意味を完全に説明できるのでしょうか。あるいは言葉の意味はあらかじめ意義（語義）によって決定されたり、生成の始まりも意義（語義）にあるのでしょうか。実は、この意義（語義）とそれが表す意味との関係は文化という言語体系によって創り上げられたものに依っているのです。ですから、意義（語義）の意味は状況や文脈に依存してもいるのです。このことをトマセロの「社会プラグマティック説」で考えてみましょう。

言語の発生と発達の問題を論じているトマセロは、言語学者のクワインが『ことばと対象』（1960）で出した「ギャヴァガイ（gavagai）問題」は、活動や状況を共有することで言葉の意味が了解されるのだと説明しています。クワインが出したこの問題というのは、次のようなものです。ある探検家が現地を調査しているときに、現地の人が一匹のウサギが草むらから飛び出してきて、「ギャヴァガイ」と叫んだとします。このとき、探検家はこの言葉が何を指しているのかがわかるのかという問題です。実際、この言葉がウサギという固有名詞のことなのか、白い動くもののことを言っているのか、あるいは四つ足で動く動物のことを指しているのかは決められないとクワインは言うのです。たしかに、そうなのです。ですから、意義（語義）で指示しているものが何であるのか、その意味は決定されていないということです。これは言語学の重要な問題で、意味は指示されるもの（意義あるいは語義）で説明可能であるとする常識を覆すものです。

そこで、トマセロは『コミュニケーションの起源を探る』（2008）の中で、クワインの出した問題を少し形を変えながらより説得的な説明をしています。次のようなことです。言葉が通じない所を訪問した人に現地人が何かを指して「ギャヴァガイ」と言ったとします。このとき、現地人が川に魚を捕りに行くときにバケツと竿を使っており、このことを訪問者も知っていました。魚を捕るために現地人が竿を持って外に出て、現地人が訪問者を川に誘い「ギャヴァガイ」と言ったときにはその状況からは「バケツ」のことを言った可能性があるのです。さらに小川に着いて魚を釣り上げると、「ギャヴァガイ」と言って物を持ってきて欲しいと意思表示をしたときに、やはり「ギャヴァガイ」は「バケツ」のことだと確認できるようになるのです。この例でトマセロが言おうとしていることは、人は話し手が何をしようとしているかその目標と意図を理解することでそこで発している言葉の意味が可能になるということです。そのためには、相手と一緒の活動と経験を共有して、状況の意味を了解していくことが必要になります。人は「他者の意図を理解する能力」や経験や活動を共有する「共有志向性」を持っており、大人も、そして子どもの場合も行為の意図を推測していくことで言葉によって表現している意味を理解していけることになります。

このように、言語的指示が何を意味しているのかを確定するためには行為の共有や状況、体験の共有という言語以前にあるものが前提になっています。言語の指示的意味は言語体系といういわば意義（語義）が示す範疇を超えて考えなければならないのであり、そこでは改めて行為から言語的意味が生じてくるということです。このことを前提にしながら、次にヴィゴツキーに注目し、媒介手段としての道具が記号作用の働きをするものと変わっていくことについて考えます。

（3）記号の自律性へ

ヴィゴツキーは「人間の具体心理学」（1929）で、媒介手段としての道具は次のように心理過程の中で記号としての機能的変化をしていくと言います。次の三つの段階と変化です。

図5の図式Ⅰは、いわゆる「ヴィゴツキーの三角形」で、主体は道具を媒介にして客体である物的対象とつながっています。これは前のところでも述べておいたものです。この媒介手段としての道具は記号として働きを持つようになると図式Ⅱのように、二人のS1、S2の間で記号の意味を共有するようになります。さらに、図式Ⅲでは個人の内的世界では自己刺激としての記号は脳の中で私S1と新しい信号的結合を媒介する働きを始めます。それでは、どのようなことで図式Ⅰから図式Ⅱになっていくのでしょうか。この

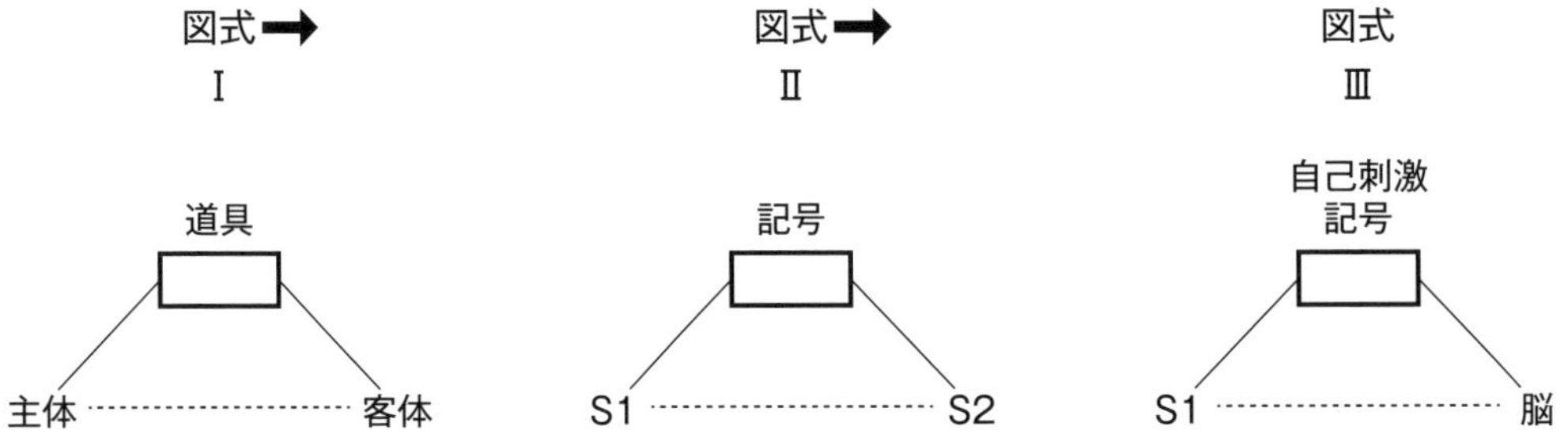

図5　媒介の道具から記号、そして自己刺激としての記号へ

ことを実はヴィゴツキーははっきりと説明をしていないのですが、次のようなことが考えられます。

図式Ⅰは、道具を使って客体である対象に働きかけることで対象を加工していくことです。ここでは道具も対象も客体、物理的対象に主体が向き合っている状況ですし、あくまでも個人の活動としてそれがあります。ところが、図式Ⅱでは、S1とS2が二人の人間である場合には、二人が一つの状況の中で行為を共有していくことで行為から意味が生まれてきます。このときには二人は道具ではなく、行為の結果から生まれた意味として記号を共通に持つことになります。これは、先にみたトマセロが「ギャヴァガイ」の意味を現地の人と探検家の二人が共有したのは状況における行為を通してであったのと同じことです。具体的な状況の中で行われる行為から記号とその意味が共有されてくるということです。ですから、ヴィゴツキーも「人間の具体心理学」では、図式Ⅱの記号化の過程を次のような例をあげて説明しています。ヴィゴツキーの『文化的・歴史的精神発達の理論』(1930-31)にある逸話をここでも使っています。探検家のアルセーニエフが極東のウスリー地方を調査していたとき、村の住民が中国人の李太官(リー・タンクィ)という人物から迫害を受けていることをウラジオストックのロシア当局に伝えてくれるように頼んだのです。そのとき、一人の老人(S1)がアルセーニエフ(S2)に山猫の爪(記号)を渡し、私たちの頼み(O)を忘れないよう、ポケットに入れておくようにと言ったのです。記憶の手段としての山猫の爪が記号となって、二人にとってそれは共通の媒介手段になっています。

このように図式Ⅱの段階では、記号は人と人をつなぐ社会的関係を担っているのですが、図式ⅡのS1とS2が一人の人間の場合には、記号は同じ状況の中のことですから対象に働きかけるという行為が記憶になり、言語的記号としての意味を持つようになります。道具と客体としての対象は物質世界ではなくなって、心理的世界のことになります。図式Ⅲと図6の「心理的課題」が表しているのはそういうことです。

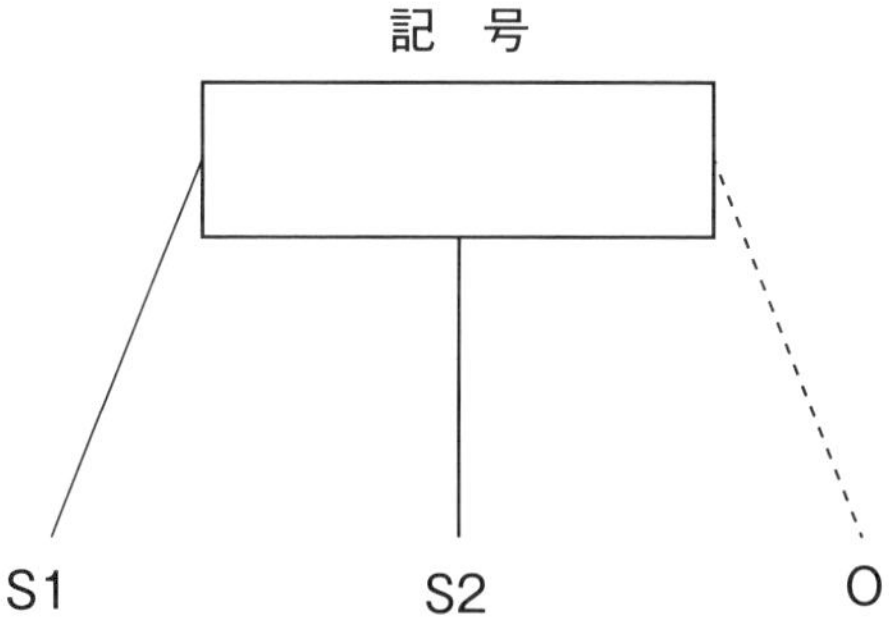

図6　心理的課題
記号としての道具と記憶の共有化

(4) リハビリテーションにおけるメタファー言語の役割

リハビリテーションの実践では、セラピストが患者に自己の身体運動状態や身体像を記号として外へ投げかけてみることで患者が内省すること、思考を自律的に始めていくきっかけになっていくのでしょう。そのときの記号は、患者の身体状態をうまく表現する身体運動的なメタファーであったり、動作や行為を直接、言語的に表したものかもしれません。そこでは、患者の思考を促していく記号表現の工夫が求められてきます。その具体例は本田慎一郎の『豚足に憑依された腕』(2017)に多くあります。

私たちは自分が何を考えているのか、その内容をはっきりさせること、そしてそのことを他人に伝えるために言語は不可欠なものです。もちろん、哲学者のメルロ＝ポンティが人間の知覚や身体運動は言語によってすべてを説明し尽せないものがあるのか否か（「無言のコギトはあるか?」）を問い続けましたが、やはり私たちは日常の活動を言語に依存しています。

身体レベルのことは自己の世界という「一人称の世界」です。これを他者にも通じるものにするためには「私とあなた」の「二人称の世界」にしていくことが必要です。さらにそれらを「三人称的な記述」にすることも求められることもあるでしょうが、いずれにしても言語表現は身体運動という言語の基礎にあるものに根差していなければ言葉とその意味の具体性は担保されません。メタファー表現が身体表現を基礎にしているから言葉で表現された内容を対話の中でリアルに実感することを可能にしているのです。ドゥルーズが『意味の論理学』で、言葉の意味は人間の心の中では上の「表層」部分にあるものだとしました。この「表層」にあって他者も了解可能なものは、経験したことを身体や情動レベルで感じた「深層」に支えられ、そこから出てくるとしたのです。身体レベルの個人の内部の「深層」にあるものを言語表現として「表層」の形にすることをセラピストが働きかけることで言葉と意味の共有が可能になってきます。

ドゥルーズが指摘しているように、「表層」と「深層」とは連続的なもので、相互に関わり合う形になっています。「表層」で表されているものには「深層」で起きていることが反映されている必要があります。「深層」にあるものは個人の心的な経験でもあります。安定した言語体系では、「表層」にある言語記号は誰もが共通の対象を指示し、語の意味を表現する語の意義（語義）になっています。しかし、この語の意義（語義）には同時に個人の経験に根差したもの、個人が持っている語の意味が含まれているのです。ですから、「三人称的記述」には「一人称的世界」が含まれているということなのです。

このことについて、日本の哲学者ですが、長い間フランスに滞在していた森有正が面白い指摘をしています。彼が「『ことば』について」という短いエッセーで、「さかな」という言葉を例にして述べているものです（『森有正エッセー集成4』所収）。言葉の定義、つまり語の意義（語義）を構成しているのはその言葉にまつわる経験内容であり、さらにこれを表した語の意味であるとします。「さかな」は、現実にそこにいる魚類、魚屋の店頭にある魚類、それから転じて酒席の食物、さらにフィギュラティーフに「さかなにする」などという人間関係における事態、そういう現実のある特定のもの、ある事態そのものが本来の言葉の意味としてあるというのです。もちろん、この「さかな」という言葉は社会的に共有され、共同体で共通に使用されているものですが、この共同的な意味に具体性と語のニュアンスを与えているのは個人ごとの語の意味と経験内容というものです。これを無くしてしまうと言葉は無味乾燥なパサパサしたものになってしまいます。この言葉の歴史的、社会的なものと個人の語の意味の世界とは互いを補完し合っているのです。

リハビリテーションでは、患者の個人的な身体経験や身体イメージを表現するような未だ漠然としてあいまいさを含んだ、完全には言語化されていないものをどうセラピストが拾い上げ、それを二つの間の共有可能なものに「翻訳」し、「二人称的世界」の言語記号にしていくかが必要な作業となってくるでしょう。さらに、前のところの繰り返しになりますが「三人称的記述」も求められることもあるでしょう。なぜならば、安定した言語体系の下では、記号世界は私たちが内的な記号内容の解釈を一つひとつやっていくという面倒な作業を省略可能にしてくれるからです。ただし、このとき、記号は対象と直接リンクしていることが前提になっています。そのような安定した言語体系、つまりそれは文化というものなのでしょうが、そこに身を置いているものの間で可能になっているということです。このことを言語学者のパースは次のような図を使って説明しています（図7）。

これはパースの『記号』の三項関係と呼ばれているものです（『記号学』1931-58）。「記号（表意体）」はこれが表現する対象と直接むすびついているのですが、ここで「対象」というのは目の前にある具体的な物理的対象だけではありません。目の前にないものでも記号の対象になっているのです。あるいはかつてあったものも対象になります。さらには故意の「ウソ」でも良いのです。「対象」は主体と関係することで存在するモノが「対象」になっています。このように「対象」を考えることは人間の「記号作用」の大きな特徴でしょうし、先にみてきた生物の記号との大きな違いになります。リハビリテーションの場面では「対象」は患者の行為の過程、身体運動状態、あるいは身体像が含まれてきます。そして、「記号（表意体）」は書かれた文字や発話それ自体ではなく、「記号」としての意味を表したものになります。前のところでもふれた、川出の表現を借りれば温度の高さを示す水銀柱の高さだけが記号になっているのであって、温度計や水銀柱そのものが記号にはなっていないのです。リハビリテーションではセラピストが患者の身体状態（「対象」）に対して表すメタファー表現は「記号（表意体）」になっているということでしょう。「記号」を理解する時に、これを「表意体」と言っているところがポイントでしょう。

そして、パースの「記号論」で大事なところですが、「記号（表意体）」－「対象」とは直接リンクしていて、このリンクしたメッセージを解釈者が直接受け止めているということです。もっと正確に言えば、解釈項を作り出しているのは、記号を解釈する人間ではなくて、記号作用（「記号（表意体）」と「対象」の結合）そのものだ

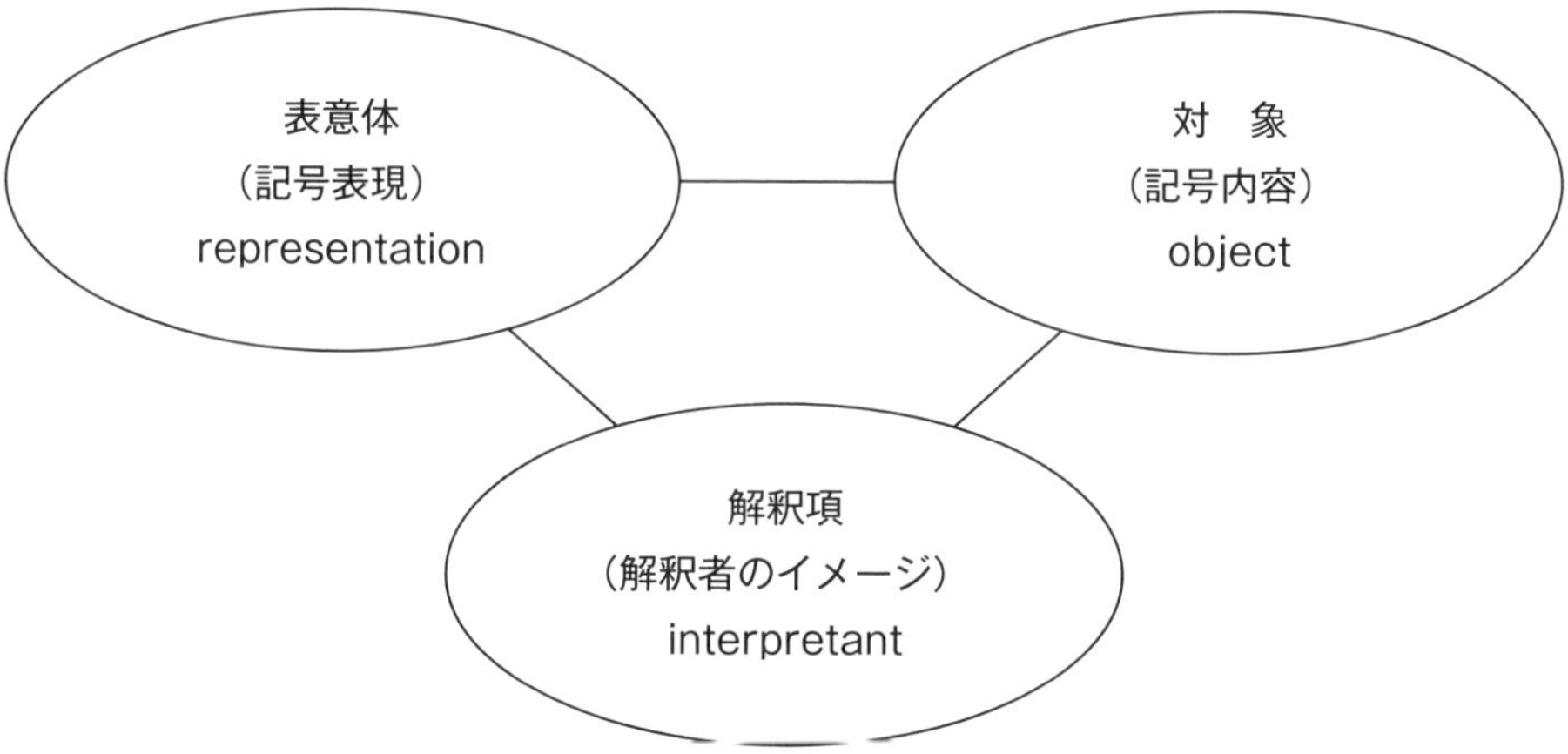

図7　記号の三項関係（川出、2006より）

ということです。もう一度繰り返しますが、リハビリテーションでセラピストが患者の身体運動の様子をみて、それを記号として表したメタファー表現は「記号（表意体）」と「対象」が一体になったもので、これが直ちに患者自身のイメージ形成になっているのです。要は、記号という表意体や記号表現の中心にあるのは解釈する人間が創り出す解釈内容やイメージではないというです。

このレクチャーの前のところで、「アクターネットワーク理論」をとりあげました。「アクター」とは何を言っているのか、あるいはモノがアクター＝活動の主体であるなどといったことに疑問や違和感を持った人もあると思います。パースの記号論にある「記号（表意体）」－「対象」はそれぞれがアクターとして働き、ネットワークを形成します。そしてこの結合が出来事を表しています。それが意味です。これを受けて私たち解釈者の中にイメージが生まれます。さらに、これがまたアクターネットワークを創っていきます。

ここで私が言いたかったことをまとめます。私たち人間はいつも生活の中でモノやコトを記号という意味を帯びたものとして使っています。そしてこれらを他者と意味を共有、伝達していく手段として利用しています。抽象的に表現されたシンボルの世界です。この記号の世界は私たちの生活と活動にとっては不可欠なものです。

ですが、私たちがこの記号を解釈していくときには記号そのものと、記号化する前にある対象とを同時に捉えていかなければその記号が原初的に持っている対象のことを見失ってしまいかねないのです。記号の意味解釈だけを単独に考えるのではなく、記号そのものと記号の背後にある記号の対象とそれらへの私たちの具体的関わりとを一緒にみていくべきなのです。私たちが持つ記号としての意味は対象との直接的関わりの中で意味が立ち上がってくるからです。コップは私たちが水を飲むときに水を入れるためのものとして、具体的な活動からその意味が立ち上がってきていることからもわかることです。ときに私たちは対象についての言葉を忘れることがあります。そのとき、対象を使うときの状況や動作を想定して単純に「あれだよ」と言って了解を求めようとします。記号の意味は具体的な対象への関わりの中で立ち上がっているのです。

そうなると記号として表現している対象は記号レベルでの解釈なしで直接記号的意味を伝えてくることがあるのです。そこでは記号的な解釈過程が省略されてくることがあるということです。

6 このレクチャーのまとめ

ここでは、人間は人間独自の環境の中で生活し、またこの環境の中にある事物や他者、そしてこれらと織りなす出来事として日々を営んでいることをみてきました。人は環境の影響を受け身として受け取るだけでなく、外にあるものと能動的に関わっていくこともも う一つの人間の特徴でした。このことをこのレクチャーでは、行為論や対象行為論の立場から論じてきました。これまでの心理学、あるいは一部の哲学では人間の心の中には世界を理解していくためにあらかじめ備わっている理性があると考えてきました。ここでは、このような考え方に立たずに、あくまでも人間の精神、心は対象に向かって働きかける行為の中から生まれ、また形成されてくることをいくつかの具体的な研究を通してみてきました。行為することはまずは自己の身体的活動が中心にあり、そこに道具の役割が加わってきます。

このレクチャーでは、人間の身体的行為を考えていくうえでの基礎になっていることを中心にまとめましたが、リハビリテーションの実践を考えていくための一つの視点を探そうとした試みでもありました。特に、認知神経リハビリテーションの考え方とは深いつながりがあると考えます。少し前の本になりますが、宮本、沖田、そしてペルフェッティの手になる『認知運動療法』、そして『認知運動療法入門』の二冊で展開されている認知神経リハビリテーションの考えはまさに人間存在のありかたをリハビリテーションの実践から解いたものです。これらは、認知神経リハビリテーションについて書かれた初期のテキストになるのでしょうが、書かれている内容には深いものがあると思います。改めてそこで展開されている人間についての思想を確認しておきたいと思います。

7 おわりを兼ねてさらに議論すべきこと：聴くこと、触れることから得られる具体の世界

このレクチャーのおわりとして、十分に議論をしないで残してしまった課題をあげてみたいと思います。これらは次へと続く私自身の問題でもあります。ここでは、私たちの日常の活動と精神世界にある具体の世界を支えているものとして、声とそれを聴くこと、触覚と触れること、そして最後に障害についてどのように考えていったらよいかという三つをとりあげます。

(1) 声を聴くという活動

言語哲学者のバフチンが言うように、声は声を発する人の人格であり、意識を形に表したものです。そして、声は基本的には他者に向かって出され、他者と交流する意識の活動です。ここに人が他者とつながっていく基本的な活動と形態があります。話している人の声と、それを聴くというもう一人の人の応答が私たちの日常の世界の現実を創っています。

声とその活動の本質について、もう少しこのことを考えていくヒントになることを指摘してくれている人の発言を聴いてみましょう。日本の科学哲学の第一人者でもあった大森荘蔵が『流れとよどみ』(1981)で述べていたものです。少し長い文章の引用になりますが、大切な指摘をしていますので、辛抱してお付き合いください。

以下はこの本の中にある文章の一部です。「人の声は手足のように固形物ではない。また汗や吐息のように液体や気体ですらない。声は物ではないのである。…声は人間の生身の流動的部分なのである。だから私がある人の声を聞くとはとりもなおさずその人に触れられることである。互いに声を交わすとは互いに触れ合うことである。その触れ合いは時には愛撫であり、時には闘争であるが、多くは穏やかな日常的触れ合いである。だが、この声のからみ合いによって人は人とつながれる。手を取り合って、眼差しを交わして、あるいはスキンシップでつながれるように、声の触れ合いでつながれるのである。それは固形的な触れ合いではないが、それでも肉体的接触なのである。…要するに、声は人の体の一部、人の身のうちなのである。…声振ることは身を動かすことであり、その動きの描く紋様が『言葉』だからである。一方、文字はその動きの紋様を楽譜のように紙の上に不細工にうつしとったものにすぎない。…人になまに触れるのは文字ではなくして声である。だから、書物の上ではなく生活の現場での『言葉』を習得するのは声の振り方、つまり身の振り方を習得することである。またそれは人に声で触れるその触れ方を習得することである。…こうして習得された、ある社会に共通な声振りの様式、それがその社会の『言葉』なのである。それはまたその社会での肉体的接触の様式でもある」(82-84ページ)。

ここから、人は言葉の原初的なものである声を使って具体の中で生き、他者とつながっていること、そしてこの関わりの過程の中で自己の人格と意識というものを確認していることがわかると思います。

(2) 触れる、感じるという活動

リハビリテーションの実践の中で日々患者と接している人は実感として持っていることでしょうが、触覚は人間にある五感の中でも最も基本にある感覚でしょう。しかも、この触覚は、対象と他者と身体で直接接しているものであり、また身体的運動や行為に対する反応として直接身体で感じるものでもあります。対象、そして他者と直接つながっているという感覚の第一のもの、原初的なものです。そこでは、対象に対する意味解釈のような活動の前に対象（物と他者）との直接性が優先されます。つまり言語的解釈や了解などを経ることなくまさに身体レベルで感じ取られるのです。

多くの識者が指摘していることですが、触覚は他の感覚器官とは違って、皮膚で感じたもの、直接身体で知覚しているという特徴があります。触覚以外の視覚、聴覚、味覚、嗅覚といった感覚はそれらと結びついている特定の受容器（特殊感覚）があるのに対して、触覚は特定の受容器を持たないで、身体の末梢に散らばっているという特徴があります。「体性感覚」と言われているのはご存じのことでしょう。もちろん、触覚の中には筋や腱、関節といった受容器の活動で感じる固有の感覚、「深部感覚」もあり、これらはモノに触れたり、触ったりすることで得られる「識別感覚（原始感覚）」とは区別されます。

要するに、触覚は、対象を自分の皮膚で直接捉えたり、自己の身体内部の筋肉や腱の動きと変化で捉えるという意味では最も身体に近い感覚だということです。ここに自己としての人格や意識とも深く関わる身体感覚や身体イメージの存在があるわけです。その基礎に外部の対象と直接接したり、外部世界の中で自己が身体を動かし、歩行し、モノを持ち上げるといった運動フィードバック情報を得る「皮膚感覚」、そして「自己受容感覚」としての「深部感覚」があるということです。

たとえば、中途失明によって触覚の世界で長く生きていた人が角膜上皮幹細胞移植で開眼手術を受けた男性の症例があります（カーソン、2009）。このマイク・メイという男性は解剖学的には視知覚は可能になったのですが、視覚が直ちに可能になったのではなく、モノを手で触る、色を感じる、物が置かれている場面やそれをどう使うかという予測の活動経験、物が出す音や香りといったものを総合していく中で次第に視覚を回復していったのです。ここからも触覚が知覚の基礎としてあることがわかります。同じように鳥居と望月（2000）も開眼手術によって視覚を回復していく過程には対象を正しく目で捉えていくための訓練が必要であると述べています。視覚を次第に獲得していく中で大切になっていたのは、図形の特徴になっているところに注意を向け、それらを目でなぞっていくといった能動的な探索活動でした。その活動の基本にあったのは物を触り、なぞっていく触覚の経験でした。

触覚は対象世界を把握していく原初的な活動になっています。そして触覚を中心にして視覚、聴覚といった他の感覚、さらには言語も加えて関連づけているのではないかという考え方もできるわけです。このように触覚を中心にして他の感覚情報を連関させながら一つの全体を構成していることを中谷らは「触感」という言葉で表しています（中谷・他、2011）。

歩行の発達と自己受容感覚としての深部感覚、あるいは筋肉運動知覚との関連についても、複数の深部感覚情報が相互に関連し合っていると言われています。発達初期の幼児は歩行を、さまざまな筋肉や身体運動をまさにシステム連関の中で獲得していくことをテーレンとスミスたちが明らかにしています。彼女たちは、幼児が両脚を屈曲／伸展させながら一つのリズムとしての歩行のサイクルを運動の中で形成していく様子を、キックの軌道やリズミカルな周期、運動の位相の転換などの分析を通して研究しています。幼児の歩行

のための足の神経筋の組織はバネの動きと似たような形になっていて、エネルギーが与えられたとき、滑らかな軌道へバネの運動はその硬さや重りに依存しながら振動を繰り返しています。歩行はさまざまなリズムの中で一つのサイクルが生まれ、そこから歩行を子どもは自分のものにしていく、つまり自己組織化として歩行の動きを創り出しているのです。テーレンたちは、幼児の歩行に限らず私たちの活動は、常にその瞬間に立ち現れているさまざまな要素と相互に影響を与えながら再構築されていると言い、このことを「ダイナミック・システム・アプローチ」と呼んでいます（『発達へのダイナミックシステム・アプローチ：認知と行為の発生プロセスとメカニズム』、1994）。

岩村は『タッチ』（2001）で神経心理学の視点から触覚について体系的に論じています。そこでは体性感覚についての生理学的知見、脳におけるふるまいとの関係などが詳細に語られていて、専門外の者にも参考になることが多いのですが、中でも岩村が重視しているのが「アクティヴタッチ（能動的触覚）」の問題です。ご存じのように、私たちは物に対しては、単にそれを手で触れるだけでなく、表面を手でなでる、つまむ、指や手を押し込む、あるいは持ち上げてみるといった身体的な関わりをしています。この運動感覚で得られるものと皮膚感覚とが共に加わることで外部対象（そこには物や他者に対するものも含まれるでしょうが）の性質を触覚として感じることができるのです。「アクティヴタッチ」についてはアフォーダンスの考えを出しているギブソンも重視していました（1962）。

岩村は対象の性質を皮膚を通して感じていくためには感覚受容と運動指令という二つがアクティヴな触知覚の過程を構成していると述べ、その過程をうまくモデル化した回路モデルについても紹介しています（150ページ）。触覚の成立には主体の能動的な活動が欠かせないのですが、たとえば日常私たちが経験していることで、他人にくすぐられるとくすぐったさを感じるのですが、自分でくすぐってもそういう感覚は起きないことがあります。この現象についても、岩本は自分でくすぐるときには動作の結果を予測できるからくすぐったさを感じないのだと説明しています。ここにも主体の運動動作が関係しています。

認知神経リハビリテーションの認知課題で、閉眼で図形をなぞるものが多くありますが、ここでも人間の認知活動ではあえて視覚情報ではなく、探索的な触運動感覚を通してまさに岩村が強調しているような感覚受容と運動指令とを統合しながら身体運動イメージの再構築をめざそうとするのではないでしょうか。

私の身体、そしてこの身体的自己を基礎にしたまさに「私」という自己、意識は私が皮膚で感じるさまざまな感覚、運動による筋肉や腱、関節からの自己受容感覚の多数の情報、それらが脳で相互作用することを基礎にして形成されているということでしょう。そして、私たちはこのような身体のあらゆる場所での情報の蓄積、つまりはそれは自己の出来事というエピソードの記憶を持ち続けているのでしょう。それが私たちの身体像であり、身体的自己の源になっているということが言えるでしょう。

(3) 障害という問題をどう考えるべきだろうか

このレクチャー、そして『臨床のなかの対話力』（2019）でも私はロシアの発達心理学者・ヴィゴツキーの理論をとりあげてきました。そこでも触れましたが、彼の心理学理論は認知神経リハビリテーションでも参考にされていました。ですが、これらの中では私はヴィゴツキーが取り組んでいた障害児（者）の心理や教育については述べてきませんでした。実は、彼は早い時期から障害児についての研究や実践に熱心に取り組んでいました。それは彼の晩年まで続いていました。

彼が障害児（者）について書いた論文や報告書は50以上にのぼりますが、それらの主要なものはヴィゴツキー著作集の第5巻の中にまとめられていますし、このロシア語版のほかに英語版の著作集でも第2巻にまとめて収められています。日本語でも一部を除いて主要なものが『ヴィゴツキー障害児発達・教育論集』（2006）として訳出されています。

彼は、障害児でも最も難しい盲ろうあの重複障害児やろうあ者の問題に取り組むことから始めました。このようなことで、ロシアのろうあ児（者）教育の代表としてロンドンで1925年に開催された「第8回ろうあ児教育に関する国際大会」で研究報告をしています。彼は結核という当時は重い病を持っていたために、国外に旅行したのはこれが最初で最後でした。その後も彼はロシアの障害児についての心理学研究と障害児に対する教育と実践をリードしています。

ヴィゴツキーの障害に対する基本的な姿勢と考え方の第一は、障害児（者）の特徴を量的な違いとしてではなく、質的な視点からみていくべきだということです。つまり、彼は障害児を健常児と数量的に差がある、たとえば知能テストで数値の差を出して論じるような発想を採らなかったということです。私たちはときどき、健常児（者）を基準にして量的な差、つまり障害児（者）は劣っている、欠けている、発達していないという捉え方をしてしまうことがあります。ですが、こういう量的な差として障害を扱ってしまうと、障害児（者）の内容、質を何も語っていないとヴィゴツキーは批判するのです。ヴィゴツキーは障害児（者）と健常児（者）とは別の発達のコースをたどっているので、質的に違うと言います。彼はこのような考えから、障害にある「二面的役割」というものを指摘しています（ヴィゴツキー、1929「現代障害学の基本問題」、『障害児発達・教育論集』第1章）。つまり、障害を持っている場合、それを補う形で別の発達や能力が埋め合わされる形で発達していくということです。このことをヴィゴツキーは「補償の法則」とも言っていますが、「二面的役割」という考えは、ドイツの心理学者でヴィゴツキーと同じくユダヤ人であったシュテルンが1921年の「差異心理学の方法論的基礎（Die differentielle Psychologie in ihren methodischen Grundlagen）」で述べていたものでした。ヴィゴツキーやシュテルンの言う「障害の二面的役割」をもう少し具体的な例で考えてみましょう。

私が聴覚障害者の方から間接的ですが聞いたことです。私たちは耳が聞こえない人がコンサートに足を運んでも仕方がないだろうと思ってしまいますが、実はこのような障害を持った人でも会場の中にある手すりの金属やその他に手を当てることでそのわずかな振動で音楽を鑑賞できるというのです。もちろん、すべての人がそれが可能であるかどうかはわかりませんが、耳で音楽を聴く代わりに指や手の触覚でまさに触れて音を感じる別の能力を獲得しているのです。もう一つは視覚障害の人の例です。これは実際に私が視覚障害者の人から何度か直接聞いたものです。実は私は学生時代に、ある日本の大企業が所有していた宿泊施設で夜間の受付のアルバイトをしていました。この企業は鉱山業ではよく知られていて、北海道内にも複数の出張所を持っており、希少金属等の有力な鉱山の開発をしています。私がアルバイトをしていた施設は道内各地の出張所の職員の人が札幌の支社の会議のためにやってくるための宿泊施設でした。鉱山関係者の人たちですから、辺ぴなところで仕事をしていて、出張で札幌にやってくると街のネオンに誘われてなかなかこの施設の門限である午後11時までには戻ってこないのです。私の仕事は門限まで待機して宿泊している人に部屋の鍵を渡して、全員が帰ってくると施設の玄関を閉めて自宅に戻るというものです。ここは施設といっても小さなホテル並みの立派な設備で、しかも仕事の内容も夕食付で宿泊予定の人に鍵を渡すだけという実に簡単なものですので、門限までは本を読んだり、レポートを書くといったことも自由にできます。何といってもアルバイト代が普通よりははるかに高いものでした。ただ、唯一問題なのは宿泊する人が門限の時間を過ぎてもなかなか戻ってこないことが頻繁にあることでした。しかも日頃の疲れをいやすためにマッサージを予約しておいて、その時間になっても戻ってこないのです。そのときにはマッサージ師さんは私のいる受付の部屋で待機するのですが、そのときに私は視覚障害のあるあん摩マッサージ指圧師さんといろいろと雑談をして時間を過ごすわけです。このとき、視覚障害の人ならではのことをいろいろと話してくれます。そして、実際に次のようなことをして教えてくれます。この人たちは部屋を歩いて、壁から5センチか10センチ手前でピタリと止まるのです。自分が歩いたわずかな動きを壁から出す反響音で感じるのだと言うのです。もちろん、私はまったく感じません。あるいは予約をしている人の部屋に向かうために2階の階段に向かおうとしたとき、私が「案内をしましょうか」と言っても不要だと言うのです。どこに階段があるのかは、空気の流れで感じるのだとさりげなく言うのです。締め切った建物の中の空気の流れを私が感じることなどできないのです。

　少し長い説明になりましたが、私たち健常者にはないものを視覚障害の人はまさに「補償」として持っているのです。

　ヴィゴツキーが障害児（者）の発達は能力を考えたとき、健常児（者）との連続で考えるのではなく、独自の発達のコースを示したり、能力として別のもの、「補償」として獲得しているとすることから、彼らに合う教育支援や対応の仕方をすべきであるという主張になります。これが彼が主張する第二の障害に対して持つべき姿勢になります。障害児（者）の質的特徴をきちんと押さえないから二次的、社会的な障害が出てきてしまうことになるわけです。ヴィゴツキーは障害を一次的原因、つまり彼らが個人的なものとして持ってしまったことから引き起こされることによるものと、これに対して適切な支援を用意しなかったために生じた二次的障害とがあって、それを区別しながら、二次的障害にならない教育支援こそが最も大切なものであることを強調するのです。彼はこの二次的障害のために発達が遅れてしまうことを社会的発達不全の形になってしまうと言い、障害が二次的に複雑化してしまっている部分にこそ、対策の可能性があると考えるわけです。

　たとえば、発達障害の子どもで字をよく読み間違えたり、教科書の字の読みにくさを感じる、いわゆる「限局性学習症・ディスレクシア」の子どもに読みやすい字体で書いたものを提供する試みがあります。そういうユニバーサルデザインフォントとしてモリサワUD書体があります。私たちがよく使う明朝体の字とどう違うのか直ぐにはわかりませんし、なぜ、ディスレクシアの子どもにとってモリサワUDが優れているのか実感はできないのですが、まさにこうしたこともディスレクシアの子どもの質的違いに注目した教育支援の可能性ということでしょう。

　このようにみてくると、ヴィゴツキー初期の研究に属する障害児発達・教育論の中に彼の理論的出発が込められているように思います。文化的発達論や精神間から精神内への移行というアイデア、そして「発達の最近接領域論」の出発はここにあるということです。彼は障害児（者）の心理や支援のあり方を通して人間発達の基本にあるものを考えていったということでしょう。

　今日、障害に対する特別支援について共通認識が共有されるようになってきましたし、障害児（者）の質的特徴としてみること、健常児（者）とは別の発達のコースをたどっていると考えることも広まっているとは思うのですが、私たちはどこかで健常児（者）を基準にして障害児（者）を理解してしまってはいないでしょうか。それは高齢者に対して向ける目線でも同じです。反省することは多いでしょう。

ヴィゴツキーと同僚であったルリヤはヴィゴツキーの研究を受け継ぎながら、独自の研究をしていきましたが、彼が神経心理学で採った基本的な姿勢はヴィゴツキーの障害児心理と教育の考えと通じるものがあります。ルリヤは脳に障害を負って高次脳機能障害になった人を回復させることに取り組んだのですが、そのとき、彼ははじめに症状（機能障害）の神経心理学的分析と評価のための課題を用意します。そして、この課題で明らかになった患者の脳の認知過程の特徴をもとにした訓練内容で訓練を行い、患者の機能系の再編成を試みていくというものです。大切なのはこの二つの過程を一連の障害者への支援としてみるということです。今、ルリヤが行った機能障害の神経心理学的分析と評価の部分だけを取り出して、ダス（Das, J.P.）らが「DN-CAS評価認知システム（Das-Naglieri Cognitive Assessment System）」という認知機能を評価する検査を開発して、ルリヤが言う大脳皮質機能の知覚、注意、記憶、判断、言語の側面をプランニング、注意、同時処理、継次処理の４側面で評価しています。この日本版も前川久男らによって作られています（前川他、2007）。ですが、大切なことは神経心理学的評価とそれに続くリハビリテーションの訓練内容と実践とを切り離してしまわないということです。アメリカナイズされたテスト主義はヴィゴツキー、そしてルリヤの障害に向ける姿勢とは異なるものでしょう。

文献

オースティン，J. L.（1960）『言語と行為』坂本百大・訳，大修館書店，1978.
ベルクソン，H.（1896）『物質と記憶』田島節夫・訳，白水社，1965／合田正人・松本力・訳，筑摩書房（ちくま学芸文庫），2007.
ドゥルーズ，G.（1968）『差異と反復』財津理・訳，河出書房新社，1992.
ドゥルーズ，G.（1969）『意味の論理学』岡田弘・宇波彰・訳，法政大学出版局，1987／小泉義之・訳，河出書房新社（河出文庫），2007.
ドゥルーズ，G.（1983）『シネマ1＊運動イメージ』財津理・齋藤範・訳，法政大学出版局，2008.
ドゥルーズ，G.（1985）『シネマ2＊時間イメージ』宇野邦一他・訳，法政大学出版局，2006.
フィヒテ，J. G（1794）『全知識学の基礎（上・下）』木村素衞・訳，岩波書店（岩波文庫），1949.
Gibson, J. J.（1962）Observations on active touch. Psychological Review, 69, 477-491.
本田慎一郎『豚足に憑依された腕』協同医書出版社，2017.
岩村吉晃『タッチ』〈神経心理学コレクション〉，医学書院，2001.
Kapur, N. ed.（1997）Injured brains of medical minds: views from within., Oxford: Oxford University Press.
川出由己『生物記号論－主体性の生物学－』京都大学出版会，2006.
河本英夫『オートポイエーシス2001』新曜社，2000.
木村　敏『偶然性の精神病理』岩波書店（岩波文庫），1994.
木村素衞『一打の鑿（美のプラクシス（京都哲学撰書第7巻）・所収）』 燈影舎，150-181，1931.
木村素衞『身体と精神（表現愛・所収）』こぶし書房，13-47，1939.
木村素衞『ミケルアンヂェロの回心（表現愛・所収）』こぶし書房，89-116，1939.
木村素衞『文化の本質と教育の本質（形成的自覚・所収）』弘文堂，3-61，1939.
カーソン，R.（2007）『46年目の光？　視力を取り戻した男の奇跡の人生』池村千秋・訳，NTT出版，2009.
ラトゥール，B.（2005）『社会的なものを組み直す－アクターネットワーク理論入門－』伊藤嘉高・訳，法政大学出版局，2019.
前川久男・中山健・岡崎慎治『日本版DN-CAS認知評価システム』日本文化科学社，2007.
マスミ，B.『潜在的なものを予見する』三宅隆司・訳，宇野邦一・編，ドゥルーズ・知覚・イメージ─映像生態学の生成─，せりか書房，2015.
メルロ＝ポンティ，M.（1945）『知覚の現象学・1』竹内芳郎・小木貞孝・訳，みすず書房，1967.
メルロ＝ポンティ，M.（1945）『映画と新しい心理学』滝浦静雄・訳，1983，木田元・編，メルロ＝ポンティ・コレクション3・所収，みすず書房，128-148，2001.
中谷正史・筧康明・白土寛和『触感をつくる 《テクタイル》という考え方』岩波書店（岩波科学ライブラリー），2011.
ノエ，A.（2004）『知覚のなかの行為』門脇俊介・石原孝二・監訳，飯島裕治他・訳，春秋社，2010.
ミリカン，R. G.（2004）『意味と目的の世界』信原幸弘・訳，勁草書房，2007.
宮本省三・沖田一彦（編）『認知運動療法入門』協同医書出版社，2002.
森有正（1999）「『ことば』について」森有正エッセー集成4・所収，筑摩書房（ちくま学芸文庫），141-157，1999.
西田幾多郎（1911）『善の研究（全注釈・小坂国継）』講談社（講談社学術文庫），2006.
西田幾多郎（1933）『哲学の根本問題（西田幾多郎全集第6巻）所収』岩波書店，2003.
ノーマン，D. A.（1988）『誰のためのデザイン？』野島久雄・訳，新曜社，1990.
大森荘蔵『流れとよどみ』産業図書，1981.
パース，C. S.（1931-58）『記号学（パース著作集2）』内田種臣・編訳，勁草書房，1986.
ペルフェッティ，C.・宮本省三・沖田一彦『認知運動療法』協同医書出版社，1998.
クワイン，W. V. O.（1960）『ことばと対象』大出　晃・宮館　恵・訳，勁草書房，1984.
サックス，O.（1984）『左足をとりもどすまで』金沢泰子・訳，晶文社，1994.
サックス，O.（1985）「妻を帽子とまちがえた男」高見幸郎・金沢泰子・訳『妻を帽子とまちがえた男・所収』，早川書房，30-57，2009.
佐藤公治『ヴィゴツキーの思想世界』新曜社，2015.
佐藤公治・本田慎一郎・菊谷浩至『臨床のなかの対話力』協同医書出版社，2019.
Stern, W.（1921）Die differentielle Psychologie in ihren methodischen Grundlagen. Leipzig: Psychologie in ihren methodischen Grundlagen.Verlag von Johann Ambrosius Barth.
テーレン，E.・スミス，L.（1994）『発達へのダイナミックシステム・アプローチ：認知と行為の発生プロセスとメカニズム』小島康次・監訳，新曜社，2018.
トマセロ，M.（2008）「コミュニケーションの起源を探る」松井智子・岩田彩志・訳，『コミュニケーションの起源を探る』，勁草書房，2013.
鳥居修晃・望月登志子『先天盲開眼者の視覚世界』東京大学出版会，2000.
ユクスキュル，J. von（1921）『動物の環境と内的世界』前野佳彦・訳，みすず書房，2012.
Uexküll, J. von（1928）Theoretische Biologie. Berlin: Julius Springer.

ユクスキュル，J. von ＆ クリサート，G.（1934／1970）『生物から見た世界』日高敏隆・羽田節子・訳，岩波書店（岩波文庫），2005.
ヴィゴツキー，L. S.（1924-34）『ヴィゴツキー障害児発達・教育論集』柴田義松・宮坂琇子・訳，新読書社，2006.
ヴィゴツキー，L.S.（1929）『人間の具体心理学』土井捷三他・訳，土井捷三・神谷栄司・監訳，「人格発達」の理論－子どもの具体心理学・所収，三学出版，262-284，2012.
ヴィゴツキー，L. S.（1930）『心理学における道具主義的方法』柴田義松・藤本卓・森岡修一・訳，心理学の危機・所収，明治図書 51-59.
ヴィゴツキー，L. S.（1930-31）『文化的・歴史的精神発達の理論』柴田義松・監訳，学文社，2005.
ワーチ，J. V.（1991）『心の声－媒介された行為への社会文化的アプローチ－』田島信元他・訳，福村出版，1995.
ホワイトヘッド，A. N.（1927-28）『過程と実在1・2』平林康之・訳，みすず書房，1981.

「私」の多様なありかた

田中彰吾
（哲学／間身体性の研究）

1 ミニマル・セルフから始めよう

（1）最小の自己

いま何時だろうか？　突然はっと目が覚める。どのくらい寝たのかよくわからなくて時計を見る。まだ6時半だ。良かった、あと30分くらい寝てから起きても間に合うな、そう思ってもういちど目を閉じる。毛布にくるまってじんわり体が温まるのを感じるとすぐに眠ってしまった。こんどは、何かが聞こえてくるのに気づいて目が覚めた。その音が自分のセットしたアラームだったことがわかるまで、少し時間がかかった。耳ざわりのいい電子音だからだろうか。何か音が遠くのほうでぼんやり鳴っている感じがして、それがだんだん近づいてきた。それから、「ああ、アラームが鳴っている。こんどは本当に起きなくては」と思って起き上がった……。

これは、今朝私が目を覚ましたときの経験を記述したものです。この記述は、「私」という経験が始まったり終わったりすることを伝えています。私は最初、何の前触れもなく唐突に目が覚めました。それ以前の瞬間、私はどこにもいませんでした。もちろん、眠っている身体はそこにあったでしょう。しかしそのことを自覚していたわけではありません。「私は眠っている」と思いながら寝ていたわけではないのです。それが、ある瞬間に意識が立ち上がって、時計に向かって視線を向けるくらい明確な主体性を発揮する「私」が活動を始めています。しかし、そうかと思うと、こんどは簡単に二度寝してしまいます。そのとき、「私」はまた意識の彼方へと消えていきます。彼方から引き戻してくれたのはアラームの音でしたが、最初は、何かが遠くで鳴っている感じしかしませんでした。ぼんやりとした響きがじょじょに明瞭に聞こえてくるような経験へと変わり、それがアラームの音であることに気づき、そこで「こんどは起きなければ」と行為を意図する「私」が戻ってきています。

この場面で、「私」という存在は「行為の主体」として現れていることがわかります。「起き上がろう」と意図し、行為したのは私自身であって、誰か別の人ではありません。このように、「私がある行為を引き起こしている」という漠然とした感じのことを「主体感（sense of agency）」と呼びます。主体感のレベルだけで自己を問題にするのであれば、記憶という複雑な作用は必要ありません。たとえば、酒を大量に飲んだせいで昨夜の記憶が欠けた状態で目が覚めたとします。どこにいるのか、なぜそこにいるのかがまったくわからなくても、尿意を感じておもむろにトイレに向かって歩き出すようなしかたで、主体感がはたらき始めることでしょう。認知症などで、記憶機能に重大な損傷がみられる場合も同様だと思います。認知症の患者さんにも、主体感をもって行動するだけの「私」は残っています。記憶の連続性をもとにして、「昨日までの私と同じ私」という高度な認知過程がはたらかないとしても、主体感があれば、最小限の自己は成立するようにみえます。

このように、理論的に不要なものをそぎ落として、必要最小限の経験からとらえた自己を、最小の自己という意味で「ミニマル・セルフ（minimal self）」と呼びます。哲学者のギャラガーは、よく知られる2000年の論文で、「自己」という現象をミニマル・セルフとナラティヴ・セルフに思い切って二分することを提案しています[1]。「自己とは何か?」という問いは哲学的にみると古い問いで、いろいろな答え方がありえます。ギャラガーは、認知神経科学が発展する現代の文脈で、科学的研究を通じて自己を解明するには、自己概念を思い切って二分するのが良いだろうと提案しているのです。ミニマル・セルフは、記憶という複雑な時間的経験を前提とせずに解明できそうです。「いま・ここ」という最小の時空間だけを実験設定で取り出して解明できるなら、自己という複雑な現象について、科学的に迫ることができそうです。ミニマル・セルフという発想は、「自己の科学」を推進するうえで意義があるものです。

もう少し、ミニマル・セルフにこだわってみましょう。先ほど、主体感があたかもミニマル・セルフの始まりの場面であるかのように記述しましたが、本当にそうでしょうか。アラームの音を認識するまでの束の間、何か音らしきものがぼんやりと聞こえている経験が生じていました。そのとき私は、「私がその音を聞いている」とはっきり認識していたわけではないものの、「何らかの経験が生じている」という感じは持っていました。経験というのは不思議なものです。何が不思議かというと、どんなに瞬間的な経験でも、どんなに漠然とした経験でも、それが「私の経験である」という暗黙の感じがともなっているからです。誰か他の人の経験と私の経験を混同することは基本的に起きません。「歯が痛い」と訴える人を見て、「私は歯が痛い」と感じる人はいないでしょう。相手に共感しすぎて「自分まで歯が痛いかのような感じがする」という経験は生じるかもしれません。ですが、他人の経験と自分の経験をもともと区別できているからこそ、他人の経験に共感することができるのであって、両者を混同しているわけではありません。

このように考えると、ミニマル・セルフには主体感と異なる要因があることに気づきます。具体的な行為を何もしていなくても、何らかの知覚経験が生じていれば、「これは私の経験である」という暗黙の感じがそこにともなっています。ぼんやりと考えごとをしているときもそうでしょう。この、知覚や思考にともなう「私の」という感じのことを、所有感（sense of ownership）と呼びます。注意して欲しいのですが、「所有感」といっても、進行中の経験をやや離れた場所から認知している私がいて、経験を外側から所有しているという意味ではありません。そのように考えると、「自己」と「経験」が分離していることになってしまいます。そうではなくて、何らかの経験が生じているときには必ず、「これは私の経験として生じている」という暗黙の感じが同時進行で付随している、ということなのです。

　ギャラガーは主体感と所有感の違いについて、次のように説明しています。私が何かをしようと思って意図的に行為する場面では、その経験を私が引き起こそうとしていることに気づいているだけでなく（主体感）、それが私の経験として生じていることにも気づいています（所有感）。では、意図せずに引き起こされた経験の場合はどうでしょうか。たとえば、誰かにぶつかって倒れるような経験がそうです。この場合、倒れるという経験は私が引き起こしたものとは感じられないので、主体感がともないません。ただ、倒れていく最中にも私はそれが「私の経験である」という感じを依然として保持していることでしょう。とすると、主体感はなくても所有感は維持されていることになります。主体感と所有感は共存している場面もあれば、所有感のみが生じる場面もあります。ただ、基本的には、これら二つの暗黙の感じとともに「最小の自己」が構成されています。ギャラガーのこの考え方は、彼の2012年の著作『現象学（Phenomenology）』でもやはり維持されています。[2]

（2）主体感はどのように生じているのか

　では、もう少し具体的な身体的経験に沿って、主体感と所有感を考えてみましょう。いま、ここで行為している身体に着目すると、「この身体を私が動かしている」という感じが主体感、「この身体は私の身体である」という感じが所有感ということになります。

　リハビリテーションの現場にいる皆さんは、さまざまな症例で主体感の不全に出会っていることでしょう。たとえば、本田慎一郎氏が紹介している片麻痺患者は、「うまく字を書けない。すぐ疲れてしまう。なんとかなるのだろうか」「箸でうまく操作できない。すぐ疲れてしまう」「うまく歩けない。転びそうになる。疲れる」といった症状を訴えます[3]（p.421）。「疲れる」という一言はなかなか印象的です。主体感は、健常な状態では、わざわざ意識してはたらかせるまでもありません。身体はほぼ意図した通りに動いてくれるので、主体感は身体を動かすたびに、暗黙に生じています。ところが片麻痺では半身がうまく動かせませんから、はっきりと反省的に意識をはたらかせながら、文字通り主体的に、少しずつ身体を動かす必要があるのでしょう。だから、しばらく動くとすぐに「疲れる」と感じてしまうのです。

　本田氏は手掌と手首の動きに介入することで患者さんの書字動作の改善を試みていますが、うまく書けたときの患者さんの発言もまたとても印象的です。「なんか潤滑油がチュッと入った感じみたいに楽に動きます。線も大きく、まっすぐ引けます。なんか、また催眠術にかかったみたいです。なんか、ものすごく安いボールペンから高いボールペンになったような違いです」（p.424）。この発言を裏返してみてください。普段は気づかないものの、健常な状態でひとが感じているところの主体感は、まさに「潤滑油」が効いている感じであり、「催眠術にかかったみたい」に身体が勝手に反応して動いてくれるような感じであり、「高いボールペン」のように滑らかに身体が動くような感じだということです。身体行為にともなう主体感は、いちど壊れると取り戻すのが本当に大変です。哲学者のメルロ＝ポンティも『知覚の現象学』のなかで、意図に応じて身体が自然に対象へと向かって動く様を「魔法」のようであると述べていますが、たしかに主体感には魔法のようなところがあります。[4] しかも気づかないうちに実行しているため、いちど壊れると簡単には取り戻せないのです。

症状としては片麻痺と連続性がありますが、主体感という観点からするともっと入り組んだ状態を呈するものに病態失認（anosognosia）があります。左片麻痺の患者さんのなかには、身体が麻痺している事実に気づかなかったり、気づいていてもそれが深刻なことだと思っていなかったり、麻痺していることを否認したりする場合があります。神経科学者のラマチャンドランは、独創的な発想で、片麻痺と病態失認では患者の自己認知のあり方が異なっていることを明らかにしています。[5] 彼は、片麻痺の患者さんと、片麻痺に加えて病態失認がある患者さんに、同じ課題を実行させます。その課題は、水が入ったコップをのせたトレーを運ばせるというものです。片麻痺の患者さんは、自分の片腕が動かないことに気づいているので、動く方の手だけで持ち上げようとして、トレーの真ん中に手が伸びていくのです。ですが、病態失認に陥っている患者さんは、左腕が動かないことがわかっていません。そのため、動く方の右手だけがトレーの右側に伸びていき、左側はなんの支えもないままに持ち上げようとするのです。

このときの様子をラマチャンドランはこう記しています。「当然のことながら右手がトレーの右側だけをもちあげると、コップは倒れたが、患者たちはそれをその時のやり方がへただったせいだと思い、トレーの左側をもたなかったからだとは思わない場合が多かった」（p.185）。どうして患者さんはトレーの持ち上げ方がおかしいことに気づかないのでしょうか。左腕がいつもの通りに動くという前提でトレーを持ち上げようとしているところを見ると、左腕には主体感がともなっているようにみえます。この点はさらに踏み込んだ神経科学的な解明が待たれるところですが、病態失認の患者さんにこのような身体行為が広く観察されるのだとすれば、腕が実際には動かないにもかかわらず、そこに主体感がともなっているため、いつも通り動くかのように認知している場合があるようにみえます。いわゆる内部モデルの観点からすると、「腕を動かそう」とする意図が立ち上がるとともに遠心性コピーが発生し、それによって主体感が生じているにもかかわらず、運動指令が伝達されるルートに損傷があるため実際には腕が動かない、という説明になりそうです。理論的には、遠心性コピーだけで主体感が成立するようにみえますが、本当のところはどうなのでしょうか。今後の研究が待たれるところです。

物理的な次元での身体運動と、主観的に経験される暗黙の感じとしての主体感、両者は現象としては別のもののようです。これは、幻肢の症状からもわかります。病態失認の患者さんとは反対に、左腕を喪失している患者さんを想定してみてください。実体としての左腕はもう存在しないにもかかわらず、ふとした瞬間に左腕が動くかのような感じがしたり、患者さんによってはそれをある程度思い通りに動かせる感じがしたりします。この場合、物理的な次元での左腕の運動は生じていませんが、それでも「私が腕を動かしている」という主体感は生じているわけです。ラマチャンドランが考案したミラーセラピーは、幻肢の主体感を取り戻すうえで効果があることが今では広く知られています。健肢を動かしている様子を鏡に映して、あたかも幻肢が動いているかのような視覚的フィードバックを与えると、それがきっかけになって、固まったまま動かないように感じられていた幻肢も動かせるようになる場合が多いのです。

こう考えると、視覚的なイメージのレベルで、言い換えると、物理的身体の裏づけなしに成立する運動イメージや身体イメージのレベルで、主体感は成立しているように見えます。先ほどの病態失認について、神経科学者のダマシオが、脳卒中発症以前の健全な身体イメージが保存されているのではないかと指摘していますが、この指摘は、身体イメージのレベルで主体感が成立するという考え方とも整合的でしょう。[6]

(3) 所有感と物理的身体は分離できるか

身体の所有感については、神経系の障害よりは実験心理学の知見から多くが明らかにされてきています。ボトヴィニックとコーエンが報告したラバーハンド錯覚（rubber hand illusion）についてご存知の読者は多いでしょう。[7] 実験参加者は、テーブルの上に左手を置いた状態で座ります。左手よりもやや内側にゴムの手（マネキンの手）を置き、両者のあいだをスクリーンで遮蔽します。こうすると参加者は自分の手が見えない状態になりますが、代わりにゴムの手をじっと見つめるように指示が与えられます。この状態で、向かい側に座った実験者が、まったく同じタイミングで本物の指とゴムの手の指を一本ずつ同じタイミングでなでていきます。すると、参加者は目で見つめているゴムの手の上で触覚を感じるだけでなく、あたかも自分の手が触られているかのような感じがしてきます。つまり、自分の手ではないはずのゴムの手に所有感を感じてしまうのです。実験条件を変えて、本物の手とゴムの手を刺激するタイミングをずらしてみたり、本物の手の向きを不自然な方向（たとえば反対向き）に変えてみたりすると、所有感の錯覚は生じにくくなります。ですので、本物の手で受け取っている刺激と、時間的・空間的にある程度一致した刺激をゴムの手に与えるのでなければ、所有感は生じないようです。

ラバーハンド錯覚については、視覚優位の多感覚統合ということがしばしば言われます。つまり、(1)視覚優位なしかたで触覚空間が再編されることで触覚の転移が生じます。それにより、実験参加者は、ゴムの手の上でなでられているように感じます。また、(2)視覚と触覚が脳内で同時的に統合されることで所有感が生じます。それにより、ゴムの手が自分の手であるような錯覚が起こるのです。前節で、物理的身体と主体感とは別の現象であって、身体イメージのレベルだけで主体感が生じうると指摘しました。ラバーハンド錯覚をみる限り、所有感にも同じことが言えそうな気がしてきます。ゴムの手はもともと物理的次元では「自己の身体」だったわけではないのに、その上に与えられる触覚的刺激をじっと見つめているうちに自分の手であるかのような感じがしてくるわけですから、物理的身体と身体に生じる所有感とは、別の現象ではないかと考えられそうに思います。

ただ、この点はもう少し慎重な検討が必要です。確かに、たとえば神経科医のオリバー・サックスがみずから経験し、記述している固有感覚障害のような例では、物理的次元での身体が存在しているのに、所有感が消失してしまうような場合はあります。[8] サックスは、スキー中に転落して左足に大怪我を負い、大腿部の手術を受けた後に一時的に固有感覚障害に陥っています。生きた感覚が戻ってくるまでの過程の一人称の記述がなかなか感動的なのですが、当初は相当な困惑に襲われています。彼は次のようにみずからの経験を綴っています。

> 私がなにかを失ってしまったことはたしかだ。「左足」をなくしたらしい。そんなばかな。足はそこにあるではないか。ギプスに保護されて、ちゃんと「存在」している。それは「事実」だ。疑問の余地などないはずだ。いや、そうとばかりは言えま

い。足を「所有する」という問題にかんしては、どうにも不安で確信をもつことができなかった。（p.83）

彼にはもちろん目が見えるので、視線を向けて確認すれば、そこに左足がちゃんと存在していることはわかっています。ですが、それを感じようとしても内側からの固有感覚のフィードバックが帰ってこないのです。だから、左足はそこにあるのに、そこにない。固有感覚がともなっていないため、視覚的にそれを統合しようとしてもできない。所有感のともなわない左足が、いわばただの物体としてくっついているようなものです。

　では、このような事実から、所有感と物理的身体は現象として別である、という結論に向かってもよいのでしょうか。腕、脚、半身など、身体部位のレベルではそう言えそうに思いますが、全身レベルで同じことが言えるかというと、そうではなさそうです。具体例として、ラバーハンド錯覚を全身に拡大したフルボディ錯覚（full body illusion）について考えてみましょう。これは、レンゲンヘイガーらが２００７年に報告した実験です。[9] 図に見られるように、実験参加者は立位でヘッドマウントディスプレイを装着し、２ｍ前方に映し出された自分の背中を見ます。映像中の背中はロッドでなでられていますが、それと同じタイミングで本物の背中の同じ部位が実験者によってロッドで刺激されます。なお、参加者が見ている映像は、実験に先行して図中のビデオカメラの位置から録画されたものです。ラバーハンド錯覚では錯覚経験が手に限定されていたのに対して、ここでは錯覚が全身を対象としているため、「フルボディ錯覚」と後に名づけられました。

　彼らがもともとこの実験をデザインしたのは、側頭頭頂接合部（ＴＰＪ）の病変によって、自己が身体の外に存在するように感じる「体外離脱体験（out-of-body experience）」が生じることが知られていたからです。つまり、ラバーハンド錯覚のように、所有感が外部のゴムの手にも生じるという原理を全身に拡大して、ディスプレイに表示される仮想身体に所有感を全面的に発生させることで、自己位置感を身体の外部に誘導することを企図するものだったのです。本物の手と同期して触れられているゴムの手が「自己の手」として感じられるのなら、本物の身体と同期して触れられている仮想身体は「自己の身体」として感じられるだろうし、結果として、主観的に経験される自己位置が仮想身体側にずれるだろう、という見通しで実施された実験だったわけです。

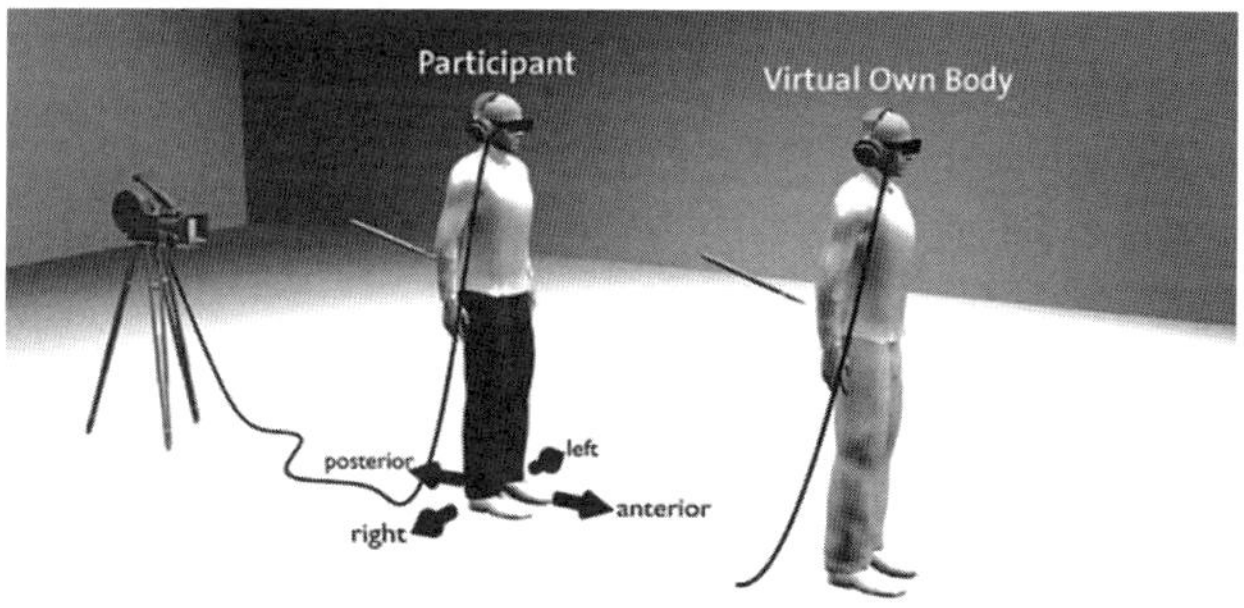

図　フルボディ錯覚（Lenggenhager et al. 2007）

　結果ですが、ラバーハンド錯覚ほど鮮やかな錯覚は生じないようです。平均すると25ｃｍぐらい自己位置が前方にずれるような主観報告が得られると著者らは主張しています。ただ、筆者の実験室で同じ実験状況を再現してみても、著者らが企図したように、仮想身体に自己が乗り移っているかのような強い錯覚は生じませんでした。ラバーハンド錯覚に似た体性感覚の錯覚が生じるのですが、所有感が全面的に仮想身体へと転移するような強烈な錯覚は生じないようなのです。全身レベルで、所有感と物理的身体を分離することは、かなり難しいようです。

（4）触覚の重要性

詳細は別の拙著に譲りますが、フルボディ錯覚は、実験を考案した本人たちが意図したのとはやや異なる主観的経験として生じるようです[10]。というのも、この実験では、物理的身体の側に触覚的な刺激を加えることが必要だからです。この刺激はもちろん、ラバーハンド錯覚のときと同じように視覚的に統合されているでしょうから、参加者には、目に見える触覚経験が起こっている仮想身体上の「そこ」で触覚が生じているかのような錯覚が生じます。ただし、だからといって、物理的身体の表面での刺激がなくなるわけではないのです。じつは、この点は、ラバーハンド錯覚についてもまったく同じです。物理的身体上への触覚刺激と、ゴムの手への擬似的な触覚刺激が、ともに実験者によって与えられています。

触覚について、読者の皆さんもご自身の経験を参考に考えてみてください。身体表面のどこかで、物が当たったり、誰かに触られたりすると、それがどこで生じているのか瞬時に識別できるでしょう。後ろから誰かに触れられたときに、それが頭なのか、肩なのか、背中なのか、簡単に識別できます。しかも、触れられた場所は、自分から遠い「そこ」という空間ではなく、「ここ」という空間に感じられます。頭も、肩も、背中も、すべて「ここ」という性質をもって感じられます。このような経験が生じるのは、触覚が、つねに「全身」という空間的広がりとの関係において位置づけられているからです。全身のどこで触覚が生じても、それは「ここ」で起こっているように感じられます。ですが、特定の「ここ」は、それ以外のさまざまな「ここ」とはそのつど差異化され、局所化されているのです。

身体図式（body schema）を論じた古典に、ヘッドとホームズの1911年の論文がありますが、彼らはさまざまな脳部位の損傷に応じて（とくに視床の損傷によって）、触覚の空間的な定位がうまくいかなくなる場合があることを見出しています[11]。これは、脳－身体の健常な機能について重大なことを示唆しています。脳－身体は、触覚を空間的にとりまとめ、全体として統合されたマップを構成し、それとの関係で個別の触覚刺激を空間的に位置づける機能を備えているということです。ヘッドとホームズは、触覚（ここでは省略しますが姿勢にも彼らは着目しています）に関連するこのような認知能力に着目して、「身体図式」の概念を構想していったのです。

さて、そうだとすると、フルボディ錯覚もラバーハンド錯覚も、錯覚経験の詳細から考え直さなくてはなりません。触覚的な刺激を感じる「ここ」は、潜在的にはつねに全身を参照しつつ定位されています。ですから、触覚が生じるときには、つねに物理的身体の空間的広がり全体が水面下で参照されています。フルボディ錯覚もラバーハンド錯覚も、物理的身体への触覚刺激をともなう実験ですから、実験中、物理的身体への参照が水面下でずっと生じていることになります。したがって、どちらの錯覚も、触覚的な「ここ」がたんに仮想身体上の視覚的な「そこ」に「乗り移る」ようなしかたで転移しているわけではけっしてないのです。むしろ、視覚的な「そこ」にも、触覚刺激が生じている物理的身体上の「ここ」にも、触覚が拡張していると考える必要があるでしょう。

とくに、フルボディ錯覚の実験では、錯覚を通じて、主観的に「ここ」として経験される位置は、仮想身体の背中に「乗り移る」というより、仮想身体と物理的身体のどちら側でも生じるため、むしろ「ここ」でも「そこ」でも触覚が生じている状態に近いと思われます。また、それに合わせて、「私がここにいる」と感じられる位置感覚は、物理的身体の触覚が生じている「ここ」から、仮想身体が見えている「そこ」まで、漠然と伸び広がって感じられるでしょう。フルボディ錯覚は、あえて言葉にすると、私が「ここ」と「そこ」のどちら側にもいるという感じに近い錯覚の経験だと思われます。ラバーハンド錯覚も、左手の位置が右にずれるという経験ではなく、左手が「ここ」と「そこ」にあって、漠然と空間的に拡張しているように感じられるというのが実感に近いのではないでしょうか。

触覚に付随する「ここ」という空間性は、全身の空間的広がりと不可分の関係にあるようにみえます。この関係は、体性感覚野における体部位再現に還元されるのか、それとも末梢に分布する受容器まで含みこむようなものであるのか、今後さらなる研究が必要だと思います。ここで強調しておきたいのは、触覚的な「ここ」が全身と連動しているこのような空間性にこそ、身体と物体とを根本的に区別する本質があるということです。メルロ＝ポンティの『知覚の現象学』を再度参照してみましょう。

> 私の身体の輪郭は、通常の空間的諸関係が超えることができない一つの境界をなしている。というのも、身体の諸部分は独特な仕方で相互に関係しあっているからである。つまり身体の諸部分は並列的に繰り広げられているのではなく、相互のうちに包みこまれているのである。(p.176)

物体相互の関係は、互いに入れ替えても本質的な違いを生じさせません。いま私の机の上には多くの参考文献や文房具や時計などが置かれていますが、これらの配列は任意に変えることができますし、配列を変えても個々の物体が持つ意味は変わりません。ですが、「私の身体」を構成する頭・肩・腕・体幹・脚などの各部位は、その順番で並んでいることに意義があります。私が行為するごとに、それぞれの部位になすべき運動が割り当てられ、個別部位の運動が有機的に結びつくことによってのみ行為することができます。身体各部位の空間的配列は入れ替えることができませんし、一部が行為に駆り出されればそれに連動して全部が動くような、有機的な配列の関係を構成しています。物体相互の、もともと入れ替え可能で、たまたまその順番で並んでいるだけの偶然的な配列とは本質的に違っています。

自己との関係で言うと、このような有機的配列の関係にある身体は、どの部位も私にとって「ここ」という空間性を帯びて現れてきます。頭も、肩も、手も、脚も、触れられればすべて「ここ」という性質をもって感じられます。もちろん、目を閉じて各部位を感じ分けてみると、部位のあいだに一種の遠近感はあるわけですが、だからといって、自分から完全に切り離された「そこ」という場所に知覚される身体部位はありません。言い換えると、自己にとって外部に対象化される空間に、自己の身体が分離して現れることはないのです。考えてみてください。私が背負っているバックパックを背中から下ろして自己から分離するのと同じように、身体を自己から分離することができるでしょうか。身体が有機的配列の関係にあることと、自己から切り離せないということは、表裏一体なのです。

筋肉や関節といった深部に由来する感覚は「固有感覚」と呼ばれますが、固有感覚を意味する英語のproprioceptionは、「自己受容感覚」とも訳されます。身体の内部から伝わってくる触覚は、

「自己の全身」という空間的な広がりとつねに緊密に連動しています。固有感覚にはそれ自体で「これは私の身体である」という所有感を生み出すような契機が含まれているようです。現在の神経科学では、視覚と触覚のように、複数の感覚情報が脳内で統合されることで所有感が生まれるという理解が標準的ですが、触覚の空間性を深く掘り下げていくと、どうやら触覚が空間的に定位される過程で、「自己の身体」の全体を参照する局面があり、その局面で所有感が同時に発生しているように見えます。果たして、このような現象学的な洞察が神経科学によって解明される日は来るのでしょうか。

（5）第三の要因としての一人称パースペクティヴ

次の節に移行する前に、ギャラガーのミニマル・セルフ論に欠けている要因を指摘しておきます。じつは、最小の自己を構成する要因は主体感と所有感だけではありません。フルボディ錯覚を再考してみましょう。もしも、レンゲンヘイガーたちがもともと企図した通りの錯覚が起こるとしたら、それはどんな経験でしょうか。実験参加者の私は、ディスプレイに映し出される背中を見ながら、「私はそこにいる」という体外離脱的な錯覚を感じることになるでしょう。身体の所有感は、物理的身体から仮想身体の側へと全面的に転移することになります。しかしこのとき、何らかの要因が物理的身体の側に残っていないでしょうか。そうです、「そこから世界を見ている私」という要因が、いまだ物理的身体の側に残っているはずなのです。私は目を開いて、「そこ」にある仮想身体の背中が触れられるのを見ている。その限りでのみ、仮想身体上で視覚と触覚の統合が起こり、所有感が仮想身体上で成立する。所有感以外に、主観的な見えを成立させる一人称パースペクティヴ（first-person perspective）がまだ残っているのです。

冒頭であげた例について考え直してみましょう。目が覚める過程で、何か音らしきものがぼんやりと聞こえる経験が生じていました。その経験には、「私の経験」という所有感がともなっていただけでなく、「私に生じている」という感じもともなっていました。つまり、世界の側から音が聞こえてくる経験というのは、その裏側に、「ここから音を聞いている私」という知覚のパースペクティヴをともなっているわけです。知覚の経験であれ行為の経験であれ、「私はここから何かを経験している」と感じられるような、世界が開ける原点にあたる位相を必ず持っています。心の中で何かを考える経験だったとしても、そこで内的思考が開ける場所の感覚がともなっています。そもそも、思考の経験を「内的」と呼べること自体、それを「外的」な経験と区別するパースペクティヴを前提としているはずです。

このように考えると、「私が身体の外部に存在している」と主観的に感じられる体外離脱体験は、所有感と一人称パースペクティヴの分離の経験として記述できるのかもしれません。「私の身体」という所有感は物理的身体の側に残っているにもかかわらず、「私はここから世界を経験している」というパースペクティヴが物理的身体から離れることがありうるとすると、「私は天井付近を浮遊しながら、眼下に横たわっている私の身体を見ていた」というような、臨死体験でしばしば聞かれるような体外離脱体験が生じるのかもしれません。

この点の真相はまだわかりませんが、ここではひとまず次のことを確認しておきましょう。何らかの経験が生じているとき、その経験とともに最小の自己が成立しています。歩いているとき、音楽を聴いているとき、ものを食べているとき、それらはたんなる経験として生じているのではなく、「私の経験」として生じています（所有感）。また、「私がその経験を引き起こしている」という感じ（主体感）や、「私がそこから知覚したり行為したりしている」という感じ（一人称パースペクティヴ）も、経験にはともなっています。これらすべては、身体的経験と密接に連動して生じています。身体的経験に何らかの障害がある患者さんには、ミニマル・セルフにも変化が生じています。逆に、リハビリテーションを通じて患者さんの身体的経験に介入する過程では、身体の扱い方が改善されるだけでなく、患者さんの自己にも何らかの影響が及ぶのです。

2 響き合う自己と他者

(1) 身という言葉

「身体」という言葉を構成する一文字である「身」という言葉の含意はたいへん興味深いものです。訓読みで「み」と読むと、それは物の中身（なかみ）や本体を意味しますが、それはまた「みずから（自ら）」という言葉で表現される「み」でもあって、自己や自分自身という意味を持ちます。つまり、「み」という大和言葉は、身体と自己の結びつきを明確に示しているのです。ただ、興味深い点はさらに続きます。漢字としての「身」はもともと象形文字で、もっとも古い時代には図のように表記されていたといいます。この形からなんとなく想像がつく読者もいるかもしれませんが、これは、妊娠した女性の姿をかたどったものと言われています。現在でも妊娠することを「身籠もる（みごもる）」ということがありますが、そのような言葉づかいで表現されている「身」です。

　この文字についてはさまざまな解釈ができるでしょうが、ここで注目しておきたいのは、ひとの「身体」を表現しているまさにその文字が、たとえば男性や子どもや老人ではなく、妊娠した女性の姿を借りて表現されているという点です。言うまでもなく、妊婦のきわだった特徴は、そのお腹のなかに次世代のいのちである胎児を宿していることにあります。この点で、妊婦の身体は男性とも子どもとも老人とも違っています。妊婦の姿を借りて表現されているのは、世代を超えて母から子へ伝えられる生命の連続性と見ることもできるでしょう。あるいは、母子関係に表現されるような、個体性を超えたひととひととのいのちの絆と見ることもできそうです。いずれにせよ、私たちの身体は、母なるものから受け継いだ生命を宿している存在だということは確かです。そういう意味では、「身」は、身体と自己の不可分な結びつきを示しているだけにとどまりません。そのように「身体化された自己」がまた、最初から、自己を超える生命をその内部に宿し、生命を介して他者の身体とつながっていることを示しています。

　私たちは、身体について考えるとき、それをすでに出来上がった一個の成人の身体と重ね合わせてしまいがちです。しかし、「身」という文字の由来を検討すると、それがけっして自明ではないことがよくわかります。身体はむしろ、個体を超えた関係性のうちにあり、母親に代表される他者との関係から切り離せないような、すぐれて社会的なあり方をしているのです。前節では、意識経験が表現しているミニマル・セルフに焦点を当てて話を展開しましたが、ミニマル・セルフを身体に焦点化してとらえると、けっしてそれが個体としての自己に閉じていないことがわかってきます。「生きられた身体」は、環境との相互作用を通じて自己をそのつど駆動してい

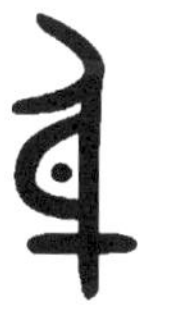

図　古代文字の「身」
（jigen.net）

ますが、相互作用の舞台となる環境は、たいていの場合そこに他者を含んでいます。その意味で、身体はつねに他者との社会的関係のなかにありますし、「身体化された自己」も他者との相互作用のなかに置かれています。便宜的にそれを分離すると「ミニマル・セルフ」として取り出すこともできますが、こんどは、そのような自己を本来の社会的環境のなかに置き戻して考えてみましょう。

（2）身体と身体の共鳴

この世に生まれ落ちた瞬間から、ひとの身体は、母親をはじめとしてさまざまな他者の身体に出会っています。生後間もない乳児が示す「新生児模倣」について知っている読者もいるでしょう。発達心理学者のメルツォフらが生後2～3週間の新生児を観察して見出した現象です。[12] この時期の赤ちゃんに向かって、大人が「舌を出す」「口を開く」「唇を突き出す」といった表情を目の前で見せると、赤ちゃんがそれを模倣するというものです。新生児はもちろん「まねする」という明確な意図を持ち合わせてはいないでしょう。ですが、眼前に提示された他者の表情に共鳴してそれを反復してしまうのです。その後の研究で、この現象は誕生1時間以内でもみられることがわかっていますので、ほとんど生得的といってもよいようです。

表情に限定せず、ゆるやかに身体が共鳴するような現象としては、他にもいくつか知られているものがあります。コンドンとサンダーの古典的研究によると、新生児は、大人が話しているときの発声のパターンに沿って、頭・両手・両足をリズミカルに動かしつつ応答するかのような動作を示します。[13] このような身体間の共鳴は「シンクロニー（同期性）」や「エントレインメント（引き込み）」などと呼ばれ1970年代に先駆的な研究が多くなされています。いまだ言葉を発する能力のない乳児でも、大人と同期する身体的相互行為を繰り返しているのです。これらはとくに、発声と身体運動、発声と発声、発声と視線、身体運動と身体運動のあいだで認められます。言葉の意味が媒介するコミュニケーションというよりは、発声と運動のリズムが媒介し、一種の音楽のように共鳴するコミュニケーションがそこにあるのです。

他者の知覚（社会的知覚）は、物体の知覚の場合よりも強く応答行為を引き出す傾向があるようです。生まれて間もない乳児でも、他者の身体が発する表情や声や動きを知覚すると、それに何らかのしかたで応じるようなコミュニカティヴな行為を起こします。もちろん、乳児が現実にそのような行為を発すれば、母親をはじめとする養育者がそれに気づき、声かけや抱っこや授乳など、何らかの応答的行為を返すことになるでしょう。さらに、今度は、それを知覚した乳児がさらなる応答的行為を返すことになる。他者の身体は、発達のそもそもの始まりから、それに応答するような行為を誘発する何かとして現れてくるのです。この点で、他者の知覚は、物体の知覚よりもずっと強く行為に結びついています。

知覚心理学者のギブソンは、物体や環境に備わる性質から、なんらかの行為可能性が知覚される場面を指して「アフォーダンス」という概念を用いています。[14] たとえば、一定の高さと硬さを備えている面は、そこに座ることをアフォードします。一定の太さと長さを備えている棒は、それを振るとか握るといった行為をアフォードします。アフォーダンスという観点から考えてみると、他者の身体や、他者の身体が発する行為（発声・表情・ジェスチャーなど）もまた、それを知覚する者に対して、さまざまな行為をアフォードします。しかも、物体を知覚する場合よりもさらにはっきりとしたしかたで、何らかの応答的行為をアフォードするのです。

他者の声、他者の表情、他者のジェスチャーなどは、何らかの応答的行為を引き出すようなアフォーダンスを備えています。意味のある言葉を発話したり、他者の発する言葉の意味を理解したりできるようになる以前からそうなのです。他者の身体の知覚にともなうこれらのアフォーダンスは、言語的なものの知覚にともなうアフォーダンスと合わせて「社会的アフォーダンス」と呼ばれます。ひとは誕生の瞬間から、社会的アフォーダンスの海へと投げ込まれているような存在なのです。

　事情は他者の側からみても同じだということに着目しましょう。つまり、自己の身体と他者の身体は、互いに社会的アフォーダンスを介して結ばれています。この点について適切に整理してくれる概念がメルロ＝ポンティの言う「間身体性（intercorporéité; intercorporeality）です。間身体性は、自己の身体と他者の身体のあいだに潜在している相互的関係性のことをいいます。それはたとえば、子どもが無邪気な笑顔を浮かべているのを見て思わず自分も頬がゆるんだり、自分があくびをしたのにつられて友人もまたあくびをするような場面で顕在化します。これらの例では、他者の行為を知覚することが、自己の身体において同じ行為、あるいはその可能性を喚起しています。そして逆に、自己の行為を知覚した他者が、その身体において同じ行為、またはその可能性を誘発されています。このように、間身体性とは、自他の身体間において、知覚と行為（または行為可能性）が循環的に連鎖することを通じて表出するような相互的関係性を言います（図を参照）[15]。

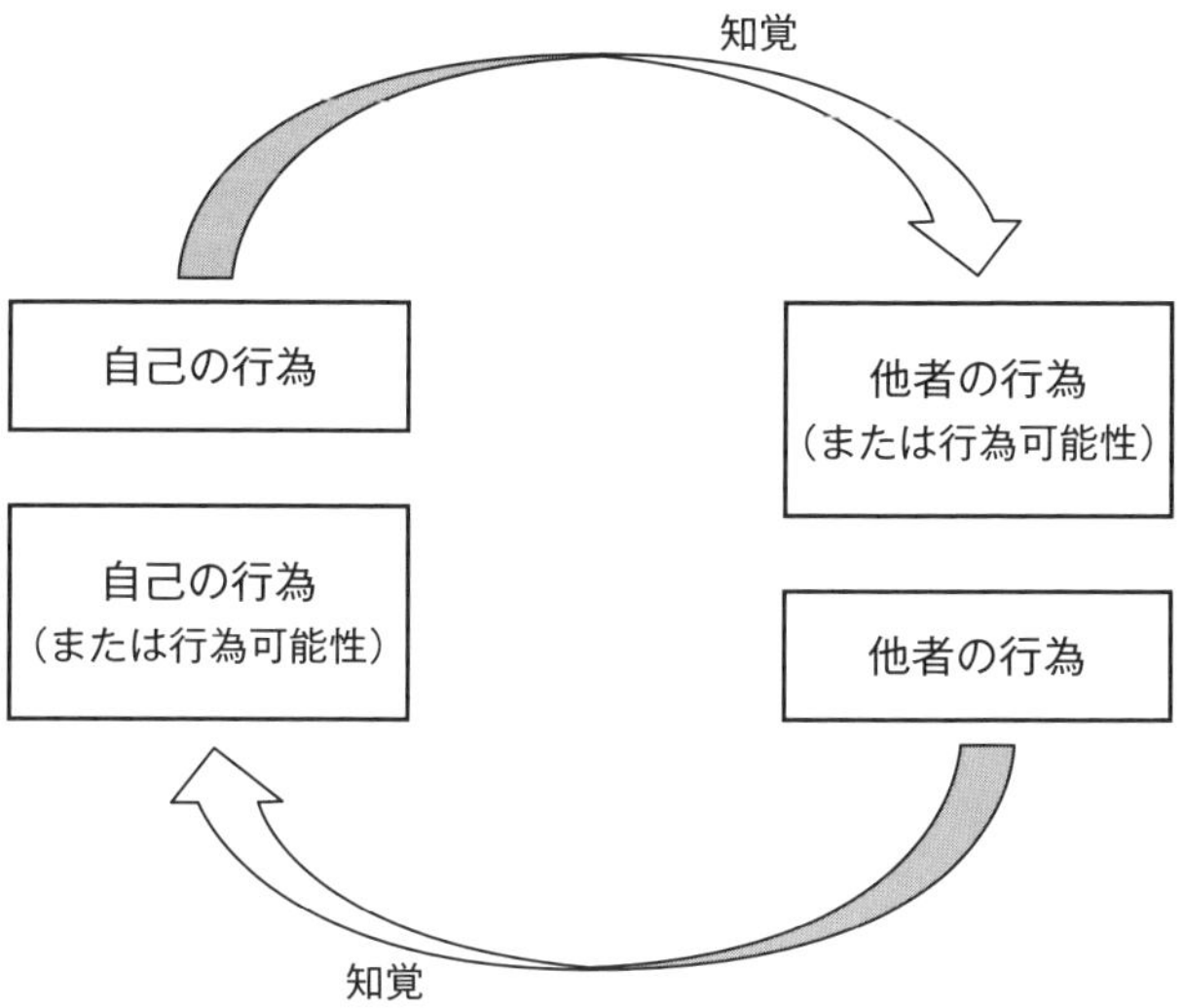

図　間身体性の構造（Tanaka 2015）

　乳児と大人の共鳴的な応答が示しているように、間身体性は、あくびや笑顔のように同一の行為のみを通じて自他間で顕在化するわけではありません。社会的アフォーダンスからもわかるとおり、他者の行為を知覚することが、それに応答する別の行為を喚起する場合もあります。通常の会話場面で生じる非言語的コミュニケーションでは、むしろそのほうが多くみられるでしょう。たとえば、話し手が声をひそめて話し始めれば、聞き手は自然と聞き耳を立てて上体を相手に近づけるでしょう。この点に関連して重要なのは、誕生直後はランダムに応答しているだけにみえる身体間の共鳴が、発達の過程で、相手の意図に沿った応答へと変化していくことにあります。新生児模倣を発見したメルツォフが18か月児を対象に行った実験では、幼児は興味深い反応を示しています[16]。くっついた2つのブロックを大人がうまく引き離せた場面と、うまく引き離せなかった場面、どちらを観察して模倣をさせても、幼児はブロックを引き離す行為をします。つまり、大人の意図を無視して、引き離せない場面それ自体を模倣することはしないのです。他者の身体に応答する行為は、たんなる共鳴、たんなる模倣から、相手の意図に応答するものへと変化していくわけです。

メルロ＝ポンティ自身も、みずからが観察した15か月児の例を引き合いに出して、次のように述べています。

> 15か月の赤ちゃんは、私がふざけて彼の指を口に持っていって噛むふりをすると、自分の口を開く。とはいえ、彼は自分の顔を鏡で見たことはほとんどないし、彼の歯が私の歯に似ているわけでもない。…（略）…「噛むこと」は即座に間主観的な意味を彼にとって持つのである。彼は、自分自身の「噛むという」意図をその身体において知覚し、私の身体をみずからの身体とともに知覚する。そうして、私の「噛むという」意図を彼の身体において知覚するのである。（『知覚の現象学』原著p.404）

この月齢の幼児は、自分の顔がどのように見えるのか、視覚的には理解できていません。ですから、他者の顔や口の位置が、自分の顔や口の位置と空間的にどのように対応しているのか、見た目のうえでは理解できていないのです。しかし、目に見える他者の顔を、内側から固有感覚を通して知覚できる自己の顔に置き換え、他者の口が開くのに合わせて自分も口を開きます。そして、その延長で、「噛む」という行為を共鳴的に反復することで、眼前の大人が自分の手をくわえて噛もうとしているという「意図」を直感的に理解しているわけです。新生児模倣が示していたように、誕生直後の乳児はすでに、その身体を通じて共鳴的に他者の表情を反復する能力を持っています。注目すべきなのは、この能力が、後の発達過程において、他者の行為にともなう意図を把握するための身体的基盤として作用している点です。他者が、道具や物体にはたらきかける行為を行う際、そこにどのような意図があるのか、考えなくても直接的に知覚ができるということです。

こうして生後1～2年のきわめて早い段階で、乳児と大人の身体的な相互作用は、身体運動レベルでの単純な共鳴から、行為の意図を介した相互行為へと幅を広げていきます。行為の意図が共有されるようになると、たとえば、「ボールを渡す→ボールを受け取る」「物を指さして示す→物を見る」といったように、ある行為と、その行為の意図に応じる応答行為の循環を通じて、明確な意味のあるコミュニケーションが成立するようになります。間身体性は、行為（アクション）と応答行為（リアクション）の循環として展開するようになるのです。

（3）他者理解の基盤

ここで、間身体性が他者理解の基盤であるということを論じておきましょう。セラピストの皆さんは、臨床の現場で患者さんの症状や言動が理解できたりできなかったりする経験を豊富にお持ちでしょう。日常生活のなかでも同じように、私たちは、初対面の相手のことが思っていた以上に理解できたと感じたり、逆に、よく知っているはずの友人の気持ちが理解できないと感じたりする場面を経験することがあります。ただ、どのような場面を念頭に置くとしても、私たちがしばしば陥っている常識的な発想を取り出して自覚しておきましょう。それは、心身二元論的な発想です。ひとは日常生活のなかで、表面的に知覚できる相手の笑顔の裏にそれとは異なる真意が隠れていると感じたり、相手の発言は建前であってその背後に本音が潜んでいると考えることがときどきあります。こうした経験から、表情やしぐさや発言など、身体的に表出するものの背後に相手の心があり、それは外から見えない内面を形成している、と考えてしまっています。

ですが、他者の心と身体は原理的には独立していて、心は身体を通じて表出することはあっても基本的には内面にとどまっていると考えてしまうと、どうしても解けない謎が生じてきます。というのは、もしも心が内的領域にもともと閉ざされているものだとすると、その存在そのものが他者には知りえないことになるからです。日常生活のなかの私たちは、なんとなく「他者にも私と同じような心がある」と思い込んでいます。心身二元論的な発想をとると、このような思い込みがかえって根拠を持たないものに見えてきてしまい、「そもそも他者の心というのは理解できないものなのだ」という結論に至るか、もっと過剰になって「そもそも他者の心は存在するかどうかわからない」という結論に至ることになるでしょう。後者の考え方は「独我論」とも呼ばれます。興味深いことに、心を持つのは自分だけで他者は機械やロボットのような存在かもしれない、という自然発生的な独我論を幼少期に体験する児童が一定数存在することが、渡辺恒夫氏らの調査によってわかっています。[17]

おそらく、読者の多くは、哲学で「類推説」と呼ばれる考え方に沿って、日常的には対処していることでしょう。類推とは、自己との類似性にもとづいて、他者の心的状態を推論するという意味です。自己には心と身体があり、たとえば心で悲しいと感じると身体では涙が流れ、心のなかで強い怒りを感じると身体では握りこぶしを作っていたりします。それと同じように、他者の身体が一定の表情やしぐさを浮かべているときは、それに対応する状態が心のなかで生じているだろう。だから、表情や発話やしぐさなど、身体を通じて表出するものを外側からよく観察し、観察できたことに沿って推論をすれば、他者の心についても理解できるだろう。このような考え方を類推説と呼びますが、類推説には、理論的にも実践的にもよくない点があります。それは、自己の心と身体の関係を他者に当てはめることで他者を理解しようとする構えを持っている点です。自己と他者はいつも対称的な存在とは限りません。リハビリテーションの現場ではとくにそうでしょう。自己と身体的条件がまったく異なる他者を前にして、自己の心身関係をもとに相手を類推しようとすること自体、とても無理があります。

すでにみたとおり、ひとは発達の過程で、身体的な相互行為を通じて、他者の行為の意図を把握できるようになっていきます。言い換えると、「行為の意図」という他者の心的状態は、自己自身の感覚運動的能力に媒介されて、直接知覚することができるのです。もちろん、意図を知覚できるからといって、他者の心的状態すべてにアクセスできることにはなりません。しかし少なくとも、自己の心と他者の心は、二人称的な身体的相互行為を通じて、行為の意図を共有できる間主観的次元に根を下ろしていることに注目してください。他者の心は、身体の背後に隠れていて直接アクセスできない内的領域であると考えるのは間違いです。このような心身二元論的発想こそ、メルロ＝ポンティが間身体性の概念とともに乗り越えようとしていたことに他なりません。彼は『幼児の対人関係』という講義録のなかで、次のように述べています。[18]

> 心理作用は本人にしかアクセスできないものであって、私の心理作用は私にしかアクセスできず、周囲にそれが見えることはない、という根源的な先入見を捨て去らねばならない。私の「心理作用」は、厳密にそれ自身に閉ざされていて「他者」にはまったく理解できない一連の「意識状態」ではない。私の意識はまず世界へと差し向けられており、また物へと差し向けられており、何よりも世界と関係づけられている。他者の意識もまた、何よりもまず、世界へと向かって行動するひとつのしかたなのである。(Parcours 1935-1951, pp.175-176)

私が経験する他者の心（意識）は、身体から独立した心としてではなく、世界に関係する具体的な行為として現れてきます。他者がコップに向かって手を伸ばす行為を見れば、そこに入っている飲み物を他者が飲もうとしているという意図を私は知覚します。シュートが決まってガッツポーズをするサッカー選手を見れば、私はそこに喜びや誇りの感情を知覚します。つまり、世界のなかで具体的に行為する場面にともなう意図や感情といった心的状態は、もともと身体と独立しているわけではなく、身体とともに表出しているのであり、それは他者にも直接に知覚できるのです。知覚できない内的領域に囲い込まれているわけではありません。

私たちの行う社会的実践はもちろん、言葉のように複雑な機能を果たす媒体も含んでいますから、他者の考えや気持ちがわからなくなることもあります。ただし、それは場面によって他者の心的状態が知覚できなくなることを意味しているのであって、もともと内面と外面、心と身体が分離していることを意味するわけではないのです。他者の身体は自己の身体と同じように、具体的な環境のなかにあって、道具や物体を巻き込んでさまざまな行為を行っています。他者は具体的な行為として現れてくるため、それが一定の意図を備えた存在であることを私たちは最初から知っているのです。したがって、ここで考えてみるべきなのは、互いに行為する存在として関わりあうなかで、他者理解がどのようにして成立し、また深まっていくのか、ということでしょう。

(4) 自己と他者のあいだ

心身二元論の前提を離れて、他者理解の問題を考え直してみましょう。すでにみてきたとおり、私たちが日常生活のなかで経験する他者との二人称的な相互作用は、行為と応答行為を通じて展開する相互行為を基礎としていることに大きな特徴があります。発話能力が十分でない乳幼児とやりとりする場面を思い浮かべてみてください。私がお菓子を差し出せば、子どもはそれを受け取るでしょう。私が遠くにあるコップに手を伸ばして届かない様子を見せれば、子どもはそれを取って渡してくれるかもしれません。互いに言葉を発しなかったとしても、私たちは、お互いの挙動を知覚しながら相手の行為の意図を理解していますし、その意図に応じる応答的行為をとっています。もっとも基本的な他者理解は、他者が、ある意図を持った行為の主体として現れてくることに由来するのです。

加えて、相互行為における他者の行為は、それだけで単独に生じてくるわけではありません。自己と他者は一定の環境を共有しており、それを共通の文脈として利用することで、相互行為を行っています。他者の意識が世界へと関係づけられていることをメルロ＝ポンティも強調していましたが、他者の行為はつねに社会的環境としての世界のなかに埋め込まれています。単純な例をあげます。遠くを見つめている他者の姿だけを単独で見たとしても、その人物の知覚世界は私には想像がつきません。しかし、それが「バス停で列をなす人々」という社会的文脈に埋め込まれたものとして与えられればどうでしょう。きっと、その人はバスを待っていて、バスがいつやってくるかを気にしながらその方向をじっと見ているのだ、と即座に想像することができるでしょう。

類推説は、他者理解の問題を設定する際、環境から切り離して他者を取り出し、さらにその身体と心を区別してしまっていました。ですが、二人称的な相互作用の相手方である他者は、けっして心と身体のみで自己の前に現れるのではなく、社会的環境（さらには世界）を背景として現れるのです。同じ運動障害を持つ患者さんに出会うとしても、初診でその人について何の背景的知識も持ち合わせていない状態で相手を診るのと、別のセラピストから事前に一定の情報を聞いたうえで相手を診るのとでは、相手との関わり方はおのずと変わってきます。それが先入見になって悪い方向に作用することもありえますが、いま問題なのはその点ではありません。自己と他者は、ある社会的環境を共有しつつ出会っているのであり、そこで相互行為を重ねつつ共通の文脈のうえで相手を知覚しているため、他者の行為を意味あるものとして理解できる、という点が重要です。

　こうした特徴を備えつつ、ひとは他者の行為の意図やそこに表出される感情に自然に応答しながら、行為と応答行為の循環として他者と二人称の相互行為を展開していきます。そして、身体的な相互行為が展開するなかで言語的なメッセージが会話を通じてやりとりされ、言葉を介した理解が促進されます。言葉については後で検討するとして、いま着目しておきたいのは、言語を介した会話の場合も、いわゆる非言語的コミュニケーションとして知られる身体レベルのシグナルが多々やりとりされていることです。発話と沈黙のタイミング、うなずき、ジェスチャーを用いた発話の強調、会話時の身体の向きや身体間距離、アイコンタクトなどです。これらもまた、言語的なメッセージのやりとりを水面下で支える重要な文脈を形成します。

　身体的な相互行為、会話にともなう非言語的なシグナル、こうしたものが全般的に噛み合って進んでいくことで自己と他者のあいだで生まれるものを、哲学者のフックスと認知科学者のイェーガーは「エナクティヴな間主観性」と呼んでいます。[19] 彼らはいいます——「二人の個人がこのようなしかたで相互行為をするとき、身体動作、発声、ジェスチャー、視線などが協調するが、その協調が個人の意図を越えて共通の意味創造が創発するような瞬間に至る」(p.476)。つまり、自己と他者の相互行為が協調（coordination）しながら噛み合って進んでいくとき、両者の「あいだ」がある種の自律性をもって展開し始めるということです。

　具体例として、キャッチボールやテニスのラリーを想像するとわかりやすいでしょう。これらのやりとりでは、それが続いているあいだ、どちらか一方の意図だけで相互行為のプロセスを制御することはできません。自分が望む通りに相手が動いてくれるわけではなく、また逆に、相手が望む通りに自分が動けるわけでもないからです。しかし、互いにやりとりを続けようとする意志があれば、相手が対応できそうな範囲にボールの軌道を調整し、自己の側でボールを止めることなく一定の時間間隔でそれを相手へと返していくことになります。このプロセスはパートナーの能力に制約されるので、お互いに、別の人物を相手にする場合とは違ったしかたで、すなわち目の前のパートナーと組むときに固有のしかたで、相互行為を続けていくことになります。そして、このような状態で相互行為が噛み合って進行するとき、自己と他者の「あいだ」のプロセスが自律的に展開し始めます。自己と他者という二つの項を持つひとつのシステムが創発する、と言ってもいいでしょう。そして、システムが機能するようなしかたで、あるいは、相互行為のプロセスを崩壊させずに前進させるようなしかたで、一定の制約を受けながら二者が行為を調整しつつ継続するようになります。

　フックスらは、以上のような状態を指して「エナクティヴな間主観性」と呼んでいます。もともと「間主観性（intersubjectivity）」という言葉は、「主観と主観のあいだ」を意味し、自己と他者のあいだで何らかの主観的な要因が共有される経験を指します。エナクティヴ（enactive）とは、「行為を通じて実現される」という意味合いの言葉です。身体性に関連する心の科学や意識科学では「エナクティヴィズム」という立場がありますが、これは、知覚や認知など、主観的な経験を行為の観点から理解しなおそうとする立場を指します。もともとはフランシスコ・ヴァレラたちが自分たちの身体性認知科学を「エナクティヴ・アプローチ」と呼び出したのが最初です。[20]「エナクティヴな間主観性」とは、自己と他者のあいだで生じる間主観的な経験が、自己の行為と他者の行為が噛み合うことによって生成している、ということを意味します。行為（action）を通じたやりとりのことを相互行為（interaction）と呼ぶわけですが、自己と他者の相互行為が一定のしかたで協調して進行するときに、私たちは何らかの意味のある経験を間主観的に共有しているのです。

（5）あいだと他者理解

では、自己と他者の「あいだ」で創発するものについて、もっと丁寧に理解してみましょう。自己と他者の身体的相互行為は、各種の身体運動のやりとりや、非言語的なシグナルのやりとりを重ねるうちに、いわば「間が合った」状態を生じさせるようになります（漢字で書くと「あいだ」も「ま」も「間」です）。自己と他者を２つの項とする全体的なシステムが創発するというのは、間が合って互いのやりとりが進行していく状態が実現するということです。自己と他者それぞれが別々に行為しているときとは違って、２人が参加してひとつの「場」が成立している状態と言い換えてもかまいません。ある「場」には、そこに特有の自律性がはたらくため、自己や他者のふるまい方は、場の外にいるときとは違ったしかたで拘束されることになります。

場において自他のふるまいがどのように変化するのか、ひとつの例とともに考えてみましょう。発達心理学者のトロニックが行って有名になった実験に「スティル・フェイス（静かな顔）」と呼ばれるものがあります。[21] 1歳の赤ちゃんと母親の相互行為を題材にしたもので、実験ではまず、母親と赤ちゃんが向かい合って座り、楽しく遊ぶ状態をしばらく維持します。やりとりが安定して遊びの場が成立したところで、実験者が母親に指示を出します。母親はいったん赤ちゃんに背中を向けて反対向きになり、表情を静止させ、発生や身体運動も一切やめた状態で、再び赤ちゃんに向かい合います。このときの表情はニュートラルなもので、特定の感情を表出する顔にはしません（そのため「静かな顔」実験と呼ばれます）。実験ではこの状態を維持して赤ちゃんの反応を見るのですが、通常、赤ちゃんはすぐに異変に気づき、母親の注意を取り戻そうと躍起になります。微笑みかける、指さしをして注意を向けようとする、両手を母親に向かって伸ばす、手をたたく、声を荒らげる、などです。それでも母親が反応を示さないので、赤ちゃんはやがて泣き出してしまいます。

この実験では、最初、赤ちゃんと母親のあいだで、相互作用が一定の自律性をもって展開しています。遊びの場が成立しており、母親と赤ちゃんがお互いに注意を向け合い、表情と身ぶりを同調させて楽しくやりとりすることが標準的であるような状態が成立しているのです。この状態が途中で裏切られることになるので、赤ちゃんは混乱して泣き出すわけですが、これは裏を返していうと、赤ちゃんは、母親がこの後も自分との遊びに楽しく応じてくれる状態を予期していたということです。つまり、場が成立するということは、自己と他者の相互行為のしかたに一定の標準的な様式が生じてくるということであり、「相手はこの次の瞬間にこのように応じてくれるだろう」という予期、期待、予測がはたらき始めるということを意味するのです。日本語ではしばしば「場の空気を読む」という言い方をします。抑圧的に使われることが多いので個人的には好きな言葉ではありませんが、ここで言う「空気」は、場で生み出される相互行為の様式のことを指しています。その場でのふるまい方に「通常（ノーマル）」の状態ができることで、それが一種の「規範性（ノーマティヴィティ）」をもって作用し始めるということです。

自己と他者のあいだで相互行為の場が成立すると、その場が規範性を持ちます。このことの意味は重大です。赤ちゃんは、母親のニュートラルな表情をたんにニュートラルな表情として知覚したのではなく、自分の期待を裏切る表情として知覚したことでしょう。つまり、場が規範性を持つと、自己が他者の行為を知覚するとき、逆に他者が自己の行為を知覚するとき、その行為が場に適したものかどうか、という判断を互いに与えるようになるわけです。たとえば、キャッチボールが安定して成立しないうちは、相手が取れない場所にボールを投げることは、たんに「的外れな投球」であるようにみえます。しかし、やりとりの場が安定し始めたところで、相手が取れない場所にボールを投げれば「意地悪な投球」とか「相手の出方を試す投球」という意味を持つことでしょう。

自他の相互行為の場は、互いに繰り出す行為の「間が合った」状態で生じるわけですから、全体としてみると協調（coordination）が十分に成立しています。しかし、これは文字通りお互いに協調性のあるふるまいをしている、という意味ではありません。全体としての協調が成立していても、そこには、相手と同調するだけでなく、相手に対抗したり、場を支配しようとしたり、下手に出てみたり、相手に応酬しとやりあったり、という種々の駆け引きが含まれます。そして、この種の駆け引きに含まれる相手の意図は、個々の行為に表出するわけですから、お互いに知覚することが十分に可能ですし、しばしば間主観的にも共有されています。もちろん、駆け引きという要素はありますから、相手にこちらの意図をわからせないようにふるまう場面や、それを見抜けたり見抜けなかったりする場面も含みます。ただし、そうした「見抜ける」「見抜けない」という点まで含めて、知覚可能な地平で生じているということを忘れるべきではありません。

この節での議論をまとめておきましょう。自己と他者は、身体を通じて響き合う関係にあります。他者の行為を知覚し、その意図に応じる行為を返す。そうすると、相手からもこちらの意図に応じる行為が返ってくる。この行為のやりとりの関係が一定のしかたで噛み合って成立するとき、自己と他者のあいだに「場」が成立します。場が成立する以前は、お互いに相手のことが一般的な常識のレベルでしか理解できません。それ以外に相手の行為の細かな意図や意味を理解する基準がないからです。ですが、いちど自他のあいだに場が成立すれば、それが基準となり、相手の行為に対して一種の「期待値」を持つことができます。そしてこんどは、その期待に適合するか、外れるか、外れているとしたらどの程度外れているのか、どのように外れているのか、といった点に沿って、相手のことを細かく理解していくことが可能になります。他者を理解するうえでは、三人称的な観点から距離をとって客観的に相手のふるまいを観察することも重要ですし、一人称的な観点から相手の身に入り込んであたかも相手になったように共感的に理解することも重要です。ただし、そのどちらも、自己と他者が顔の見える「あなた」と「わたし」として二人称的に関わり合い、行為によって参加しながら一定の「場」を作っていることが前提として必要です。ですから、他者を理解できるとかできないとかという議論以前に、さまざまな行為を互いに繰り出すことで自他のあいだに相互理解の足がかりとなる「場」を作ることがもっとも大切なことなのです。

3 対話する関係に向かって

(1) ナラティヴ・セルフと反省の能力

本章の冒頭で、ミニマル・セルフとナラティヴ・セルフに自己概念を区別するギャラガーの考え方を紹介しました。ミニマル・セルフについてはすでに検討しましたが、ナラティヴ・セルフ（narrative self）は、「ナラティヴ（語り）」によって構成される自己のことを指します。ひとは誰でも、たんにその場限りの経験だけを繰り返して生きているのではなく、過去の出来事をふり返ったり、未来に起こりそうなことを展望したりしながら、現在の自分自身の生を意味づけて生きています。これは、「いま・ここ」だけで成立するミニマル・セルフのあり方とは質的に違っています。ミニマル・セルフは、いま生じている知覚や行為についての気づきがあれば成立しますが、ナラティヴ・セルフは、「この瞬間を生きている私」を俯瞰する観点に立って、記憶を想起したり、将来を予測したりすることができなくてはなりません。しかも、言葉をつかってそれらの記憶や予測を整理して有機的なストーリーに組み立て、現在の自己をストーリーに埋め込んで意味づけることまで必要になります。このように複雑な認知過程はどのように成り立っているのでしょうか。たんに「自己」について考えるのではなく、前節で検討した自己と他者の二人称的関係まで視野に入れて、ナラティヴ・セルフについて考えてみましょう。

　まず、自己自身について語ることができるためには、「いま・ここ」という時空にのめり込んでいる状態から自己を引き離して、現在・過去・未来という時系列を考慮して経験を俯瞰する作業が必要になります。このような認知を「反省（reflection）」と呼びます。日本語で「反省」というと、過去に行った自分の行為を誤りと認めて、ふるまい方を改めるという倫理的な意味合いで使われることが多いですが、ここで言う「反省」にそのような含みはありません。たんに、現在という瞬間を生きていてそれに気づいているだけの「一階の認知」に対して、現在への埋没を離れて過去をふり返ったり未来を見据えたりする「高階の認知」がはたらいていることを指します。あるいは、「ここ」という場所で生じている経験に気づいているだけの状態に対して、「ここにいる私」を含めて環境を俯瞰する観点がはたらいていることを指します。ですが、このような高次の認知能力をひとはどのように獲得するのでしょうか。

　身体性を中心にしてみると、発達的な経路はおおよそ次のように理解することができます。最初の転換点は、認知科学者のトマセロが強調する共同注意（joint attention）の現象にあります。[22] 共同注意は生後9か月ごろの乳児が獲得する能力で、母親をはじめとする養育者の視線を追跡することで、養育者が注意を払って見ている対象に自分もまた注意を向けられるようになることを意味します。たとえば、赤ちゃんのそばで母親が本を読んでいるとすると、母親が本に向かって視線を向けていることに気づいて、赤ちゃんも本に視線を向けることができるようになります。これは、他者の行為の意図を理解できるようになる過程を支えています。ひとは行為する際に対象となる道具や物体を必ず見ますから、これは当然とも言えます。

　重要なのは、共同注意が成立することによって、世界が初めて間主観的な場所へと変貌していくことにあります。というのも、共同注意の能力は、自分が世界を見ているパースペクティヴと他者が世界を見ているパースペクティヴとを往復することで成り立っていて、注意の対象になる道具や物体を、自己と他者のどちらにも見えている間主観的な世界へと引き入れるからです。つまり、共同注意によって初めて、幼児は自分だけの主観的なパースペクティヴだけで世界が成り立っていないことに気づくのです。他者が見ているものに自分も気づくということは、裏を返せば、「自分も他人も見ているもの」「自分は見ているが他人は見ていないもの」「他人は見ているが自分は見ていないもの」という3通りの条件で世界が構成されていることを暗に理解しているということを意味します。したがって、他者が世界を見るパースペクティヴが自分のそれとは違っていること、両者が重なり合う間主観的な場所として世界が成立していることは、共同注意を起源として成立する認知です。

　共同注意は、物体の見方を変えるだけでなく、幼児がみずからの身体を見る見方も変えていくでしょう。たとえば、手に持った物体を他者に見せたり隠したりする経験は、「手」という身体部位を共同注意の対象として経験させるきっかけになります。このような経験を重ねる過程で、他者にとっても自己にとっても見ることが可能な身体部位（手・腕・腹・脚など）が共同注意の対象に入ってくることで、「他者のパースペクティヴからも見える自己の身体」として構成されていくことになります（なお、顔だけが対象に入ってこないのですが、それについての議論はここでは省略します）。

一般に、幼児が自己の鏡像を認知できるようになるのは生後2年ごろですが、その前段でこのような認知の発達が生じていると思われます。以前、拙著（『生きられた〈私〉をもとめて』[23]）でも論じたことがありますが、鏡に映った身体を「自己の身体」として認知できるようになるには、自己の身体を離れて、仮想的に外部のパースペクティヴに立って自己の身体を思い描くことができなくてはなりません。このような能力は、「他者の身体を見る」―「自己の身体を見られる」という視覚の相互作用を通じて成立します。幼児はかなり早くから、自己の身体が他者に見られる対象になっていることに気づいています（レディは生後7か月でそのことを明確に理解していると指摘しています[24]）。ただ、それだけでは、物体と同じように間主観的な地平で自己の身体がどのような像を結ぶのかが理解できません。共同注意の経験は、最初に物体を、自己と他者が共通で見ている世界の地平に出現させます。続いて、自己の身体をそれと同じ地平に引き入れることで、他者によって見られる自己の身体に明確な像（身体イメージ）を与えていくことになります。

身体イメージの成立はおおよそ「反省」の能力の成立と並行しています。視覚と身体の関係から整理してみましょう。ひとの眼球は頭部に埋め込まれているので、頭部も含めた全身の像をひとは直接見ることができません。ですが、共同注意を経由して、他者の目から見える世界の存在に気づき、その世界に自己の身体を埋め込むことができるとき、他者のパースペクティヴを借りて自己の身体を想像することができるようになります。こうして身体イメージが成立するのですが、これは言い換えると、「ここ」にある身体に埋め込まれた自己を離れて、自己を俯瞰することができるようになることを意味します。哲学者のウィリアム・ジェームズが、かつて自己を論じた際に、認知する主体としての自己を「主我（I）」、認知される客体としての自己を「客我（me）」として区別しています[25]。反省する能力は、環境に埋め込まれた自己を客我として、それを対象化する主我が成立していることを前提とします。ただ、興味深いのは、このような経験は、「他者が自己を見るようなしかたで、自己が自己を見る」という構造を備えています。発達的に見ると、反省を可能にするパースペクティヴは他者に由来するということです。社会学者のミードも、ジェームズを補完するこのような見方を『精神・自我・社会』という古典のなかで示しています[26]。

(2) 三項関係と発話

ところで、共同注意とともに形成される「自己―他者―対象」という三項関係における特定の様式でのコミュニケーションは、幼児が汎化可能な知識を学習していくうえで重要な意味を持ちます。チブラとゲルゲイは「ナチュラル・ペダゴジー（自然の教育学）」という概念を提唱し、養育者と幼児のあいだの自然なコミュニケーションが、たんなる観察を通じた学習よりもきわめて的確に知識を伝達すると主張しています[27]。彼らによると、乳幼児は誕生して以降、無数の出来事を自然に観察しているのですが、それらの出来事のうち、知識として伝達すべきであると共同体で位置づけられている内容を含むものについては、養育者によって明示的なコミュニケーションを通じて伝えられます。

学習は具体的には次のように進行します。養育者は、声かけやアイコンタクトを通じて幼児の注意をひきつけ、これから伝達すべき情報があることを明示します。さらに、視線や指さしといった明示的シグナルを利用することで、特定の状況や特定の対象の状態について注意を共有するのです。逆に幼児のほうは、共同注意に見られるように、視線や指さしのように明示的なシグナルを敏感にとらえる傾向があるため、このような場面では、養育者が何らかの情報を伝えようとしていることへの準備ができるのです。こうして、幼児にとって、三項関係における明示的コミュニケーションは、数多く知覚している出来事、対象、状況のうち特定のものに選択的に注意を向け、情報を吸収することを可能にします。チブラらは、このようなしかたで、特定の場面における特定の情報が、汎化可能な知識として伝達されるとしています。たとえば、口のなかに入れてはいけないものや触ってはいけないものを赤ちゃんに教える場面は、このような伝達が生じる典型的な場面です。臨床現場でもおそらく、セラピストの皆さんはこのようなやり方で、患者さんに伝達すべき情報を強調していることと思います。

三項関係は学習全般を支える点で重要なだけではなく、言葉の使用を可能にする点でも重要です。もともと、赤ちゃんと母親の二人称的なやりとりには、無意味な発声を介した共鳴的なコミュニケーションが成立していました。これが一方で発話へと整理され、他方で、対象への共同注意と接続される場面を想像してみてください。養育者と幼児がともに見つめている対象（たとえば犬）があるとして、指さしに代えて「ワンワン」という音声が用いられるとき、有意味な言葉の利用が始まります。対象を指さして示すことで「自己―他者―対象」の三項間で注意を共有できる状況で、指さしのジェスチャー（ポインティング）の代わりに発声を利用することができれば、それはそのまま意味ある言葉として機能するのです。幼児が言語を獲得していく最初の段階では、音声は実在する指示対象と結びついています。言語使用が当たり前にできる成人を対象にして考えると、言葉は、音声や文字のように意味するもの（能記）と意味されるもの概念（所記）を結びつけているだけで、現実から遊離した象徴的世界だけを扱うものに見えるかもしれません。ですが、言語の獲得はもともと共同注意の延長線上にあって、自己と他者が身体的な相互行為を行っている共通の環境を背景として生じるのです。つまり、音声を用いて現実を間主観的に共有する道具として言語は始まり、知覚可能な現実に根ざした状態で学習されるということです。

この点は、ナラティヴ（語り）について考える際も忘れるべきではありません。心理学においてナラティヴ論を最初に展開したのはブルーナーでしたが、彼はもともと乳幼児の共同注意研究を最初に手がけた人物でもあります。彼は、乳幼児の共同注意とともに成立する三項関係ベースの間主観的世界が、ナラティヴの交換を通じて、人々が構成する社会・文化的世界へと広がっていくことに着目しています[28]。つまり、人類はさまざまな言語的活動を通じて文書・法律・社会制度・歴史などを生み出し、そうしたもの全体から成る豊かな社会・文化的世界を構築しているのですが、それらも、もとは共同注意を通じて共有される知覚的世界に由来するということです。人々は現実の出来事をさまざまに語り合って共有することで、知覚可能な環境世界から、直接知覚をじょじょに離れて文化的世界を構築し、そのなかへと参入していきます。

発達的には、幼児は2歳を過ぎるころに多語文（3語以上の語彙の組み合わせから成る文章）を発話することができるようになり、他者との相互作用のなかで、自分が目撃した印象的な出来事について発話するようになります。たとえば、「ニイちゃん、おメメ、いたい」（兄は目が痛そうにしている）というような発話です。身近な出来事を描写する素朴な発話ですが、これも「語り」という意味では立派なナラティヴです。発達的に見ると、最初のナラティヴは、自分自身について語る物語である以前に、自分の目撃した外界の出来事の描写として始まります。つまり、自分の関心を呼ぶ現実について、指さしする代わりに文章で表現しているわけです。そして、指さしには他者の注意を引きつける機能があることからわかる通り、ナラティヴもまた、外界の出来事に対して他者の注意を引きつけるものとして始まります。したがって、幼児が発達初期に語るナラティヴは、他者との相互作用のなかで、知覚可能な現実を参照しながら始まります。これが、「いま・ここ」を少しずつ離れた現実を参照するようになるにつれて、他者と間主観的に共有できる現実を、知覚的経験の外側へと拡大するようになるのです。

(3) 反実仮想的思考

このように、ナラティヴの能力は、けっして現実から遊離した想像力の発露ではなく、知覚される実在の世界と連続しています。ただし、そうした知覚的現実から決定的に離脱して想像力が展開するような様式もひとつ含んでいます。それは、反実仮想的思考(counterfactual thinking)です。共同注意と指さしに音声記号が取って代わることで言語の獲得が進んでいくという基本的な枠組みはありますが、言葉の使用は、この枠組みを乗り越えるのです。というのも、言語は、「〜ではない」という否定形をその用法に含んでいることで、事実とは反対の状態、知覚的現実としては与えられていない状態、現実には存在しない状態などを描写することを可能にするのです。この点については、前章の佐藤公治氏の記号作用についての議論も参照してください。

否定形にみられる言語の機能がひとの想像力にもたらす変化はきわめて大きいでしょう。というのも、現実には特定の具体的な状況が生じているにもかかわらず、それを否定することで、「もしもその状況が与えられていなければ」という仮定(反実仮定)にもとづく想像を可能にするからです。いろいろな例をあげることができます。「もしも雨が降っていなければ」「もしもこの電車に間に合っていなければ」「もしもこの学校に通っていなければ」など、どちらかというと具体的な状況に結びついた想像もあるでしょう。また、「もしも私がこの両親の子どもではないとしたら」「もしも私がこの性別の肉体ではなかったとしたら」「もしも私が生まれていなかったとしたら」など、ライフストーリー全体を書き換えてしまうようなインパクトを持つ想像もありえます。いずれにしても、すべては、現実の状況の否定とともに始まる想像です。

反実仮想的思考は、哲学者のシェーラーが「世界開在性(Weltoffenheit; world-openness)と呼んだものを「身体化された自己」に付与することになります。[29] シェーラーは、生物学者ユクスキュルの環世界論の影響を受けながら、生物が生きている「環世界(≒環境)」と人間が生きている「世界」との違いを「世界開在性」という概念で論じています。ユクスキュルによると、生物はそれぞれの種に応じた環境を生きています。種ごとに違った身体を持ち、それぞれの身体に備わった運動器で反応でき、感覚器で感知できるような刺激の集合体としての環境において生きているのです。また、生物にとっては種の身体によって適応できる環境に定着することが基本的な生存方略であって、特定の環境を離れることは大抵の生物にとっては死を意味します(陸に打ち上げられた魚のようなものです)。いわば、「身のまわり」に適応して生きるしかない点で、生物が生きているのは「環世界」と呼ぶことができます。

もちろん、人間も生物の一種ではあるので、種として持ち合わせた身体によって適応できる環境を離れて生存できるわけではありません(酸素のない環境では生きられません)ただ、人間はこのような環世界だけに拘束されて生きているわけでもありません。一般的な生物と違って、人間は身のまわりに与えられた環世界を全体として対象化する能力を持っています。シェーラーによると、これが「精神」の能力です。精神は、知性・情動・意志のすべての作用を包括的に備えている存在で、「人格」とも言い換えられます。シェーラーによると、種の身体と対になって現れるのが「環世界」であり、精神＝人格と対になって現れるのが「世界」なのです。人間は精神によって「身のまわり」を全体として認識できる点で、環境に閉ざされているのではなく、世界に向かって開かれています。これが「世界開在性」ということです。

一見すると精神は身体とは連続していないようにも思えますが、そうではありません。ひとの身体はそもそもきわめて高い学習能力を備えていますし、道具を利用して環世界をみずからの目的に沿って改変するだけの制作能力も持ち合わせています。これはもちろん、他の動物とは比較にならないほど神経系が飛躍的に複雑な進化を遂げていることにも対応しています。神経系が複雑化しているということは、感覚器から受け取った刺激と、運動器を通じて環境にはたらきかける反応とのあいだに、高度に分化した情報処理過程が介在しているということです。いま・ここの現実だけに適応しているわけではなく、「いま」という瞬間を複雑に分化させ、時間的な展望を持って環境と相互作用ができることを意味します。このように複雑かつ柔軟な身体を持ち合わせている時点で、ひとの「身体化された自己」は、たんなる「環境」に生きているわけではなく、「世界」に開かれて存在しています。

加えて、言葉を持つことでひとが獲得する反実仮想的思考の能力は、ひとの世界開在性を徹底して推し進めることになります。それは、具体的なレベルでどのような出来事が生じているとしても、それが生じていない場合、あるいは生じなかった場合についての想像を可能にします。反実仮想は、「雨が降っていなければ出かけることができたのに」という身近なレベルのものだけではなく、哲学的なレベルまで広がります。「私は生まれてこない可能性もあったはずなのにどうして生まれてきたのか」「私は病気にならない可能性もあったのにどうしてこの病気にかかったのか」「世界は存在しないことも可能だったのに、どうしていまあるような姿で存在しているのか」といった想像は、まさに哲学的な問いかけでしょう。つまり、ひとの使う言葉は、「〜でない」という否定形をその用法に含んでいることで、自己と世界を総体として対象化し、それについて存在論的な問いを発することを可能にするのです。

シェーラーは世界と対になる人間の核心部分を「精神」と呼んでいます。したがって、ナラティヴ・セルフが「身体化された自己」に新たに付け加えるものがあるとすると、自己自身と世界について存在論的な問いを発する能力としての「精神」だということになります。ただし、ここでいう「精神」を、身体から原理的に分離できるものとして、心身二元論的な観点からとらえることは避けてください。精神はあくまで、事実として、世界がいまあるような姿で与えられていること、また、そこに生きる自己がいまあるような姿で存在すること、これらを否定し、「もしもそのような姿でないとすれば」という問いを発する能力です。ですので、現にそうであるような姿で世界と自己が存在していなければ、もともと発動しようがない能力なのです。

精神が自分自身について語るナラティヴの能力に大きな影響を与えることは明らかでしょう。否定形として現れる精神とともに、ひとは「この世界で自己自身が存在することの意味」について問い、考え、語る契機を手にすることになるのです。心身二元論者のデカルトは、身体が存在しなかったとしても、純粋な自己意識として精神が残存するだろうと考え、「われ思う、ゆえにわれあり」という彼自身の哲学的考察を残しているのですが、これ自体、精神の能力によってもたらされるナラティヴに他なりません。精神は、身体を全体として対象化し、それが仮に存在しなかったとしたら、という問いを発することができます。ただ、それは身体が現実に存在しなくても、それとは分離された精神が現に存在できる、ということを意味しません。精神は、現にそうであるものを否定する原理なのであって、その存在に依存しています。

（4）ストーリーと対話

ブルーナーは、人間の思考に2つの様式がある、とすることでナラティヴ論を展開しました。彼によると、ひとにはもともと2つの思考様式、すなわち「論理‐科学的様式（logico-scientific mode）」と「物語的様式（narrative mode）」があります。両者を対比しつつ物語的様式の特徴をいくつか列挙すると、第一に、物語的様式は、複数の事実から法則を見出すような思考ではなく、複数の事実を意味のあるまとまりとして理解するような思考です。第二に、複数の事実のあいだに科学的な因果関係を見出す思考ではなく、時間的に展開していくストーリーを見出すような思考です。第三に、矛盾のない論理的な整合性を重視する思考ではなく、物語としての信憑性を重視する思考です。ブルーナーは、2つの思考はどちらが優位というわけではないし、一方を他方に還元できるような関係にもないといいます。ひとには、論理的規則と科学的法則性を世界に見出していく思考と、時系列に沿ってものごとをストーリーとして読み込んでいく思考、どちらも平等に備わっているということです。

セラピストの皆さんにとっては、前者はエビデンス・ベースの思考、後者はナラティヴ・ベースの思考ということになります。どちらの思考を優先させて患者さんに臨むべきかは、介入場面によっても変わってくると思います。少なくとも、エビデンス・ベースの思考だけで臨床現場の仕事が片づくとは考えないほうがいいでしょう。

発達的に見ると、就学前の3～6歳ごろには、じょじょに出来事に関連する自伝的記憶が豊かになり、それとともに、ストーリー仕立てで自己をふり返ることや、将来の自分を展望することができるようになります。では、日々自分の身に起こる出来事から構成されるストーリーと、そこから生まれてくる自己（ナラティヴ・セルフ）とのあいだには、どのような関係があるのでしょうか。哲学者のリクールは、この点について『他者のような自己自身』のなかで詳細に整理しています[30]。ここでは、彼の考えが簡潔に表明されている別の論文の一節をご紹介しておきます[31]。

> 私の仮説によると、ナラティヴは、ある個人の持続的な性質を構築する。この性質はナラティヴ・アイデンティティと呼ぶことができるもので、ストーリーにおける主役のアイデンティティを生み出すプロットに固有な、力動的な種類のアイデンティティを構築する。（Ricoeur, 1991, p.77）

ナラティヴは、それを語る個人に対して、「ナラティヴ・アイデンティティ」と呼ぶことができるような持続的な性質を生み出します。つまり、「私はこれこれこのような存在である」とみずから感じることができるような性質が、自分自身についての語りから生み出されるということです。しかも、それはリクールによると「プロットに固有」なものだといいます。プロットというのは、物語の筋立てのことです。起承転結のようなストーリー構成と言い換えてもいいでしょう。今まで生きてきた自己とこれから生きていこうとしている自己、過去の回顧と未来への展望を、一定の筋に沿って整理して語るとき、それを語る人にとって、自分らしさの感覚が生まれてくるということなのです。

同じ人物であっても、ナラティヴにはさまざまな語り方があります。読者も自分自身の場合をふり返ってみるといいでしょう。たとえば私の場合、研究者としての自分、大学教員としての自分、夫としての自分、著者としての自分など、社会的に果たしている役割を中心にしていくつものストーリーが心のなかに並存しています。あるいは、男性としての自分、中年としての自分、日本人としての自分、ヒトとしての自分など、特定の属性に沿って自分をふり返ってみると、それはそれでいくつもの違った切り口からストーリーを語ることができると思います。つまり、さまざま語り方が可能なのですが、どのようなポジションに自分を置いた場合の語りが、自分の心のなかで支配的なストーリーになっているかが問題なのです。自分の心を占める支配的なストーリーは、自分で感じることのできる自分らしさ、ナラティヴ・アイデンティティの感覚を生み出しています。

注意してほしいのは、自分らしさを生み出すナラティヴが、小説や映画のように完結した構造を持たないという点です。ひとの人生は死によってピリオドが打たれるまで、ずっと現在進行形で続いていきます。子どもの頃と大人になってから、あるいは大人になってからも10年前と現在とでは、ナラティヴ・アイデンティティのあり方は変化しています。人生にはさまざまな出来事が生じます。それがインパクトの大きなものであれば、ナラティヴ全体を書き換え、自分自身についての語り方を変えないと、人生そのものが行き詰まってしまいます。臨床現場を訪れる患者さんの多くは、病の経験の以前と以後とで、自分の人生の語り方を大きく変えている場合が多いでしょう。病の経験をネガティヴにしか語れない方も多いと思います。ただ、どのような語り方をするにせよ、自分の身に生じた出来事を人生全体のストーリーのなかに組み込むことでしか、ひとは生きていけないのです。悲劇の主人公のようなナラティヴもまた、自分の身に生じた出来事に適応するひとつのナラティヴ・アイデンティティです。

プロットが生み出す自己は、明確な時間的構造を備えています。出発点になるのは「現在の自己」です。いまの私はこれこれこのような存在として生きている、という語りです。そして、現在の自己は「過去の出来事」によって支えられています。いまの私がこのような存在として生きているのは、過去にこのような出来事があったからだ、という語りです。たとえば私自身の場合、現在は大学に所属する研究者として生きていますが、それは、大学院時代に恩師と呼ぶべき人物に出会い、研究者として身を立てることを決意したという重大な出来事があったためです。それがなければ現在はまったく違った姿で生きていただろうと容易に想像することができます。このようなふり返りに加えて、プロットは「未来の展望」をもたらします。過去にしかじかの出来事があって、現在の私はかくかくのように生きている。だから、将来はこのような状態を実現したい、という希望です。私の場合も、身体性の観点を中心に据えて総合的な人間学を構想したいという希望を持っています。「未来の展望」が描ければ、それを実現するために「現在の自己」はこのような日々を生きている、と一巡してプロットが現在へと戻ってきます。私が本書を執筆しているのも、このような希望を実現する過程の一環だ、というわけです(図を参照)。

もちろん、ひとは日々の現実を生きるなかでさまざまな出来事を経験し、そのつど過去のふり返り方がゆらいだり、思い描く未来の姿が変化したりすることで、「現在の自己」についての認識も更新されていきます。わかりやすいのは人との出会いでしょう。インパクトの大きな出会いを経験すると、ひとはプロットを書き換えることで「現在の自己」のあり方を変えてしまいます。たとえば、とても魅力的な異性に出会い、強い恋愛感情を経験すると、これまでに出会った異性がさして魅力的ではなかったように感じられます。そして、恋愛の過程が進行するとともに、その相手をパートナーとして生きていきたい、というふうに未来の展望を新たにします。こうして過去と未来のプロットが変わると、私は出会うべき運命の相手に巡り合ったのだ、というように「現在の自己」の意味づけ方も決定的に書き換わることになります。

重要なのは、このようなプロットの更新が対話を通じて進んでいくということです。ここで言う「対話」は、必ずしも実在する他者との対話だけを意味するわけではありません。ナラティヴは「語り」であり、発話を通じて具体的な他者に向けられる場合もあれば、内なる自分自身に向けられる場合もありますが、語りである以上、話し手と聞き手は必ず存在します。自己の人生に生じるさまざまな出来事を有機的に結びつけ、それをストーリーにして語ることは、擬似的に他者の視点に立って、自己の過去を振り返り、未来を展望し、「私は」という一人称の主語を用いながら、他者に理解可能なしかたで物語を構成する能力が必要になります。このような能力は、聞き手としての他者が目の前に実在するか否かにかかわらず、最初から他者との対話という性質を帯びています。ミードの自己論が示唆しているように、ひとが「私」という一人称の主語を用いることができるのは、他者が自己を見るような目で自分自身を見ることができるからです。同様に、自己について整合性のあるストーリーを語る能力は、聞き手としての他者の立場に擬似的に自己を置き入れ、一貫性や説得力をそこに与えることができるということを意味します。

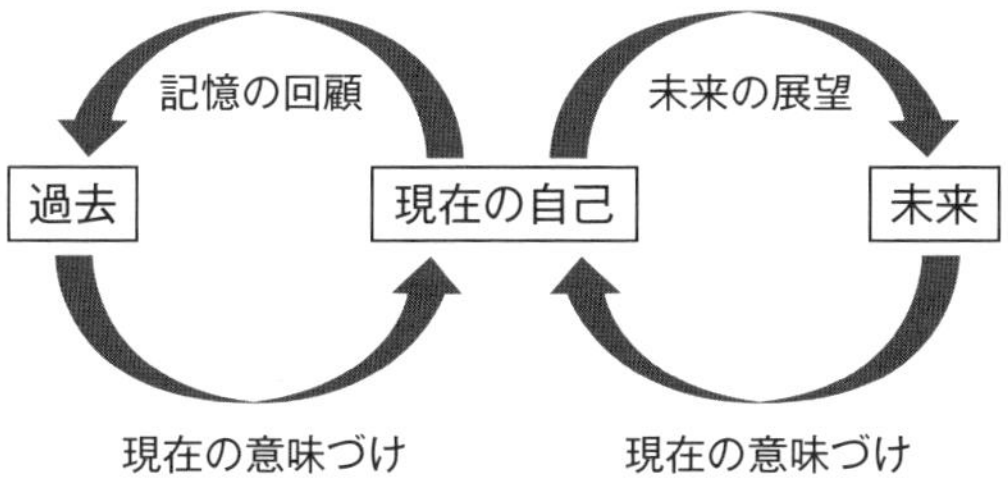

図　ナラティヴ・セルフ

このような能力が、個体内部で自発的に生じてくるとは考えられません。みずから聞き手となって他者のナラティヴに耳を傾け、そこに一貫性・説得力・整合性などを感じ取ったり、また、ナラティヴに含まれる誇張・欺瞞・嘘などを聞き取ったりする経験が必要でしょう。このような「聞く―語る」スキルを、ひとはけっして一人で培うことはできません。発達的に見ると、この種のスキルは、幼児が今日の出来事を親に話すところから始まって、家族での団らん、友人とのおしゃべり、学校や職場での話し合いなど、さまざまな場面での「聞く―語る」というやりとりにみずから参加することでしか身につかないでしょう。それは、身体運動のスキルが個体内部から自然に発露するわけではなく、スキルを要求する環境に身体が置かれなければならないのと同じことです。ナラティヴのスキルは、それを必要とする社会的環境のなかに置かれることで獲得されるのです。

前節で、他者理解の前提として二人称の身体的な相互作用が必要であることを論じました。言葉とナラティヴを介した他者との対話的な相互作用は、言葉を必要としない身体的相互行為とはやや異なる面があります。身体的な次元だけで展開される相互行為は、母子間のやりとりに見られるような、情動的なトーンと運動的リズムが支配的な要因になります。ですが、対話の経験では、発話主体が明確であり、場の全体がひとつの中心を共有するような関係にはなりません。対話場面では、発話者それぞれが「私は」という一人称の主語とともにその場に参加しており、話のすべてが「私たち」という統一された主語のなかに解消することがないからです。もちろん、身体的相互行為の場合も、行為主体の複数性は保たれていますが、共同行為の場面では「私」が「私たち」という主体性の一部へと回収される場面も出てきます。ところが対話の場合、非言語的なレベルでの身体的協調が水面化ではたらきつつも、ナラティヴの発話主体がつねに入れ替わることで、ポリフォニーのような多声性が保たれます。

ハーマンスとケンペンは、こうした対話的経験を基礎として形成される自己のあり方を「対話的自己（dialogical self）」と呼んでいます。[32]「ナラティヴ・セルフ」として発現するような、ライフストーリーが構成する自己のあり方は、人生で出会った重要な他者との対話の経験から多大な影響を受けています。ナラティヴ・セルフを理解するとき、個体モデルを暗に前提としてしまうと、過去の出来事についての記憶や将来に向かっての展望だけが、それを語る本人のナラティヴを構成しているかのように受け取られます。ですが、そうしたストーリーが、それを語る本人にとって意義深いものとしての確信をともなうのは、重要な他者によってそのストーリーが承認されているからです。したがって、ナラティヴ・セルフの構造を理解するには、ナラティヴを構成する個別のエピソードだけでなく、ナラティヴが差し向けられている潜在的な聞き手との関係を理解しなくてはなりません。身体化された自己と同様に、ナラティヴ・セルフもまた、他者との複雑な相互作用を通じて構成される社会的な存在なのです。

文　献

1）Gallagher, S. (2000). Philosophical conceptions of the self：Implications for cognitive science. Trends in Cognitive Sciences, 4, 14–21.
2）Gallagher, S. (2012). Phenomenology. Basingstoke, UK：Palgrave Macmillan.
3）本田慎一郎『豚足に憑依された腕―高次脳機能障害の治療』協同医書出版社，2017.
4）メルロ＝ポンティ『知覚の現象学』中島盛夫・訳，法政大学出版局，2015.
5）V･S・ラマチャンドラン，S・ブレイクスリー『脳のなかの幽霊』山下篤子・訳，角川書店，1998.
6）A･R・ダマシオ『生存する脳――心と脳と身体の神秘』田中三彦・訳，講談社，2000 年 .
7）Botvinick, M. & Cohen, M. (1998). Rubber hands 'feel' touch that eyes see, Nature, 391, 756.
8）O・サックス『左足をとりもどすまで』金沢泰子・訳，晶文社，1994.
9）Lenggenhager, B., Tadi, T., Metzinger, T., & Blanke, O. (2007). Video ergo sum：Manipulating bodily self-consciousness. Science, 317, 1096–1099.
10）田中彰吾『自己と他者――身体性から考える』東京大学出版会，近刊.
11）Head, H., & Holmes, G. (1911). Sensory disturbances from cerebral lesions. Brain, 34, 102–254.
12）Meltzoff, A.N. & Moore, M.K. (1977). Imitation of facial and manual gestures by human neonates. Science, 198, 75–78.
13）Condon, W.S. & Sander, L.W. (1974). Synchrony demonstrated between movements of the neonate and adult speech. Child Development, 45, 456–462.
14）J・J・ギブソン『生態学的視覚論』古崎敬・古崎愛子・辻敬一郎・村瀬旻・訳，サイエンス社，1985.
15）Tanaka, S. (2015). Intercorporeality as a theory of social cognition. Theory & Psychology, 25, 455–472.
16）Meltzoff, A. N. (1995). Understanding the intentions of others：Re-enactment of intended acts by 18-month-old children. Developmental Psychology, 31, 838–850.
17）渡辺恒夫『自我体験と独我論的体験――自明性の彼方へ』北大路書房，2009.
18）Merleau-Ponty, M. (1997). Parcours 1935–1951. Lagrasse, France：Verdier.
19）Fuchs, T. & De Jaegher, H. (2009). Enactive intersubjectivity：Participatory sense-making and mutual incorporation. Phenomenology and the Cognitive Sciences, 8, 465–486.
20）F・ヴァレラ，E・トンプソン，E・ロッシュ『身体化された心』田中靖夫・訳，工作舎，2001.
21）Tronick, E., Als, H., Adamson, L., Wise, S., Brazelton, T.B. (1978). The infant's response to entrapment between contradictory messages in face-to-face interaction. Journal of the American Academy of Child Psychiatry, 17, 1–13.
22）Tomasello, M. (1995). Joint attention as social cognition. In C. Moore, P.J.Dunham (Eds.), Joint attention：Its origins and role in development (pp. 103–130). New York, NY：Psychology Press.
23）田中彰吾『生きられた〈私〉をもとめて――身体・意識・他者』北大路書房，2017.
24）Reddy, V. (2008). How infants know minds. Cambridge, MA. Harvard University Press.
25）W・ジェームズ『心理学（上下）』今田寛・訳，岩波書店，1992.
26）G・ミード『精神・自我・社会』稲葉三千男・中野収・滝沢正樹・訳，青木書店，2005.
27）Csibra, G. & Gergely, G. (2009). Natural pedagogy. Trends in Cognitive Sciences, 13, 148–153.
28）Bruner, J. (1986). Actual minds, possible worlds. Cambridge, MA：Harvard University Press. (pp. 57–69)
29）M・シェーラー『宇宙における人間の地位』亀井裕・山本達・訳，白水社，2012.
30）P・リクール『他者のような自己自身』久米博・訳，法政大学出版局，2010.
31）Ricoeur, P. (1991). Narrative identity. Philosophy Today, 35, 73–81.
32）H・ハーマンス，H・ケンペン『対話的自己――デカルト／ジェームズ／ミードを超えて』森岡正芳・溝上慎一・水間玲子・訳，新曜社，2006.

「私」と身体メタファー

篠原和子
（認知言語学／言語の「意味」構造の研究）

1 はじめに

このレクチャーでは、「認知言語学」という現代言語学のひとつの分野で研究されてきた「概念メタファー」を中心に、人が語る言葉と身体との関連について話したいと思います。認知言語学では、研究の目標として、人間の脳内で行われている言語活動のもととなる「言語能力」の本質を構造と機能の面からあきらかにしようという、「真理追究」に重きを置いています。同時に一部の認知言語学者たちは、他の分野との連携や応用にも大いに関心を向けています。たとえば外国語教育現場への応用、スポーツ指導への応用、マンガや童話、文学などにみられる言語表現の研究への応用、食品工学（味覚や食感などの研究）への応用、商品名の作り方や広告業界への応用、自動車など工業製品のユーザー感覚の改善への応用、人工知能やロボット工学への応用など、さまざまです。そのような大きな流れのなかで、今回は、脳機能障害のリハビリテーション現場への応用に資することを視野に入れつつ、認知言語学であきらかにされてきたメタファーの特徴と身体のかかわりについてレクチャーしたいと思います。

以下のような構成で議論を進めます。まず第2節では、現代言語学という分野そのものが一般の日本人には馴染みがうすいことをふまえ、現代言語学の発祥と発展をおおまかにたどり、「認知言語学」という分野がどのようにして成立してきたか、そこで重要視されている考え方（人間と言語についての基本的観点）はどのようなものなのかを概論的に解説します。

第3節では、認知言語学内部における「概念メタファー理論」の位置を説明します。今回お話しする「メタファー」というのは、伝統的に文学や修辞学で取り扱われてきた「言葉の飾り」「芸術的で効果的な表現技法」としての比喩表現のことではありません。むしろ認知科学的な概念で、脳内で行われている概念化の活動を、言語の側から仮説化したものです。人間がものごとを概念として捉える際に欠かせない、「概念の構造化」の基盤にある認知現象である、というのが、認知言語学での「メタファー」の捉え方です。そのなかで、「身体性」という考え方が重要な位置づけにあることを説明します。

第4節では、具体的なメタファー表現の分析と解釈の仕方について考えます。認知言語学で分析している「メタファー」とは、表現を聞いて誰でもただちに「あ、メタファーだ」とわかるようなものではないケースを含んでいます。たとえば「成績が上がった」というのも一種のメタファー表現です。成績は、CからBへ、BからAへ等々、変化するかもしれませんが、べつに地面から重力に逆らって「上方向へ」移動するわけではありません。それを「上がる」と言うのは、比喩です。詳しく調べてみると、このような「上方向」や逆の「下方向」という「上下軸」をもちいた比喩表現は実に多数あって、その背後には「良い＝上方向、悪い＝下方向」という概念の対応づけによる構造化が起きていることがみてとれるのです。この「上下軸に基づく」メタファー表現を使うということは、その背後にある「良い＝上方向、悪い＝下方向」という概念構造を無意識に想起していることになります。メタファーにはこのほかにも、人生を「旅」に関連する概念で表現したり（「長い道のりを歩いて来た」「暗礁に乗り上げた」「岐路に立たされる」「終着点」など）、知識を得ることを「物を食べて消化する」経験として構造化していたり（「噛み砕いて説明する」「飲み込みがはやい」「消化不良」など）、そのほか数え切れない「概念の構造化」としてのメタファーがこれまでいろいろな言語で報告されています。メタファーの読み取りや解釈は、この「概念の構造化」がどのようになされているかを読み取ることでもあります。素人にはなかなか難しいですが、いったんわかってくると、単なる一回限りの表現としてではなく「背後にどんな概念の構造化が働いているか」に意識が向くようになります。それに気づけるようになることを目指して、言葉の背後にある概念の構造化を見つけ出す方法を学びましょう。

以上が一般的な「認知言語学の概念メタファー理論」の概論にあたります。次に、第5節では、対話のなかでメタファー表現に気づき、それを解釈するにはどうすればよいかについて考えます。認知言語学の概念メタファー理論では、実際の会話の分析はこれまでほとんど行われてきませんでしたが（実際の会話の分析は、語用論のなかの「談話分析」という分野で扱われています）、近年は、医療現場での会話などにみられるメタファーの分析に概念メタファー理論が応用される例も出てきました。本格的な研究枠組みの発展はこれからというところです。こういった流れを背景に、第5節では身体についての表現を取り上げ、いくつかの例をもとに、実際の発話に現れるメタファー表現の捉え方や解釈の仕方を紹介します。

第6節では、自分の身体に起きている異常な事態をメタファーで表す場合を想定し、普通には解釈しにくいメタファー表現にどう取り組むかを考えてみたいと思います。一般に浸透した「慣用化されたメタファー表現」が使われる場合と、その場で創作したメタファー表現が出現する場合とを考え、それぞれに応じた分析の仕方を考えていきます。

第7節では、オノマトペ（音象徴語）を取り上げます。メタファーとは異なるものの、本質は似た部分があり、どちらも「類似性をもつ現象を別の表現媒体で表す」という言語独特の表現方法をとるものです。日本語のオノマトペは精緻な体系をもっており、研究上もいくつかに下位分類されています。これらについて、概論的説明を行います。オノマトペは、メタファーと比べると意味を解釈するのは難しくない（伝わりやすい）ですが、創造性を大幅にゆるす語群でもあり、その場で臨時に創り出したオノマトペもよく使われます。オノマトペの意味構造や形態的構造についての知識は、現場でも役に立つと思われます。

本稿で扱うのは、以上の通り「メタファー」と「オノマトペ」ですが、両者とも、抽象的で概念的な表現では十分に伝わりきれない経験をできるだけ伝わりやすく、生き生きと表現したいときによく用いられるものです。たとえば柔道のコーチが、「瞬間的に強い力を入れて、速いスピードで強く足を掛けろ」と言った場合と比べ、「グッと力を入れて、ガシッと足を掛けろ」と言ってくれた方が、どうすればいいのか伝わりやすいでしょう。また、「軌道が弧になるように手を動かしなさい」よりも、メタファーを使って「指先で虹を描いてください」と言われた方が、身体でうまく反応できるかもしれません。

このような、他者への伝達の効果を想定した使用のほかに、自分の内的経験を探索するという、人に伝える以前の内面的な活動においても、メタファーやオノマトペを用いる場合があります。いま自分はどう感じているのかを言葉で確認するという活動です。伝える以前にこれが内的に成立するかどうかが、言語使用の基礎にあるとも考えられます。現代言語学ではこのような「内言での言語機能」についてはまだ十分に実証的研究が進んでいませんが、患者さんが支援者に伝えようとして「外に出した」言語表現を手がかりとして、内側で何が起きているのかを少なくとも「推測」できる可能性に、期待したいと思います。

2 現代言語学の流れ

(1) 現代の学問の特徴

現代の学問は、独特の特徴があります。紀元前の古代から、プラトンやアリストテレスの著作にみられるように「言葉とは何か」についての哲学的思索はありました。しかしそれは現代的な意味での「言語学」とは呼ばれません。十九世紀頃から、学問は社会的にみて特殊な活動の様相を呈するようになりました。その特徴は、大きく三つあります。ひとつは、**専門家集団の存在**です。ちまたの博識な人物が毎日読書をし、思索をして、言語について深く考えていたとしても、その人を「言語学者」とは呼びません。言語学者とは、「言語学という専門家集団のメンバーである人」を指します。その専門家集団とは、「学会」です。学会という集団を形成しているということが、現代の学問の特徴のひとつです。

この学会という専門家集団は、**方法論の共有**という特徴をもっています。メンバーは、互いに理解し合えるような一定の方法論をみんなが使って研究を行っています。だからこそ、話が通じるのです。脳神経学者が共通に用いている方法を日本文学の研究に持ち込んでも、話はまったく通じないでしょう。日本の作家の脳波を調べてその結果を用いて作品を論評しても、文学の学会では発表に採択されないだろうと思われます。言語学にも、共有された一定の方法論があります。これを使って研究をしている人たちが「言語学者」です。

そしてそのような共通の方法論を用いて研究を行い、常に新しい知見を見出してそれを学会に持ち寄り、議論し、専門家集団が保持している学問的知見の蓄積・更新を行っている点が、現代の学問のもうひとつの特徴です。この活動は、それぞれの学会が、国内会議、国際会議などを定期的に開催し、その分野のすぐれた研究者たちを一堂に集めて口頭発表というかたちで行ったり、論文という書き物のかたちで学術ジャーナルと呼ばれる研究論文集を定期的に出版したりするのが主たるやり方です。研究者たちは、これらの活動、つまり学会発表や論文出版を、日常的な仕事としておこなっています。たとえば科学の主要な分野でノーベル賞の候補となるのは、学術ジャーナルに掲載され、世界的に評価された研究です。

（2）歴史言語学から認知言語学まで

　では、言語学という学問分野はいつごろできたのでしょうか。一般の理解では、十八世紀末から十九世紀頃と言われています。その時期にまず出現したのは、歴史言語学でした。[1]「インド＝ヨーロッパ語族」「ウラル＝アルタイ語族」といった言葉を耳にしたことがあると思いますが、この「語族」というのは、歴史言語学の分野で用いられる概念です。現在地球上にある数千という言語のうち、複数の言語が、さかのぼると同一の言語だった（それが枝分かれして現在は違う言語にまで隔たってしまったけれども、元は同じ言語で、その意味で親戚関係にある）という仮説が、歴史言語学の方法論で証明された場合に、「何々語族」と名づけられます。そして、その元の言語はどんな言語だったのか、何千年もさかのぼって復元する研究もおこなわれます（ちなみに日本語は、歴史言語学の厳しい基準に照らすと、どこの言語とも親族関係が証明できずに長い間「孤立言語」と呼ばれて来ました。しかし少なくとも一部の言語学者は「日本語族」という語族を認めています。琉球の諸言語が言語学的には日本語とは別の言語であることが認められるためです）。[2]歴史言語学は、こういった論証をおこなうための客観的な方法論を確立し、広く認められる実績を残しました。そして今に至るまで研究が続けられています。

　二十世紀初頭になると、ソシュールという巨匠が現れます。スイスの言語学者で、もとは歴史言語学の専門家でしたが、晩年の思想が二十世紀の人文社会系諸分野に多大な影響を与えたことで有名です。[3]ソシュールは、それまでの言語学に対し、時間軸に沿った歴史的な研究だけでは方手落ちで、一定の時期の特定の言語のあり方を「記号体系」と捉えてその構造を記述しなくてはいけない、という主張をします。残念ながらその後すぐに亡くなってしまいましたが、その思想が後継者たちによって構造主義言語学という形になり、ヨーロッパからアメリカに伝わって、アメリカ構造主義言語学（記述言語学とも呼ばれる）が大きく発展しました。そこでは主観を排した客観的で正確な記述が身上とされ、ボトムアップの詳細なデータ記述と分析の手法が開発されました。現在でも言語学の基礎となっている一般音声学は、地球上のあらゆる言語を記述できる発音記号の精密な体系をたずさえていますが、[4]これはアメリカ構造主義言語学のおかげです。

　しかし、アメリカ構造主義言語学は客観性を極度に求めたために、言語のもつ階層的な（表面には現れない深層の）文法構造が分析できず、行き詰まりました。そこで二十世紀中盤に登場してきたのが、生成文法理論です。[5]創始者のチョムスキーは、アメリカ有数の政治思想家としても知られています。生成文法理論は、理論物理学に似たトップダウンの仮説検証型の方法論を言語学に応用したもので、アメリカ構造主義とは逆方向のロジックを用います。そして言語学を、脳の構造を解明する学問のひとつと位置づけ、その意味で「生物学の一分野」だと主張しました（「生物言語学」という呼び方をする生成文法家もいます）。人間はなぜ言語の習得が可能なのか、それは地球上のすべての言語に共通する「普遍文法」が、脳の構造として実現されるようなかたちですべての人間に遺伝的に備わっているからだ、という仮説から出発し、その中身を数式に近い客観的記述方法で理論化することを、生成文法理論は目指しました。ただ、その際にチョムスキーは「言葉の意味は文法には含まれない」とし、意味の研究を言語学から排除してしまったために、「意味こそが言語の中心である」と考える言語学者たちが離れていきました。[6]

　生成文法と袂を分かったアメリカの言語学者たちは、その後、「意味」を中核とする新しい言語学を創りました。これが認知言語学です。生成文法がアメリカ東海岸（マサチューセッツなど）を拠点としたのに対し、認知言語学は西海岸（カリフォルニア）を拠点とするため、「カリフォルニア学派」と呼ぶ人もいます。草創期のリーダーは、レイコフ、ラネカー、フィルモアといった学者たちでした。ひとりの巨頭の思想にみんなが従うのではなく、複数のリーダーたちが協同し合って分野を創ってきた点でも生成文法と異なっています。

（3）認知言語学の思想

　認知言語学の言語観の特徴は、「すべての言語現象は意味と関わり合っている。そして言語がほんとうに意味をもつのは、言語が人間の身体的経験に接地しているからである」と考える点にあります。[7]「身体性」を正面から言語学に採り入れたのが認知言語学だと言っても過言ではありません。また、どんな言語単位も「意味と形式のペアリング」で成り立っており、したがってシンボルの一種である、と主張します。[8]認知言語学は、その名の通り認知科学と言語学にまたがる分野であり、認知科学が研究している人間の認知構造の特徴を、積極的に言語分析に応用します。生成文法が人間の言語能力を自律的な（脳の他の部分と相互作用しない、言語のみに特化した）ものと考えるのに対し、認知言語学は「言語は脳のさまざまな機能と相互作用しつつ働いている」と考えています。

　このような言語観をもつ認知言語学において、「身体性」をもっとも色濃く理論内に位置づけているのが、「概念メタファー理論」だと言えます。次項からは、この概念メタファー理論の解説をしていきます。

3 概念メタファー理論の枠組みと「身体性」

（1）概念メタファー理論

　メタファーというと、従来は文学の技法のひとつである「比喩」の一種と理解されてきました。直喩、隠喩、換喩、提喩、そのほかさまざまな比喩の技法があります。[9]こういった文学や修辞学での「比喩」の研究は、古代ギリシアのアリストテレスの著作にもあるほど古い歴史をもち、[10]膨大な研究がこれまでになされてきています。そこでは、いかに巧みに、説得力をもつ表現をするか、またどんな比喩がどんな効果をもたらしうるか、その技法や表現の分析がなされます。文学ではもちろんそういった研究が意味をもち、有用ですが、認知言語学でいう「メタファー」は、これとは異なります。レイコフとジョンソンは、文学や修辞学でいうメタファーと、認知言語学でいうメタファーとの違いをはっきりさせるため、「概念メタファー」という特殊な用語を用いました。[11]以後、このレクチャーで「メタファー」という場合は、レイコフたちのいう「概念メタファー理論」での「メタファー」のことだと思ってください。

　では、概念メタファー理論とはどのような理論なのでしょうか。専門的な説明は省いてできるだけわかりやすく言えば、表面に出てくる言語表現の背後に、つまり言語よりも深いレベルの認知構造のなかに、概念領域（またはフレーム）同士の構造的なむすびつき（対応関係）があって、そのむすびつきから実際のメタファー表現が産出されてくる、といった考え方です。先に例をあげた「良い＝上方向、悪い＝下方向」という対応関係もそのひとつです。上方向・下方向の概念を含む語彙には「上（ジョウ、うえ、かみ）」「下（ゲ、カ、した、しも）」のほかにも「上がる、登る、上昇する、高い」「下がる、おりる、くだる、落ちる、低い」などさまざまな語がありますが、そういったさまざまな語彙をもちいて「良し悪し」の価値判断を表現することが可能です。「高い人格・低い人格」「質が上がった・下がった」「そのアイデアは最高だ・最低だ」「上品・下品」など、いくらでも出てきます。この対応関係には一貫性があり、それぞれが無関係だとは考えられません。個々の語に「良し悪し」の意味が偶然含まれていただけで、互いに関係がない、と考えるのは不自然です。「良い＝上方向、悪い＝下方向」という概念間の対応関係そのものが私たちの認知構造のどこかに存在し、この対応関係に支えられているから「上下」関連の言語表現が「良し悪し」の概念を表せるのだ、と考えたほうがはるかに合理的です。他のメタファーについても同様に、多数の一貫した表現例がみつかるならば、その背後には、言語よりも深い概念のレベルで構造的な対応関係が成立しているのだと想定する、これが「概念メタファー理論」の基本的な考え方です。

　もっと複雑な例をみてみましょう。先ほども挙げた「知識を得ること＝食べること」という対応関係では、「食べること」に関連する多数の語彙が「知識を得ること、理解すること」という意味で使われていることがわかります。「知識を漁る（漁る＝海辺の食べ物を採取する）」「咀嚼する」「噛み砕く」「よく飲み込めない」「鵜呑みにする（噛まずにそのまま喉に入れる）」「反芻する（牛がくり返し胃から食べ物を口に戻して何度も噛む）」「生煮えの考え」「考えを煮詰める」「消化できた」「栄養になる」「血肉となる」、ほかにも多くの例があります。これらの表現は、「食料をみつけて手に入れる→調理する→口に入れる→噛んで軟らかくする→飲み込む→消化する→栄養を得る」という、人間がくり返し身体的に経験している一連の食餌行為が元となって、「知識＝食料」「食べる＝理解する（しようとする）」「消化する＝理解する」といった一貫した対応関係のもとで表現が構成されています。表現はさまざまに違っていても、それぞれが無関係ではなく、概念の構造としてきちんと構造化されているのです。

　このように、概念メタファー理論では、メタファー表現を個々別々に分析するのではなく、同じ概念領域の要素をもちいた一連のメタファー表現を抽出して、その背後にある概念同士の構造的対応関係を見つけ出します。また、なぜそのような概念対応が成立しているのかを、人間の身体経験に注目しながら考察します。また、ひとつの言語でみつかった概念メタファーの対応関係が、他の言語にもあるか、どのくらい人間の言語において普遍的か、といったことも研究します。

　いくつかの言語に共通に見いだせる概念メタファーがもちろんありますが、ほかの言語には見当たらないケースもあります。たとえば、「良い＝上方向、悪い＝下方向」という概念メタファーは実に多くの言語で見つかっており、むしろそれに反する言語が見つかっていないことから、これは人間にとって普遍的なものだと予測されています。一方、「時間＝金銭」という概念メタファーは一部の言語にしかありません。たとえば日本語では、「時間を使う、節約する、無駄にする」「持ち時間」「残り時間」「時間が余る、足りない」「時間をあげる、もらう」「時間を投資する」など多数の表現があり、同様の表現が英語をはじめ多くの先進国の言語でも問題なく成り立ちますが、こういったメタファー表現をもたない言語が地球上にはあるのです。そのような言語では、上記のような例を無理やり翻訳してもまったく意味不明で、何を言っているのか伝わりません。時間を、金銭のように所有したり使ったり節約したりあげたりもらったりできるものだとは捉えない文化もあるのです。

認知言語学では、このようにメタファーを単なる表現技法として考えるのではなく、人間の概念の構造として、さらには文化社会を反映しているかもしれないものとして、分析しています。概念メタファー理論が創始されてからすでに四十年がたち、主要な言語での記述的研究はほぼ飽和状態にあるように見えますが、現在では他の学問分野との連携による学際的研究や応用研究が活発に行われています。医療現場への応用も、国際的にさかんになってきています。

(2)「概念メタファー」の特徴

概念メタファーには、いくつか際だった特徴があります。以下ではそのうち、生産性、慣用化、一方向性、経験的基盤の四点を取り上げて説明します。

[1] 生産性

すでに述べたように、概念メタファーとは、異なる概念領域同士の構造的対応関係を指しますが、ひとつの概念対応が成立すると、そこから多数の表現が産出されます。つまり概念メタファーは**生産性**が高いのです。たとえば「知識を得ること=食べること」という概念対応が成り立っていると、「食べる」ことに関連する表現で「知識を得る」ことについての意味を表す表現が数多く成り立ちます。それだけではなく、普通はそれほど使われないような独創的な表現を思いついたとしても、理解してもらえる可能性が高くなります。「いくら受験だからって、苦手な数学で一気食いしてお腹こわすくらいだったら、ゆっくりでもいいから食べられる量だけちょっとずつ口に入れたほうがいいよ」などとオリジナルの表現を考えたとしたら、何を言っているのか理解してもらえることでしょう。一方、「知識を得ること=金銭を使うこと」という概念対応はないので、生産性は低く（あるいはゼロ）、無理に表現を創ると意味が伝わらなくなります。「いくら受験だからって、苦手な数学で貯金をはたいて大人買いしてあとで通帳見て青ざめるくらいだったら、百均ショップでちょっとずつ買い物したほうがいいよ」と言ったとしたら、意味が伝わるでしょうか。おそらく何を言っているのかと怪訝な顔をされるか、意図した意味と異なる解釈をされて誤解されるでしょう。このように、背後に概念対応が成立していることが、概念メタファーの生産性と理解可能性を支えているわけです。

[2] 慣用化

概念の構造的対応が成り立っている概念メタファーからは、多くの表現が産出されます。そのうちの一部は、くり返し使われているうちに、ごく普通の表現として日常の言語に定着していきます。これを**慣用化**と言います。「成績が上がる」のような表現はきわめて日常的で、もはやメタファーだとは気づかれないくらい慣用化しています。「長い人生を歩いてきた」「時間を節約する」のような表現も慣用化しており、ほとんど独創的とは感じられません。

一方で、同じ概念対応から産出されたメタファー表現であっても、使用頻度が少ないなどの原因で慣用化が進んでいないものは、新奇で独創的なメタファー表現と感じられることもあります。たとえば、「成績が富士山のてっぺんまで一気に跳ね上がった」と言えば、「成績が急激に上がってトップレベルになった」と言うよりは新鮮な表現に感じられるでしょう。「旅程表なんてなくても、手ぶらで気ままに歩いていく結婚生活もいいじゃないか」このように言えば、慣用的ではないメタファー表現をしたことになりますが、背後にあるのは「人生=旅」という概念対応で、他の多くの慣用的メタファー表現とも相互に関連し合っています。

慣用化が極度に進んだメタファー表現は、語彙そのものの意味だとまで感じられるようになり、そうなると辞書にも語義として記載されるようになります。たとえば「高い」には垂直方向の意味だけでなく「価値がある」という意味があることは、すでに辞書に載っています。その段階になると、どこまでが語の意味でどこまでがメタファー表現なのか、境界線があいまいになります。認知言語学では、このようなケースも「1か0か」では考えず、つねにグレーゾーンを含んでいるのが言語の本質だと考えます。

[3] 一方向性

これまで見てきたように、概念メタファーには二つの概念領域が関わっています。言葉の表現を取って来る、対応の元となる概念領域（「良い＝上方向、悪い＝下方向」の概念対応では、「上・下」がこれに当たる）と、表したい意味の方の概念領域（「良い＝上方向、悪い＝下方向」の概念対応では、「良い・悪い」がこれに当たる）の二つです。面白いことに、この関係性は片方の方向性でしか成り立たず、逆にすることはできないケースがほとんどです。これを、**概念メタファーの一方向性**と言います。たとえば、「成績が上がった」のように、「良さ」を「上方向」で表すことは一般的ですが、それを逆にして「上方向」を「良さ」で表そうとしても、意味をなしません。ロケットが発射されたあとで「ほら、ロケットがすごく良くなっていくよ」と言ったとしても、「空高く上がって行く」という意味にはなりません。またエレベーターには「上」のボタンと「下」のボタンがありますが、これを「良いボタン・悪いボタン」と言っても通じないでしょう。「アパートの良い階に木村さんが住んでいます」と言っても何のことかわかりません。このように、「良い・悪い」と「上方向・下方向」の対応関係は一方向にしか成り立たず、逆にはできないのです。概念メタファーの多くは、この一方向性をもっています（例外として共感覚メタファーがありますが、ここでは触れないことにします）。なぜ一方向性があるのかの議論はいろいろなされてきましたが、知覚的によりアクセスしやすい方の概念領域が「元」の側になりやすい、ということは少なくとも言えそうです。「良し悪し」のような抽象的な概念よりも、「上下」のような、視覚的に確認できる概念のほうが「元」になりやすい、というわけです。

[4] 経験的基盤

概念メタファーで構造的に対応する二つの概念領域は、そもそもなぜ対応関係をむすぶのでしょうか。認知言語学では、概念メタファーにみられる対応関係の多くは**経験的基盤**をもつがゆえに対応する、と論じられてきました。これは**経験的動機づけ**とも呼ばれます。砕いて言えば、「人間が生まれたときから何度もくり返し身体的に経験している事柄に含まれている対応関係」ということです。この仕組みを詳しく論じたのは、概念メタファー理論の創始者のひとり、ジョンソンです。[12]

「良い＝上方向、悪い＝下方向」という概念対応でみてみましょう。「良い」状態と「上方向」、「悪い」状態と「下方向」、という対応関係は、人類が遠い昔からくり返し身体的に経験してきた関係性であることがみてとれます。たとえば自分自身の身体で考えても、元気があって健康で「良い」コンディションのときは、すぐに起き上がれるし、立って歩けますが、「悪い」コンディションのときは、身体がぐったりして下のほうに行きやすくなり、さらに悪くなると「ダウン」して寝込んでしまいます。赤ちゃんが生まれて元気に育っていれば、「上方向」に大きくなっていき、寝ていたものがハイハイし、立ち上がる、というように、「上へ」と向かって行きます。植物は健康なら上へ伸び、枯れるとしおれて下に倒れます。このように、人間は「上方向」へ向かうときに「良い」状態であることを、原始時代からずっとくり返し、身体をもって経験してきました。認知言語学者のグレイディーは、これを「経験的共起性」「経験的相関性」という概念で説明しました。[13] 2つの概念領域に関する経験が同時に起こりやすい場合を指します。「良い＝上方向、悪い＝下方向」という概念対応が自然に成立するのは、このような、同時に起きやすい、相関性をもつ経験的基盤によって動機づけられているためだと考えられます。

概念メタファーのなかには、経験的相関性がくっきりとわかるものもあれば、ぼんやりとしかわからないもの、一見ないように見えるものもあります。「知識を得ること＝食べること」などは、べつに同時に起きるわけではありません。知識を得ようとしているときに同時に何かを食べているわけではないでしょう（「ながら勉強」が好きで何か食べながら勉強する人もいるかもしれませんが）。このような種類の概念メタファーは、共起性よりもむしろ「類似性」にもとづいて概念フレーム同士が構造的対応関係をむすぶ、と考えたほうがよいかもしれません。知識を得ようとするときの活動の構成要素と、食べ物を食べるときの活動の構成要素のあいだに、何らかの類似性があり、それぞれの要素間を系統的に対応づけることが可能で、なおかつ「食べること」は日常的にくり返し身体で経験しているので理解がたやすい、という条件がそろっています。このようなときに、グレイディーのいう共起性や相関性がなくても、概念間の構造的対応づけが可能になる、ということでしょう。

4 メタファー表現の分析と解釈

ここまでは、すでに研究されてわかっている概念メタファーの構造や特徴について説明してきました。ここからは、具体的なメタファー表現をもとにして、その背後にどんな概念の構造化が隠れているかを探る方法を説明します。誰でもすぐに気づくような独創性の高い新奇なメタファーは後に回し、まずは基本となる慣用的なメタファー表現から概念対応を抽出する方法を考えていきましょう。

（1）慣用的メタファー表現の概念対応分析

以下に挙げる表現例をみてください。これらはすべて、「議論」や「話し合い」に関してふつうに使われる表現です。これらの例から、背後にどんな概念対応があるのかを考えます。

（a）議論に勝った／負けた
（b）敵の戦略はあなどれない
（c）この議論では味方が大勢いる
（d）このデータは武器になる
（e）理論武装が必要だ
（f）守りを固めよう
（g）彼らは難攻不落だ
（h）先手を打って攻撃をしかけた
（i）防御は万全だ
（j）聴衆から一斉砲火をあびた

これらの表現は、一貫して、ある概念領域を元につくられています。いずれも「戦い」あるいは「戦争」に関連する言葉を用いていることがわかります。「勝つ／負ける」「敵／味方」「戦略」「攻撃／防御、守り」「武器、武装」「砲火」など、どれも戦争などで実際に発生するものです。ここから、「議論＝戦争」という概念対応があることがみてとれます。元になる概念領域が「戦争」、意味しようとしている概念領域が「議論」です。

このように、特定の概念領域（ここでは議論）について、特定の概念領域（ここでは戦争）にかかわる語彙がもちいられている例を集め、偶然とは考えられない一貫した対応関係があると想定されたら、「A＝B」という形式の概念対応関係の仮説をつくります。ここではAが議論、Bが戦争ということになります。

次に行うのは、AとBの構成要素のなかで、どの要素がどの要素に対応しているか、その具体的な対応関係を分析する作業です。もしここで、対応関係が作れなかったり、不明であるという結果になったりした場合は、「A＝B」という概念対応を仮定したのは間違いであったと考え、棄却します。

先の例文から導かれる対応関係は、たとえば次のようになるでしょう。

〈議論〉	〈戦争〉
• 自分と意見が同じ人々	味方
• 議論の相手	敵
• 自分の意見が正しいと認めさせる	勝つ
• 相手の意見が正しいと認めさせられる	負ける
• 相手を説得するためのデータや資料	武器
• 相手を説得できる有力な議論を用意する	武装
• 相手を論駁しようと主張を述べること	攻撃
• 相手に論駁されないようにすること	防御、守り

これで、双方の概念領域の要素の対応関係が割り出せました。「議論＝戦争」という概念対応があることが明確にわかります。この対応関係に合致している限り、メタファー表現は問題なく理解可能なものとなるでしょう。

(2) 概念対応における類似性と対応の限定性

前節では、「議論＝戦争」という概念対応を、具体例を用いて分析してみました。では、そもそもなぜこのような対応があるのでしょうか。それは、両者のあいだに類似性があるからです。まず、議論と戦争はいずれも「二者の間で行われる」という点が似ています。また議論において説き伏せられた側がなんらかの力を失い、弱い立場に立つ結果になる点も、戦争と似ています。結果に至る途中で、ときに激しいやりとりや相手を傷つける言動がなされる点は、（実際の戦争ほど危険ではありませんが）相手にダメージを与える点で似ています。そうさせないように策を練り、攻撃を防ごうと努力する点、また効果的に相手を説き伏せる（勝つ）ためにできるだけ強い道具（武器）を用意しようとする点も、議論と戦争はどこか似ています。ただやみくもに強い武器を振り回すのではなく、上手に戦略を練らないと勝利できない点も、議論と戦争は共通しています。このように、類似点が多様に存在することが、「議論＝戦争」という概念メタファーを成立させる動機づけとなっているのだと考えることができます。

しかし、これは日本語においてはそれが慣用的だというだけです。他者と話し合いをしたり意見交換をしたりするという行為は、必ずしも戦争のように捉えなくてはならないわけではありません。もっと穏やかな、協力関係やハーモニーに至る現象として捉えることもできるはずです。たとえば「社交ダンス」のように、二者がパートナーとして互いに協力して頑張り、全体として美しく調和したパフォーマンスとなるよう努力し、最終的には互いに大きな満足感と信頼感を感じるに至る、という捉え方も、議論については可能でしょう。ただ残念なことに、「議論＝社交ダンス」という概念対応は日本語にはみられないようです。「議論の相手と長時間ワルツを踊った」と言っても「長時間スムーズにたのしく議論をおこなった」という意味には受け取れません。このように、本当は議論を多種多様な仕方で捉えることが可能であるにもかかわらず、議論について語るときに「議論＝戦争」のメタファーをもちいがちだとすると、それは、私たちの社会では議論の経験を戦争と似たものとして捉える傾向が強い、ということが逆に浮き彫りになります。

(3) 慣用的メタファー表現と新奇なメタファー表現

「議論＝戦争」という概念メタファーの主な表現は、先の例からわかるように慣用的です。とくに芸術的なわけでも独創的なわけでもありません。そういった表現を誰かが使っても驚いたり気になったりすることもないでしょう。

ただし、慣用的な表現であっても、現実の生活の場でこの概念メタファーに該当する表現をいつどのように使うかは、場合によりますし、使った結果はポジティブにもネガティブにも働きます。たとえば会話のなかで、一方がべつに戦っているつもりはないのに、他方が「なんでそんな理論武装するの？」と言ったとしたら、言われた側は、「情報をできるだけ提供しようとしただけで、武装なんてしたつもりはないのに」と感じるかもしれません。そのとき、いったん立ち止まって、相手が用いたメタファー表現に注意を向け、「議論＝戦争」という概念対応で考えているのだと気づくことができれば、相手がなぜ「理論武装」という言葉を使ったのか、どういう概念メタファーを枠組みとして言葉を組み立てたのかがわかるでしょう。また、そのように分析してみることによって、相手が議論をどう捉えているか、少し冷静に理解できるかもしれません。また逆に、自分が「議論＝戦争」という概念対応を無意識に使っていると自覚することができれば、相手が実際は戦争のように話しているのではないかもしれないのに、メタファーを通して「議論＝戦争」という見方を自分が持ち込んでいた、ということに気づくことができるかもしれません。

慣用的なメタファー表現は、日常慣れ親しんでおり、身近で自然であるゆえに、かえって気づきにくく、自覚しづらいものです。それどころか、他の人が使ったメタファー表現によって発想や推論の枠（フレーム）が無意識のうちに影響を受ける、ということが、近年の認知科学の研究でわかってきています。

それに対し、同じ概念対応から慣用的でない新奇なメタファー表現を作り出すことも可能で、こちらは、聞き慣れないため比較的容易に気づくことができます。

上で挙げた「議論＝戦争」という概念対応を使った新奇なメタファー表現として、実際に筆者が聞いたことがある例を紹介します。あるときパートナーからこんなことを言われました。「君は宇宙戦艦ヤマトだからね。何もないときは静かにしているけど、いったん動き出したら強すぎて、僕なんかぜったい勝てない。波動砲を撃って来るから。僕は小型ミサイルだから、機動力はあって小回りが利くけど、ヤマトの周りを飛び回っているだけで、そんなに破壊力ないんだよ」これはなかなか独創的なメタファーで、ユーモアもあるので、面白いと感じてそれ以上喧嘩にはなりませんでした。

このように、新奇なメタファー表現は、文学や芸術だけでなく日常的な会話のなかでももちいられるものです。個人差はあるでしょうが、ふと浮かんだ喩えから発展して独創的な表現を思いつくことがあるものです。たとえば、「今学期は美術史のクラスを取ってみた。主食は経済学で、ずっとそればっかり取ってきたから、ちょっと飽きた感じで、たまには変わったデザートを食べてみたくなったから」といった言い方を聞いたとしましょう。概念メタファー理論について知っている人なら、これは先に挙げた「知識を得ること＝食べること」という概念対応に基づく表現例だと気づくでしょう。慣用的でない新奇な表現を使っていますが、作家や詩人でなくても思いつける例です。美術史の先生が聞いたら「デザート扱いか」と憤慨するかもしれませんが、「とても美味しくて、いくらでも食べたくなるという意味ですよ。メインの食事だけでお腹いっぱいでこれ以上入らない、と思っても、デザートが出てくると夢中になって食べちゃうんですよ」とさらに新奇なメタファー表現を追加できるかもしれません。

5 対話における比喩への気づきと解釈

これまで、概念メタファー理論にもとづくメタファーの構造分析の基礎を説明してきました。ここからは、実際の対話での比喩の捉え方について考えていきます。以下では、まず比喩表現の代表例、「直喩」と「隠喩」について説明します。次に、異常な感覚を伝えようとして発せられたメタファー表現について、元概念を考えることで、理解に近づく方法を考えます（便宜上、修辞学では「直喩」と呼ばれている種類の表現も、ここではメタファーに含めて扱います）。

（1）直喩と隠喩

「直喩」は「隠喩（暗喩ともいう）」とならんで、比喩の代表的なものです。前者は英語の用語で「シミリー」、後者は「メタファー」と呼びます（すでに述べたように、比喩にはこのほかに「換喩」や「提喩」をはじめ、さまざまな技法がありますが、ここでは直喩と隠喩に限定します）。直喩と隠喩の大きな違いは、「比喩であるということを言葉で示しているかどうか」です。喩えであることを言葉ではっきりと表示しているのが直喩、喩えていることをはっきり言わずに隠しているのが隠喩です。たとえば「頭がハンマーで殴られているように痛い」という表現では、「ように」という言葉で比喩であることが明示されています。日本語にはそのほか「あたかも」「まるで」「ごとく」など、比喩のマーカーが複数あります。英語でも、*as if* や *like* などが同様の機能を果たします。

これに対し、隠喩にはこのような「比喩のマーカー」がありません。比喩であるのかないのかがはっきりしないため、文字通りの意味で言っている可能性も残されています。たとえば、「頭に何か刺さっている」という表現は、本当に頭に刃物か爪楊枝か何かが刺さっているときにも使えますし、比喩としても使えます。また、表現によっては文字通りの解釈が不可能な場合もあるでしょう。「腕の中に蛇がいてぐにゃぐにゃ動いている」という表現を聞いたとしたら、実際に腕の中に蛇がいるわけがないので、文字通りの解釈は即座に却下され、これは比喩なのだという解釈が残ります。本物の蛇でないとしたら、どんな感覚なのだろう、と聞き手は想像を働かせなくてはならなくなります。

直喩と隠喩は、このように比喩のマーカーが入っているかどうかだけでなく、解釈の仕方もすこし異なります。直喩は比喩であることがあからさまなので、聞いた側もどういう意味かを瞬時に考えます。これに対し隠喩は、慣用化された表現であれば問題なく普通に解釈されますが、独創性の高い新奇な比喩の場合は、解釈に迷うことも出てきます。考えてわかることもあれば、理解がむずかしい場合もあるかもしれません。

では直喩であれば簡単に解釈できるのかというと、必ずしもそうではありません。直喩の場合、「XはまるでYのようだ」という形で喩えの部分だけ言う場合もありますが、「XはまるでYのように、Zだ」のように、Zの部分でXとYの似ている点を説明することもあります（たとえば「私の足はまるで象のようだ」に対して「私の足はまるで象のように太い」)。どういうつもりでXをYに喩えているのかの種明かしをするかしないかの違いです。直喩をもちいる場合は、なぜXをYに喩えるのかを話者が自覚しており、なおかつ種明かしをするかしないかまで決めていることになります。

それに対し、隠喩を使う場合は、より切迫感があるケースが考えられます。隠喩のほうが、聞き手の側で想像力を働かせて推測してほしい、と解釈の作業を聞き手にあずけている面もあります。「まるで」やそれに類する比喩マーカーを用いないため、比喩だと気づいてその意味を考えるプロセスは、聞き手にゆだねられているのです。

(2) 喩えの「元概念」に注目する

直喩と隠喩にはこのような違いがありますが、似ている面も多々あります。直喩では、「私の足はまるで象のようだ」のように種明かしがない場合は、解釈するために聞き手が想像力を働かせなくてはなりません。その意味では、直喩と隠喩の解釈に必要となる聞き手の能力は似ています。この例で言えば、象の足がもっている特徴のうち何に注目して喩えているのだろうか、と考えることになります。太さの他にも、皮膚の色や表面の皺（「象皮症」という皮膚の病気もあります）、靴をはいていないこと、踏む力がものすごく強いことなど、象の足のもつ特徴はいくつもあります。そのうち話し手が何を取り上げて自分の足と象の足が似ていると言っているのか、解釈は聞き手にゆだねられます。その点は、直喩でも隠喩でも同じです。

そもそも比喩というのは、このように、解釈を聞き手や読み手にゆだねることに、その本質があると言えます。聞き手に推測させることで、意味にゆらぎをもたらしたり、個人差が入りこむ余地を残したりするところに、比喩の文学的効果があるわけです。しかし、身体に異常を感じている人の場合は、文学的な効果を出すために比喩を用いるわけではないでしょう。表現の効果などという悠長なことは言っていられない、なんとかして自分の異常な感覚を相手に伝えたい、そのやむにやまれぬ切迫感があるのに、正確で客観的な表現が浮かばないのかもしれません。

では、聞き手はどうしたらよいのでしょうか。話し手がメタファーによって伝えようとしていることをできるだけ正確にキャッチしようとする姿勢をもっていたとしても、適切な解釈ができるとは限りません。そもそもメタファーには「意味の揺らぎ」がついて回るからです。

意味の揺らぎがあろうとも、できるだけ安定した方法で話し手の意図を汲み取るには、「元概念に注目する」ことが有用です。メタファーにおける「元概念」とは、言葉に現れる表現がかかわっている概念領域のことです。たとえば「良い＝上方向」という概念メタファーでは、「上方向」が元概念です。このような「元概念」は、その手がかりが言葉の表面に現れるので、注目することはそう難しくはありません。

ただ、元概念の構造のなかで、どの部分がクローズアップされているのかは、聞き手の解釈次第です。「私の足はまるで象のようだ」という表現では、元概念は「象」あるいは「象の足」だとすぐにわかるでしょう。ですが、象の足の特徴のうち何に焦点が当てられているのかは、相手の状況や一般的な背景知識、その場の情報など、さまざまな付随情報から推測するしかありません。「私の足はものすごく太い」、「私の足はしわがよっていて美しくない」、「私の足は力強い」などの解釈が考えられますが、さらにそのほか多数の候補があり、それらの可能性のなかからもっとも適切と思われる解釈を導き出さなくてはなりません。

仮に聞き手が「私の足はとても太い」という意味なのだと解釈し

たとしましょう。この聞き手は純粋な善意から、「そんなに太くないですよ」となぐさめるかもしれません。しかしこれは、誤解である可能性があります。

こういった曖昧な状況に対処するひとつの方法は、「元概念について聞き返す」というやり方です。たまたま思い浮かんだ解釈を正しいとするのではなく、「その表現では意味がわからない」と相手の発話の仕方を否定するのでもなく、間接的に聞き返すことが可能です。

A：私の足はまるで象みたいなんですよ。
B：象の足って、どんなでしたっけ。
A：灰色で、しわがよってるでしょう。美しいもんじゃないですよね。
B：ああ、しわがよっている気がして、気にしてるんですね。

この場合、聞き手であるBさんは、すぐに解釈を決めてしまわず、Aさんの話し方や表現について否定するようなことも言わず、元概念の「象の足」について聞き返しています。これにより、Aさんが自分の足について何を悩んでいるのかに直接切り込むのを避け、象の足について語ってもらうことで、Aさんの感じ方を引き出しています。「元概念に注目する」というのは、このような「意味の確認」の方法です。

ただし、この例はあくまでも通常の状況での直喩表現です。話し手が本当に自分の足を「自分の足ではない」とまざまざと感じているといった、普通には起きない異常な経験が起きている場合は、違った配慮や解釈の仕方が必要になると思われます。

(3) 慣用的メタファーに注目する

明らかに喩えているとわかる表現の場合は、聞き手にとって気づきやすく、見落としが少ないと思われますが、慣用的なメタファーの場合は、普通の表現であるために気づきにくいという問題があります。しかも会話がリアルタイムで進行している状況では、話の内容に意識を向けているため、言葉に注意を向けてメタファーの使用に気づくのは至難の業です。そのため、慣用的メタファーを分析する場合は、会話を録音し、それを後で分析するなどの方法が必要になります（これが現場で実施可能かどうかは脇に置きます）。

慣用的メタファーは、ほぼ無意識に使用されていると考えられます。意識的に新しい表現を捻出する必要がないためです。この性質から、逆に、患者さんが無意識に感じていること（必ずしも自覚してはいないかもしれないこと）が言葉の表現に現れてくる場合があると考え、それを分析して患者さんの心の世界を導き出そうという応用研究が、欧米では近年さかんに行われています[14]。これを行うには、基本的な概念メタファーの種類とその概念対応構造に精通していることが必要です。

ここでは簡単な例を挙げます。

(a) 腕全体に、ときどき重たい痛みを感じるんです。
(b) 腕全体が、ときどき重たい痛みに襲われるんです。
(c) 腕全体に、ときどき痛みが走るんです。

(a)と(b)では、痛みについて「重たい」と言っています。これはメタファーです。なぜなら、痛みは「重さ」とは違う知覚だからです。このメタファー表現では、「重たい」が「痛み」を修飾しており、どういう痛みなのかについて、「軽い」「重い」などの評価を話し手が自分で下していることがわかります。痛みについての慣用的メタファーでは、ほかに「鋭い」「鈍い」などの形容詞も多用されますが、解釈はむずかしくありません。

　注目すべきは、（a）と（b）で違っている述語部分です。（a）では「感じる」という動詞が使われており、話し手を主語にして能動態で表現されているのに対し、（b）では「痛みに襲われる」というメタファーをもちいています。（a）では「感じる」の主体は話し手であり、「自分が感じる」という主体性が確保されているのに対し、（b）では、痛みの側が能動性をもっており、話し手は受け身であることがわかります。痛みが、あたかも生き物のように意志を持ち、自ら動ける存在かのように捉えられており、それが襲ってくる、と言っているのです。話し手はその「痛み」の能動的な働きかけに晒されるままになっています。この「襲われる」という表現からは、抗しきれない外部の力によってなすがままになっているという感じ方が示唆されます。話し手は、自分がそのような表現をしていることに気づいていないかもしれませんが、（a）と（b）を比べてみると、話し手と「痛み」の関係性が異なることがみてとれるのです。

　患者さんの使うメタファー表現を観察した結果、もしも、（a）のような能動的なタイプの表現を多用する状態から、（b）のような受動的で無力感を伴う表現が多用される状態へと変化したとしたら、その両者の期間のあいだに患者さんの内部の自己効力感が阻害される方向へと変化があった、と考えられるかもしれません。逆に、（b）タイプから（a）タイプへと変化したら、自己効力感が回復している兆しかもしれません。

　（c）の表現は、（a）とも（b）とも違い、「痛み」が主語となって「走る」と言っています。痛みは実際に「走る」という動作をするわけではありませんから、これは事実とは異なるのでメタファーの仲間です。認知言語学では、移動しているわけではないものがあたかも移動しているかのように表現される現象を「**虚構移動**」と呼んで研究しています。[15]たとえば「山脈が南北に走っている」「高速道路が東京から名古屋まで行っている」などが典型的な虚構移動の文です（山脈は走りませんし、道路はどこかへ行ったりしません）。（c）で述べられている痛みの移動は、これらの例ほど虚構的ではないかもしれません。本当に腕全体にわたって「痛み」が「移動」しているように感じられている可能性もあります。しかも素早く移動し、その場に留まらずに去っていくように捉えられています。しかし、「走り出したスタート地点」が腕のどこかにあるわけではなく、「走って行くコース」がはっきりとあるわけでもなく、「走り終えるゴールの地点」が腕のどこかにあるわけでもないだろうと思われます。その意味で、この「走る」は、一定の距離を速いスピードで空間的に移動していくという通常の「走る」とは異なっています。「痛みが走る」によって表されている事態は、おそらく「突然に痛みが発生する」ということ、そしておそらく痛みは一定の範囲に急激に広がるということ、また走っている主体は話し手ではなく「痛み」なので、話し手はその移動に対して操作能力がないこと（痛みが走るに任せるしかない）、そして走ったあとで「立ち止まる」とは言っていないので、痛みは走り終わると腕から去っていく（強い痛みは消える）、ということも含意されています。「短時間に強い痛みを感じ、その痛みはそのままの強さで持続するのではなく、消えるか弱まるかする」という経験を、「走る」という動詞で表現しているものと思われます。

　いずれにしても、（c）では文法的な動作主は「痛み」であり、したがって痛みに主導権があります。話し手の腕は、「痛み」が動作をする「場所」として捉えられており、その意味で（b）と同様に話し手は受け身的です。

　これらの例は、日常生活の普通の言語使用において誰でも使うことがある慣用的メタファー表現です。意味の了解も容易なはずです。したがって、通常はこういった慣用的メタファーが医療などの現場で問題として浮上することは少ないと思われます。ですが、たとえば談話全体を通じて何度も同様の「受動性」や「無力感」といった一定の自己認識の表現がくり返される場合は、なぜそうなのかに注意を向けるとよいかもしれません。それが起きているかどうかは、談話を振り返りながら同種のメタファー表現をいくつもピックアップして比較しなくてはわからないので、やはりリアルタイムにではなく録音の分析などをおこなうのがベストな方法でしょう。

6「異常を感じる身体」のメタファー

先の例では、「痛み」という、健康な人でも日常的に経験する軽微な身体異常の例をとりあげて、メタファー表現に注目することで話し手の自己効力感について示唆がえられる可能性を解説しました。ここからは、もっと日常性から離れた、健常者には理解のむずかしい身体異常が経験されている場合の比喩表現を考えてみます。異常な身体経験をしている人がその異常さを伝えようとするときには、慣用的なメタファーでは伝えきれず、その人独自の新奇な表現をとることが多いだろうと予測されます。

「私の足はまるで象のようだ」という例をもう一度考えてみましょう。話し手は、自分の足が象の足ではないことは重々承知したうえで、比喩として「象の足」を持ち出して喩えています。

では、「腕の中にウナギがいる」という例はどうでしょう。患者さんがこのように主張し、そしてそう確信しているとします。患者さん自身の内面では、それはもはや比喩ではなく、「文字通りの事実」かもしれませんが、聞き手には事実を語っているとは思えるはずがなく、異様な表現に聞こえます。患者さんが「文字通りの意味で」言っていたとしても、メタファー表現であると判断するのが妥当と思われます。

では、このような「異常な身体経験」を伝えようとして語られたメタファー表現は、どのように解釈したらよいのでしょうか。明らかに事実と異なる新奇な（あるいは聞き手にとって異様な）メタファー表現が使われた場合、話し手の内部でどんな感覚が起きているのかを、まざまざと共感したり「理解」したりすることがそもそも可能なのかどうかについては、言語学の知見では何とも言えませんが、意味の解釈という観点から、いくつかヒントを提示したいと思います。

(1) 元概念のカテゴリーに注目する

すでに、比喩の解釈では元概念に注目するとよいという説明をしました。しかし、異常な身体経験についてのメタファーの場合、解釈も「普通」ではありえないため、異なるストラテジーが必要となりそうです。ここでは、「元概念のカテゴリー」に注目することで、話し手が言葉に託そうとしている感じ方の一端を考える方法を探ってみましょう。以下の作例で考えてみます。

(a) 私の足は豚の足になった。
(b) 気がついたら豚の足がついていた。

これらの例は、比喩マーカーがないので直喩ではありません。文字通りに受け取ろうとすると事実と異なりますから、メタファーだと解釈されます（ただし、「事実と異なる」というのは、健常者の世界観から見ての話です）。

話し手は、自分の足があるべきところに「豚の足」があると主張しています。いくつかの特徴的な事項がありますが、最も大きな点は、「豚の」というところです。これがヒントになります。

ここで、「カテゴリー」という概念を導入します。カテゴリーとは、簡単に言えば「分類」のことです（「範疇」というのが正しい言い換えですが、かえって難しくなるので、さしあたっては「分類」だと考えておけばよいでしょう）。「豚」は、カテゴリーとしては「ほ乳類」や「動物」に属します。もっと大きなカテゴリーでは「生物」にも入ります。小さい方のカテゴリーで言えば、ほ乳類のなかの「クジラ偶蹄目」に入ります。人間の生活の視点からは「家畜」のカテゴリーにも入りますし、「食肉動物」にも入るでしょう。このように、表現に出てくる元概念の「豚」は、さまざまなカテゴリーに入りうる、という点を踏まえつつ、この話し手がなぜ他の動物ではなく「豚」を選んで表現したのかを考えてみましょう。

この話し手は、自分の足がもはや本当に自分の足だとは感じられない、何かとても異物感がある、といった経験をしているように思えますが、それをあえて「豚の足」と言っているわけです。なぜ「猫の足」や「キリンの足」あるいは「タコの足」でなかったのでしょうか。自分の足とは感じられないという異物感を言うだけなら、他のどんなものの足でもよかったはずです。たとえば「テーブルの脚」や「土管」のように生物でなくてもよかったかもしれません。あるいは人間の足だけれども誰かほかの人間の足、と言うこともできたかもしれません（ただし「知っている誰それの足だ」、「キムタクの足だ」などと言い出したらそれはそれで別の病気を疑う可能性も出てきてしまいそうですので、ここでは除外して考えます）。

大事な点は、このように自分以外の足ならどんなものを選ぶこともできたはずなのに、あえて「豚」が選ばれている、ということです。他のいろいろなものと比較して考えると、幾つかの特徴が浮上してきます。

まず、豚はほ乳類という、人間に比較的近い動物です。ほかにも鳥類や魚類、爬虫類や両生類などの脊椎動物がおり、足のある動物はいくらでもいますが、それらは選ばれていません。しかも豚は人間に近いところで暮らしている家畜であり、人間の生活に密着しています。物語や童話などにもよく登場する、馴染みのある存在でもあります。「トカゲの足」でも「ハトの足」でもなく「豚の足」が選ばれたということ、これが意味することを考えると、何かがわかってきはしないでしょうか。もっと言えば、昆虫にも足はありますが、「カブト虫の足」「クモの足」「蛾の足」「ゴキブリの足」とは言わなかったのです。カフカの小説『変身』の中で主人公グレゴール・ザムザが毒虫の身体になってしまったという異様な経験とは、だいぶ違います。

豚の足は、他のさまざまな動物の足と比べ、サイズも色も人間の足に近い部類に入ります。つまり、自分の足とは思えないという違和感はあっても、世界に存在するさまざまな「足」のなかから、人間にだいぶ近いものを選んでいるわけです。そしてそれは、命をもち、生きています。もし、「テーブルの脚がここにくっついている」「金属バットがぶらさがっている」「これは私の足じゃない。機関銃が骨盤から突き出している」などと表現されたとしたら、より深刻な事態かもしれません。

カテゴリーに注目し、登場している語彙がどんなカテゴリーに属しているか、それが属していないカテゴリーは何か、などを考えて比較してみることによって、なぜその元概念がそもそも選ばれているのかを考えるヒントになります。他の概念が選ばれた場合と比較することで、その患者さんの内面で自分の身体がどのくらい違和感をもって感じられているかの示唆が得られる可能性があります。

（2）コノテーションに注目する

もうひとつの着眼点は、「コノテーション」という概念です。簡単に言えば、「言外の含み」のようなものです。たとえば「桜」という語は、バラ科の植物で五枚の花弁をもち、春に咲いて比較的短期間で散る、日本人にはよく知られたあの花を指しています。このような辞書的な意味を「デノテーション（明示的意味）」と言います。一方で、「桜」という語には「もののあわれ」「潔く死ぬ」といった言外の意味もあります。これを「コノテーション（含意、含蓄）」と呼びます。

自分の足への違和感を「豚の足」だと呼ぶ患者さんは、ほかのほ乳類ではなく、なぜ「豚」を選んだのでしょうか。「豚」という語のもつコノテーションを考えることによって、訴えたい内面を垣間見ることができるかもしれません。

もちろん、「豚」にはいろいろな言外の意味があります。何が真っ先に浮かぶかは、人によって異なるかもしれませんが、通常、日本人が「豚」という語で想起するイメージには、「太っている」「大食い・貪欲」「汚い」などがあります。これらはあくまでも、人間が勝手に豚に付与したイメージであり、実際の豚の姿ではありません（豚はやや神経質できれい好きな動物だという説もあります）。他にも「子豚は可愛い」など、さまざまなコノテーションがあるかもしれませんが、上の例のように、一般に流布している「豚」のイメージにはネガティブなものが多いように思われます。

自分の足への違和感を「豚の足」と表現している患者さんは、自分の足に「豚」のもつコノテーションを投影しているのかもしれません。違和感だけでなく、嫌悪感をも感じているのでしょう。逆に、「これは私の足ではなく、カモシカの足だ」と言うのを健常者が聞いたとしたら、「カモシカの足」という表現がもつ肯定的なコノテーション（細く、長く、健康的で美しい）に気づくことでしょう。

もちろん「豚」という語がもつ一般的なコノテーションだけでなく、その人個人がもっている経験や記憶からしかわからない、プライベートなコノテーションというものもあります。豚をペットとして飼い、可愛がっている人だったら、豚に対するイメージは普通の人とはまったく違うでしょう。酪農家で実際に豚の飼育をしている人は、また一般とは違った豚への感じ方があることでしょう。豚の絵を描いてコンクールで賞をとったことがある、豚小屋の掃除をさせられてとても嫌な思いをしたことがある、等々、個人的な経験も、言葉のコノテーションに大きく影響します。こういった情報は、本人とじっくり会話をして聞き出さなくてはわからないものです。

以上、身体の異常にかかわりのあるメタファー表現の例をほんの少数ですが、見てきました。患者さんの発する新奇なメタファーは、さまざまな言外の意味を伝えてくれます。聞き慣れない異様なメタファー表現だというところに気を取られてしまうと、その豊かな表現力を見過ごしてしまうかもしれません。一見異様な言葉であっても、人間の言葉というのは人間のいろいろな側面をにじみ出させるものなのだ、という気持ちで見つめてみたいものです。

7 オノマトペの分類と用法

ここまでは、メタファーを中心に説明してきました。次に、オノマトペ（音象徴語）をとりあげます。オノマトペは、五感などで感じたことを生き生きと臨場感をともなって表現しようとするときによく使われます。「はじめに」で述べたように、メタファーとオノマトペはどちらも類似性に基づいた言語表現ですが、メタファーが通常の語彙を用いて表現されるのに対し、オノマトペはそれ自体が特殊な語彙グループを形成しており、単語そのものがそもそも違います。単語を見ただけではメタファーかどうかはわかりませんが、オノマトペは単語を見ればすぐにわかります。他の語彙とは形が違っているためです。

日本語は、世界の言語のなかでも（トップとは言えませんが）非常にオノマトペが多い言語だと言われています。国内で出版されているオノマトペ辞書には、数千というオノマトペを記載しているものもあります。[16] そして日本語のオノマトペは、他の言語のオノマトペと比べて文法的にとても精緻で、体系的な構造をもっています。感嘆詞のようにとっさに口に出る単独の発話として用いられるだけでなく、副詞、動詞、形容詞、名詞など、通常の品詞としての派生語をもち、文のなかの要素として使うことができるなど、文法に深くくい込んでいる点も、日本語のオノマトペの特徴です。言語学の分野ではオノマトペの構造を研究するだけでもたくさんの論文が書かれており、このレクチャーでオノマトペのすべてを説明することは不可能です。ここでは現場での応用を視野に入れて、基本的な事項をかいつまんで説明することを中心にしたいと思います。

(1) オノマトペの分類

日本語のオノマトペは、語彙群としていくつかに分類できます。まず**擬声語・擬音語**、次に**擬態語**、さらに（学校などではあまり教えていないようですが）**擬情語**があります。

擬声語・擬音語は、声や音を言語音で表す「ニャーニャー」や「ドカン」などの語です。耳で聞こえる音を、そのまま真似て日本語の単語らしくしたものです。擬態語は、「ピカピカ」「ふわり」などで、聴覚以外の知覚情報を言語音で表したものです。たとえばピカピカの食器は「ピカピカ」と音を出して光っているわけではありません。ふわふわの布団を押してみても「ふわふわ」という音は出ません。このように、聴覚ではない、視覚・触覚その他の知覚モードで感知した情報を、音のように表しているのが擬態語です。これに対し、擬情語は、外からでは知覚できない状態を表す点で、擬態語と異なります。内的に感じている感情や痛みなど、第三者が知覚できないものを言語音で表したオノマトペが擬情語です。たとえば「うっとり」「ズキズキ」などの内的経験は、外から捉えることができません。うっとりした表情をする人もいるでしょうが、「うっとり感」そのものは、その人の内面でしか確認できません。ポーカーフェイスの人は、うっとりしていても顔に出さないことでしょう。痛みの感覚も、「痛そうな様子」とは異なる内的経験です。このように、第三者が知覚できない内部状態を表すオノマトペが、擬情語に分類されます。

以下に、これら各グループの典型的なオノマトペをいくつか挙げます。これらは日本語オノマトペのほんの一部です。もっと詳しく知りたい場合は、オノマトペ辞典や解説書も出版されていますので、参照されることをお勧めします。[17]

オノマトペの分類と例

1. 擬声語（動物・人間の声）
   ワンワン、ニャオーン、ガオー、コケコッコー、ギャーギャー、など
2. 擬音語（動物・人間以外の物理的な物音）
   ガタン、バリバリ、ドカン、シューシュー、ザワザワ、など
3. 擬態語（音は出ないが知覚できるもの）
   ツルツル、ふんわり、ぐらっ、もりもり、ザラザラ、など
4. 擬情語（内的状態、痛み）
   ギクリ、ボーッ、そわそわ、ズキズキ、ジクジク、チクリ、など

これらの例からもわかるように、オノマトペには形のうえでいく

つかのパターンがあります。「ワンワン」「ツルツル」のように、仮名二文字からなる基本単位が二回くり返されるパターンが、多くの人の念頭にのぼりやすいオノマトペの典型ですが、それだけではありません。「ガタン」のように、基本単位は「ガタ」一回きりで語尾に「ン」がついたり、「ガタリ」のように語尾が「リ」となったり、「ガタッ」のように語尾が促音「ッ」となったりもします。これらの形も典型的なオノマトペの形態です。また、「ガッターン」のように基本単位「ガタ」の途中に促音が割り込み、それによって「ガタ」の様子が強調されたり、母音をのばして強調したりすることも可能です。上のリストに挙げた「ふんわり」は、「ふわ」を基本単位とし、二回重ねれば「ふわふわ」、語尾に「リ」をつければ「ふわり」、語尾に促音を付ければ「ふわっ」、母音を伸ばせば「ふわーっ」、さらには二回重複させつつ途中に促音を割り込ませて「ふわっふわ」とすることも可能です。このように、日本語のオノマトペは意味の中核を担う基本単位をもち、それがさまざまな形に規則的に展開できるところが特徴的で、たいへん高い生産性があります。オノマトペを豊富にもっている言語は他にもありますが、このように文法的に精緻な体系をもつのは、日本語のオノマトペだけかもしれません。

(2) 臨時オノマトペ

オノマトペは知覚に訴える表現であり、なおかつ言い表している事態と似た音で構成されるので、メタファーと比べると伝わりやすく、解釈が容易です。とはいえ、相手が何を感じているのかをより詳しく知るためには、ある程度の知識があったほうがよいでしょう。というのは、オノマトペは表現力が極めて高いと同時に独創性も大幅にゆるすため、辞書に載っていない、話者がその場で思いついて創る「**臨時オノマトペ**」[18]と呼ばれるものが発生しやすく、こういった現象に慣れておく必要があると思われるからです。

臨時オノマトペは新奇に作られる語で、オノマトペのような形をしているものです。たとえば「ルシルシ」というオノマトペはありませんが、形はなんとなくオノマトペっぽいと感じられるでしょう。二音節の単位がくり返されると、オノマトペらしさが出てきます。ほかに、二音節の単位のうしろに「ン」や「ッ」や「リ」などを付加すると、オノマトペらしくなることがあります。「カトン」「サテッ」「ペサリ」なども存在しない語ですが、どこかオノマトペらしさが醸し出されているように感じられないでしょうか。

こういったパターンのほかに、既存のオノマトペの音を少し変えるという臨時オノマトペもあります。たとえば、「ガタン」という物音を表す擬音語はオノマトペ辞書に載っており、誰でも知っているでしょうが、実際の物音にもっと近づけようとして、「ガッタ――――ン!」と、促音を入れたり母音を長く伸ばしたりしたとします。この方が、より生き生きと実際の音が伝わるでしょう。こういった操作が加わったものは、慣用的なオノマトペではありません。辞書にも載っていません。その意味で、臨時オノマトペと言えます。「ガッタ――――ン!」の場合、母音をどのくらい伸ばすかは自由ですし、「母音を伸ばしてよいのはここまで」といったルールは決められません。ゆるされる独創的な表現の幅が広すぎて、無制限であるゆえに、「これがオノマトペの範囲だ」とは言えないのです。

こういった臨時オノマトペは、辞書にないからといって間違った言語使用だということにはなりません。もともとオノマトペは外界に発生する音声を「真似る」ことによって作られているので、音で真似ていればよく、原則的には「こうでないとオノマトペではない」という決まりがないのです。ただし、上手に真似ようと思うと、形式のうえでは既存のオノマトペらしさを犠牲にしなくてはなりません。独特の言語音で上手に真似れば真似るほど、辞書にはないその場での一度きりの表現になりがちです。「上手く表現できているからこそ辞書にはない」とも言えるのです。

オノマトペの創造性を、通常の単語と比べてみると、違いがよくわかります。上の例で、「ガタン」から「ガッタ———ン！」という臨時オノマトペが派生する、ということを述べましたが、オノマトペ以外の通常の単語ではこんなことは許されていません。

次の(1)と(2)を比べてみてください（＊は許されない形であることを示します）。

(1) a. ガタン
b. ガッタン
c. ガッターン
d. ガッタ———ン

(2) a. 落ちた
b. ＊落っちた
c. ＊落っちーた
d. ＊落っち———た

(1)からわかるように、オノマトペは促音を挿入したり母音を長音化したり、また長音化の度合いを変化させたりと、自由に変形できます。一方、(2)の「落ちた」の場合は、落ちる速度、突然の落下、落ちる物体の重量感、落ちてゆく距離などを生き生きと表したいからといって、促音を入れたり母音を長音化したりすることはできません。会話の中では声を大きくしたり、表情豊かに「落ちた」と言ったりすることはできますが、それでも「落ちた」を「落っちーた」という語にすることはできません。また、音を変化させることによって伝わり方をコントロールすることもできません。たとえば「ガッタ———ン」と言えば、何かが倒れたときのような音が長く大きく響いている様子が伝わりますが、「落っち———た」と言っても、「大きな物体が落下して、その落下距離が長かった」という意味は伝わりません。変な言い方をしている、と思われるのがオチです（駄洒落ではありません）。

オノマトペには、このように、通常の語にはない創造性のキャパシティーがあり、そのため、話し手が自由にその場で自分の感じたことを言葉の音に託して表現できる余地があるのです。

身体の異常についても同様です。たとえば痛みの経験を言い表したい場合、「ズキズキ」「キーン」「ジクジク」などのような典型的で慣用的なオノマトペしか使えないわけではありません。その場で自分がありありと感じている知覚経験そのものを、臨場感のあるオノマトペで表したいけれど辞書にあるものでは足りないという場合、たとえば耳鳴りの音を「ボボボボブボーブボーガガガガ」とか「チリチリチーチュチュチーチョロロ」などと表現することができるのです。これらは、実際に聞こえている音には近いでしょうが、辞書にあるとは到底思えません。日本語においては、このように慣用化されていない臨時オノマトペが大幅に許容されるので、話し手の感覚に近づけた新奇な表現が使われうるのです。

では、メタファーとオノマトペを比較するとどうでしょうか。これらの間には大きな違いがあります。話し手がその場で臨時に創作したオノマトペは、聞き手にとってもよくわかることが多いという点で、「新奇なメタファー」とは異なります。上の耳鳴りの二つの臨時オノマトペを聞いて、どんな音なのか、想像がまったくつかないという人は（少なくとも日本語話者には）いないと思います。どちらがより暗い重低音のような音か、どちらが高いトーンの小さな鋭い音か、と訊かれたら、たいていの人はすぐに判断できるでしょう。その理由は次の「音象徴」の項で説明します。

協同医書出版社の新刊

臨床の造形

私たちはリハビリテーションをつくる

小川 昌・江草典政・高梨悠一 ● 編著

セラピスト、看護師、患者…
あるいは病院や在宅…
職種や場所の違いを越えて
聞こえてくる
モノローグとダイアログ

この本を書いた私たちは、「リハビリテーション」が自分の人生の中で大事な意味をもつことになった当事者です。この、リハビリテーションという経験の中で私に何が起こっているのだろう…私たちはリハビリテーションという経験をどのようなものとして生きてきた、そしてこれから生きようとしているのだろう、それはどのようにして語ることができるのだろう、私たちは日々、何をつくろうとしているのだろう、誰のために、何のために…この本を通してそんな気持ちを読者であるあなたと共有できれば、あなたもまた日々、臨床を、同じことの繰り返しで過ごすのではなく、経験としてつくる人であると思うのです。臨床は、同じことの繰り返しではありません。それは日々の経験によって、造形されていくのです。

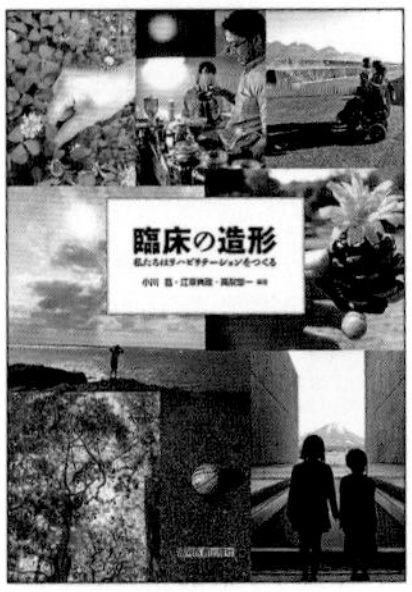

●A5・384頁
定価（本体4,000円+税）
ISBN978-4-7639-6036-8

当社刊行書籍のご購入について

当社の書籍の購入に際しましては、以下の通りご注文賜りますよう、お願い申し上げます。

◆書店で

医書専門店、総合書店の医書売場でご購入下さい。一般書店でもご購入いただけます。直接書店にてご注文いただくか、もしくは注文書に購入をご希望の書店名を明記した上で、注文書をFAX（注文受付FAX番号：03-3818-2847）あるいは郵便にて弊社宛にお送り下さい。

◆郵送・宅配便で

注文書に必要事項をご記入の上、FAX（注文受付FAX番号：03-3818-2847）あるいは郵便にて弊社宛にお送り下さい。本をお送りする方法として、①郵便振替用紙での払込後に郵送にてお届けする方法と、②代金引換の宅配便とがございますので、ご指定下さい。なお、①②とも送料がかかりますので、あらかじめご了承下さい。

◆インターネットで

弊社ホームページhttp://www.kyodo-isho.co.jp/ でもご注文いただけます。ご利用下さい。

〈キリトリ線〉

注　文　書（FAX：03-3818-2847）

書　名	定価	冊数	書　名	定価	冊数
臨床のなかの対話力 リハビリテーションのことばをさがす	本体3,000円+税		片麻痺の人のリハビリガイド 感じることで動きが生まれる	本体2,200円+税	
豚足に憑依された腕 高次脳機能障害の治療	本体5,500円+税		片麻痺の作業療法 QOLの新しい次元へ	本体2,600円+税	
わたしのからだをさがして リハビリテーションでみつけたこと	本体2,000円+税		臨床の造形 私たちはリハビリテーションをつくる	本体4,000円+税	

フリガナ	
お名前	
お届け先 ご住所 電話番号	〒□□□-□□□□ 電話（　　）　－　　，ファックス（　　）　－
Eメールアドレス	@
購入方法	□ 郵送（代金払込後，郵送） □ 宅配便（代金引換）【配達ご希望日時：平日・土休日，午前中・14～16時・16～18時・18～20時・19～21時】 □ 書店でのご購入【購入書店名：　都道府県　市区町村　書店】

新刊のご案内および図書目録などの弊社出版物に関するお知らせを，郵送または電子メールにてお送りする場合がございます．記入していただいた住所およびメールアドレスに弊社からのお知らせをお送りしてもよろしいですか？　□ 希望する　□ 希望しない

KYODO ISHO 協同医書出版社
〒113-0033 東京都文京区本郷3-21-10 TEL (03) 3818-2361
URL http://www.kyodo-isho.co.jp/ FAX (03) 3818-2368

(3) 音象徴

上の耳鳴りの例はその場で勝手に創ったオノマトペなのになぜ伝わるのか、という問題を考えてみましょう。その理由は、「音象徴（「おんしょうちょう」または「おとしょうちょう」）と呼ばれる現象に大きく関連しています。これは、言語の音が何かのイメージを自然と呼び起こす現象です。[19] 二十世紀初頭から今日に至るまでたくさんの研究があり、特に二十一世紀に入ってからは、言語学だけでなく、心理学、脳神経学、人工知能、ロボット工学など、さまざまな分野の研究者が関心を寄せており、実験や分析が試みられています。

たとえば「バビブベボ」「ガギグゲゴ」「ダヂヅデド」のような「濁音」（音声学では「有声阻害音」と呼ばれる子音を含んでいます）は、重たくて大きくて強い印象を与えます。ときには暗い、汚い、といったネガティブなイメージも引き起こします。「ゴジラ」をはじめとする強そうな大怪獣には、たいてい濁音が入っています。これを「コシラ」のように清音（無声阻害音）に変えてしまったら、大怪獣とは思えません。同様に、「ガンダム」というロボットを「カンタム」にしてしまったら、なんだか小さめで弱くなったように感じるでしょう。「ゴルベーザ」と「コルヘーサ」だったらどちらが強大で悪そうか、と訊かれたとしたらどうでしょうか。音の感じから自然とわかるでしょう。このように、言語音には直観的に感じ取れるイメージ、知覚的印象といったものがそなわっているのです。[20]

これまでの研究で、音象徴がこのように人の感覚にうったえて理解されやすいのは、発音の際の、口の中の発音器官（舌、歯、唇など）や喉の周辺の器官の動き、そこで生じる音波の性質、たとえば空気の振動としての音の周波数やその変化度合いなどのような、音声学的基盤があるためだと考えられています。詳しい説明は他書にゆずりますが、[21] 音象徴にはそういった「身体的動機づけ」があり、それゆえ頑健で、誰にでも伝わりやすいのだと考えられます。これは、日本語だけでなくいろいろな言語で確認されており、同じ構造の発声器官を使って言語を話している人類は、基本的に似たような「言語音から感じ取るイメージ」を持っていることがわかってきています。

臨時オノマトペを勝手に創作しても意味が伝わりやすいのは、この音象徴という認知の仕組みが人間に備わっているためだと考えられます。「ゴワーン、ゴワーン、グワァーーーン」という頭痛だ、と言われたら、それは「チリチリ、チリチリ、チューーーッ」という頭痛よりも、広範囲に広がる強くて重たい痛みだということが感じ取れると思います。このように、臨時オノマトペの多くは、それほど解釈上の問題は生じません。問題となるのは、本当の意味で極端に独創的で、音象徴の原理すら逸脱している場合です。しかし、そのような解釈困難な臨時オノマトペはめったに使われないと予想できますから、それほど心配する必要はないでしょう。

以上からあきらかだと思いますが、臨時オノマトペを用いるのは決していけないことではありません。これは日本語の創造性の一端を担っている貴重な現象です。自分の知覚体験をうまく表現できなくて困ったとき、日本語の決まりに縛られずに自由に創作できるオノマトペはきわめて有用で効果的です（近年ではマンガでも臨時オノマトペが多用されるなど、作家が創造性を発揮し、人々に新鮮なたのしみを与えています）。言い表しづらい身体の異常などを経験している患者さんも、なんとか自分の経験を伝えようとして臨時オノマトペの使用に頼ることがあるかもしれません。多くの場合、それはある程度まで意味が推測可能だ、ということを覚えておけば、不要に身構えたりせずに済むでしょう。

8 内的言語と言葉の創造性

これまでみてきたように、メタファーでもオノマトペでも、ある程度の創造性がゆるされ、通常とは違った個人的経験になればなるほどその創造性が有用になります。他人にはわかりづらい特殊な経験をしている人が言葉を用いてそれを伝えようと努力している際に、こういった創造性を許容する言語の仕組みが使われる、ということは大いにありそうです。

ただし、言葉の果たす役割は他者への情報伝達だけではありません。人は、誰かに何かを伝えるためだけに言葉を使っているわけではないのです。言葉の役割として、ほかに、**内的言語**というものがあります。独り言とも違い、自分が何を感じているのかがまだはっきりとはわからない状態で、手探りをするように自分のその「感じ」の中身を探り、同時にそれを表せる言葉を探す、ということが起きるのです。そういった状態では、他者は視野にありませんし、他者の存在そのものが関心外ということになるかもしれません。自分のことさえまだ明確にわからないのですから、他者に伝える以前の状態です。**自己探索**と呼ぶこともできますが、「自分とは何者か」といった哲学的な課題についての思索だけではありません。

たとえば、ラーメンを食べていたら、何なのかわからない変な感触のものが口に入ったとします。「何だ、これ」と心の中で思いめぐらしつつ舌で探索している状態を想像してみてください。もしかすると、ラーメン屋さんの手違いで何かよからぬものが紛れこんだのかもしれません。疑問に思いつつも、正体がわからないので言葉にしようがない状態です。そこで探している言葉は、誰かに伝えるための言葉ではありません。自分で自分の内的経験を見つめ、確認するための言葉です。そのような内面的探索の場においては、哲学的で高尚な思索でなくても、内的言語、あるいは「内的言語以前」の状態が発生しうるのです。

ラーメンに何か正体不明のものが入っていたというだけでもそういう探索が起きるのですから、身体に故障などの違和感があるときならばなおさらでしょう。身体を意識するのは、そういった普段と違う何かがあるときです。そして自分の身体に意識を集中しているときは、周囲への注意が低下します。意識の内側に注意を集中するのは簡単ではなく、また内部での経験をつぶさに表現できる言葉を探すのは、エネルギーを要するからです。

これまでの言語学あるいは進化言語学の研究で、こういった「言語以前」の微妙な状態で思い浮かぶ言葉と、すでに認知処理が終わった情報を他者に伝えるために思い浮かべる言葉とは、性質が異なっているらしいということがわかってきています[22]。人間の言語はそもそも、個人の身体感覚の伝達のために発達したのではないかもしれません。仲間と言葉を使ってコミュニケーションすることが言語のもっとも大切な役割だった思われます。外部のどこに獲物がいるか、嵐が来そうかなどの説明や描写、また「逆らうな」「あれを持って来い」などの命令、「ありがとう」のような人間関係の円滑化といった機能は、言語がもともと得意とするところですが、人が身体内部に感じている独自の感覚、ことに誰にでもあてはまる現象と違った特殊で異常な感覚を言い表すのは、言語が得意とする機能ではないようです。

医療現場における「異常な身体経験」を語る言葉は、コミュニケーション以前のこういった内的言語の特徴をもっているであろうことは容易に想像できます。患者さん本人が、これまで経験してきた「よく知っている身体経験」とまったく違う状態を経験して戸惑っているはずだからです。「これは何なのだろう」と内面を探りつつ、言葉を探しているはずです。そしてそれは、大昔から人間の言語が改良をくり返しながら精度を上げてきたコミュニケーションの機能とは違い、どうしたらうまく言葉がみつかるのかという基本的な部分からして見極められない難しい領域に属しています。ある日突然自分の身体がそれまでとまったく違うものになってしまったという経験を、どのようにして言葉にするのか、言語学の立場からもたいへん興味あるところです。

9 おわりに

本稿では、認知言語学の理論をもとに、メタファーの構造と解釈や分析の仕方、またオノマトペの分類や特徴を解説してきました。一般的な認知言語学の教科書に書かれていることも含めましたが、一部の例は、できるだけ医療現場を意識して作成してみました。特に、メタファーもオノマトペもきっちりできあがってしまっている硬直化した仕組みなのではなく、創造性や「その場で臨時に」創り出せる余白のようなものがふんだんにある、という点を述べました。普段と違う異常な経験をしているときには、通常の言語の慣用的表現では到底足りないでしょうから、言語の持つそういった許容力や柔軟性が、とても重要になるでしょう。

新奇なメタファーや臨時オノマトペは、慣用的でないゆえに、どう解釈したらいいのかと聞き手はとまどうかもしれません。しかし、それは言語のもつ創造性、許容力、柔軟性、適応力の賜物なのだと考えてみてはどうでしょうか。一見異様な言葉を使っているかにみえる患者さんは、じつは言語のもっともクリエイティブな部分を活用しているのだ、と考えれば、むしろ尊敬に値するかもしれません。

文　献

1) Yule, G. (2014). The Study of Language, 5th Edition. Cambridge: Cambridge University Press.
2) Grimes, B. (2003). Japanese: Language list. In F. William (Ed.), International Encyclopedia of Linguistics, 2 (p. 335). Oxford: Oxford University Press.
3) Saussure, F. (1916). Cours de Linguistique Générale. Paris: Payot.
4) International Phonetic Association (2015). Full IPA chart. https://www.internationalphoneticassociation.org/content/full-ipa-chart
5) Chomsky, N. (1957). Syntactic Structures. The Hague/Paris: Mouton.
6) Lakoff, G. (1987). Women, Fire, and Dangerous Things: What categories reveal about the mind. Chicago: University of Chicago Press.
7) 同上
8) Langacker, R. (1987). Foundations of Cognitive Grammar: Theoretical prerequisites, Volume 1. Stanford, CA: Stanford University Press.
9) 佐藤信夫『レトリック感覚』講談社，1992.
10) アリストテレス『弁論術』(戸塚七郎訳) 岩波文庫，1992.
11) Lakoff, G. & Johnson, M. (1980). Metaphors We Live By. Chicago: Chicago University Press.
12) Johnson, M. (1987). The Body in the Mind: The bodily basis of meaning, imagination, and reason. Chicago: University of Chicago Press.
13) Grady, J. (1997). Foundations of Meaning: Primary metaphors and primary scenes. Ph.D. dissertation, University of California, Berkeley.
14) Demjen, Z. & Semino, E. (2016). Using metaphor in healthcare: Physical health. In E. Semino, & Z. Demjen (Eds.), The Routledge Handbook of Metaphor and Language (pp. 385-399). Oxford, UK: Routledge.
15) Talmy, L. (2000). Toward a Cognitive Semantics. Cambridge, MA: MIT Press.
16) 小野正弘『擬音語・擬態語 4500　日本語オノマトペ辞典』小学館，2007.
17) 篠原和子・宇野良子(編)『オノマトペ研究の射程－近づく音と意味』ひつじ書房，2013.
18) Akita, K. (2013). The lexical iconicity hierarchy and its grammatical correlates. In L. Elleström, O. Fischer, & C. Ljungberg (Eds.), Iconic Investigations (pp. 331-349). Amsterdam: John Benjamins.
19) 篠原和子・秋田喜美「音象徴・オノマトペと認知言語学」辻幸夫ほか(編)『認知言語学大事典』朝倉書店，2019.
20) 川原繁人『音とことばのふしぎな世界－メイド声から英語の達人まで』岩波書店，2015.
21) Hinton, L., Nichols, J. & Ohala, J. (1994). Sound Symbolism. Cambridge: Cambridge University Press.
22) Uno, R., Kobayashi, F., Shinohara, K. & Odake, S. (2016). The mimetic expressions for rice crackers: Physically perceived and imagined hardness. Paper presented at 6th UK Cognitive Linguistics Conference. Bangor University, Bangor, UK.

第2部

臨床のなかの物語る力

対話①　リハビリテーションにおける「私」と「あなた」……………本田慎一郎・玉木義規

対話②　ダイアローグが創るモノローグ……………中里瑠美子・三上恭平

リハビリテーションにおける「私」と「あなた」

本田慎一郎（作業療法士）×玉木義規（作業療法士）

「リハビリテーションの治療構造」について話そう

本田慎一郎　僕たちお互いのことはよく知っていますが、今回のような話はめったにすることはありませんよね。僕たちが議論することって臨床の具体的なことが多いから。

玉木義規　そうですね。そういう意味で今日の話は、言ってみれば僕たちの足元のことについてなんでしょうね。この本の前半は、とても面白いレクチャーになっていますが、教育心理学、哲学、そして認知言語学というリハビリテーション、あるいは医療とは違う観点から人間のことについて教えてもらうことが多くて、それを僕たちがリハビリテーションの治療にどんなふうに活かしていけるか、その力を問われているように思います。それが十分だとは僕自身けっして思いませんが、それでもレクチャーを通して知ることができた知識によって僕たちが臨床でやってきたことのある部分はもっと自信を持って語れるようになるでしょうし、それをもってしてもまだまだわからない臨床の難しさもまた僕たちの課題となってみえてくるのではないでしょうか。

本田　そうですね。…今、玉木さんは「臨床」って言いましたが、自分の仕事について、それはなんだろうか、自分は何をしているんだろうかって考えることってありますか。

玉木　うーん、セラピストとして一番に重要な仕事は、医師とは違って薬や手術のような手段ではなく、治療のための訓練という手段を用いて患者さんに向き合うことだと思います。僕は自分の仕事の手段、技術として訓練というものが唯一の核心にあると思いますが、その根拠は、それが患者さんの認知プロセスを活性化する、あるいは患者さんが自分の経験を意識できるようになる、それに応じた脳の働きが再び生まれてくる、そんなことを機能回復としていいのだろうと考えているからです。

本田　うん、それは僕もそう思います。訓練をより確かなものにしていけばいくほど患者さんの機能回復もいっそう確かなものになっていく。

玉木　そう思います。

本田　それについては僕たちの間に特に結論的な食い違いはないと思うんだけど、今日はさっき玉木さんが言った僕たちの仕事の「足元」についての話、それをやっていきたいと思います。つまりそれは、言ってみればリハビリテーションの中でも、特に僕たちの仕事の中心になる脳損傷後の機能回復のために日頃やっている臨床の「治療構造」の話です。

玉木　はい。

本田　大きく言えばリハビリテーションの治療構造という話は、僕たちセラピストのアイデンティティ、つまり僕たちが何者なのか、臨床で患者さんのために何ができる存在なのかということです。こんな議論はこれまでにも結構されてきたと思います。その議論の目的って、結局は僕たちがどんなセラピストになればよいか、何を努力すべきなのかということを理解することだからです。…今日はこの対話のためにいくつか参考資料を持ってきました。「治療構造」と言えばこのシェーマ（図①）が、今、暫定的にはもっとも現実的な考え方ではないかと思われるものです。これはイタリアのカルロ・ペルフェッティ先生が作ったものです。シェーマとしてはずいぶん以前に先生が講義でよく使われていたものですが、改めて見てみると、とても新しい議論を僕たちに投げかけてくれていると思いました。それで、このシェーマです

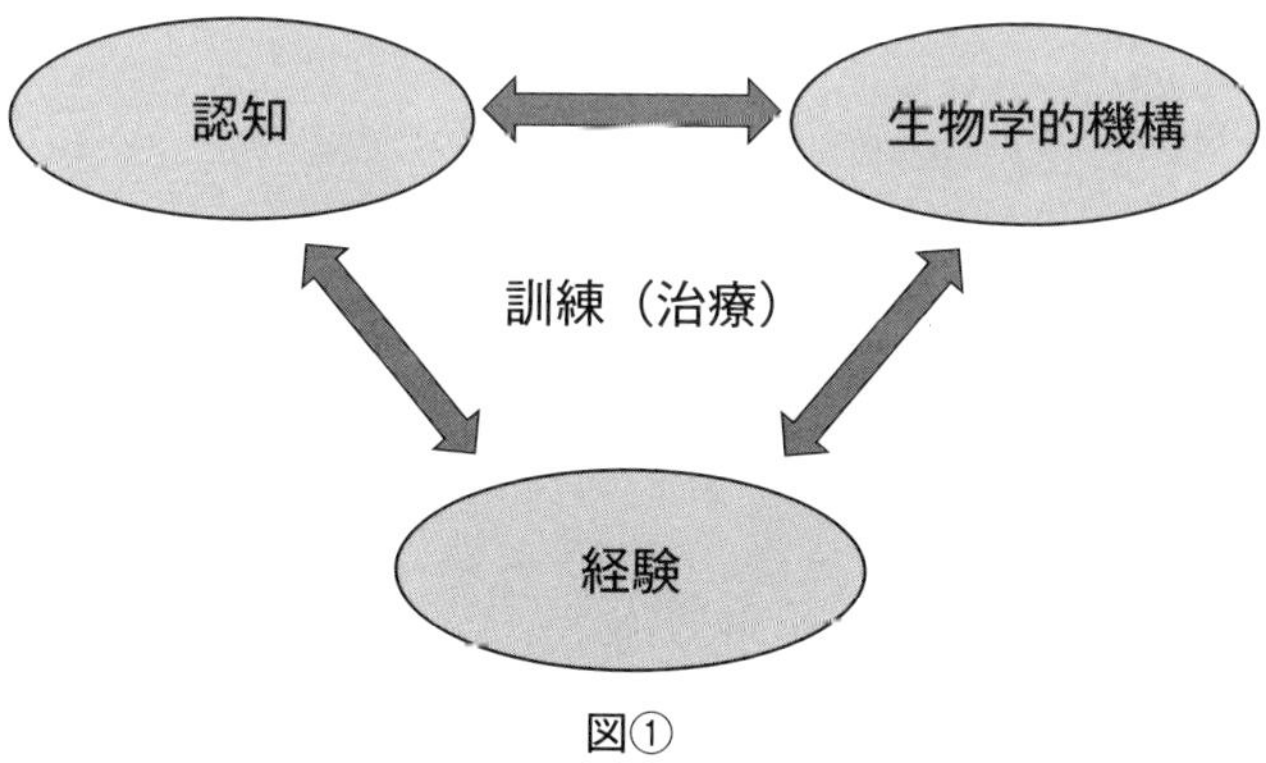

図①

が、リハビリテーション治療の中心に「訓練」を位置づけ、その訓練によって患者さんの認知プロセス、その脳の生物学的機構、つまり先ほど玉木さんが言った患者さんの脳の働きが再び生まれてくるということ、そしてそれには患者さんが意識できるような顕在的な自分自身の経験の変化があると、この3つの要因による相互作用が生じることが想定されるということを表現したものだと思いますがどうですか？

玉木　臨床ってまさにそうなんでしょうね。このシェーマはとても説得力がある。

本田　僕もそう思います。僕たちは臨床で何ができるのか、僕たちは患者さんにとってどんな存在なのかということで問われるのは、僕たちの専門性をつくっている知識や技術やものの考え方だと思うんです。この専門性の内実こそ僕たちのアイデンティティだと思います。ここにある「生物学的機構」「認知」「経験」そしてその要になる「訓練」つまり「リハビリテーション治療」、これらの中身について話していきたいと思います。

玉木　わかりました。

本田　「生物学的機構」「認知」「経験」、これらのものはシェーマの構成要素としては別個に描かれていますが、その働きとしては相互補完的、つまりは相互作用の結果としてその働きを出現させるということです。追い追いこれらの相互作用ということに話は進むと思います。なぜならそれが治療による効果を生み出す仕組みの話になるからです。

玉木　そうですね。

本田　ではまず、その相互作用の要素の一つ一つについて順繰りに話していきましょう。玉木さんはさっき「訓練が生物学的機構を改変する」と言いましたが、この「生物学的機構」ということで頭に浮かぶことはなんでしょう。

「生物学的機構」について話そう

玉木　そうですね…こんな説明でどうでしょう。人間がある「事（こと）」や、ある「言（こと）」を認知することというのは、イコール、自分にとって意味のあることを「知る」という行為を遂行するために身体から必要な情報を取り入れ、それらをまとめ、ふるい分けしながら、新たなものを構造化していく脳の仕組みのことをさすと、こんな感じです。脳と言いましたが、中枢神経系としての脳はもちろん感覚受容器を介して感じる身体、効果器として動く身体と機能的に繋がって、システムとして一つの働きをしているわけですが…つまり、必要な身体各部の感覚情報の受容器や実際に行為する効果器としての身体、そしてそのための情報処理を行う中枢神経機構を含めた仕組みということです。

本田　僕なりの喩えに直すと、たとえば、今ここにある陶器でできたコーヒーカップを手に取って「いいね！」と僕が言ったとします。そしたら玉木さんが「何がいいんですか？」と尋ねるかもしれません。それに対して僕が「この陶器のコーヒーカップはプラスチック製のものより重いけど、手触りもいいし、取っ手の形もちょうど指を入れるのにいい感じだから持ちやすいし、コーヒーもうまく感じるね」という説明をしたとします。…この情景にはいろんなことが同時に重なって起こっていると思います。コーヒーカップを落とさず手にとったという事実は、適切な把持行為の実現を生み出す仕組みと言えるし、カップの把持の手前には、その対象が何であるかという認識を成立させる仕組みもあると言えます。加えて、「いいね！」と言った内実としては、他のコーヒーカップの材質、重さ、形状、フィット感など、過去の経験と比較する仕組みがあることもわかります。これらの基盤としては身体を介した多くの知覚を、まさにそのつど、新たに意識に立ち上がらせるという仕組みが働いているということですね。

玉木　そう思います。生物学的機構というものは、身体と繋がって行為や思考や想像の内容を意識にのぼらせるために人間に備わった仕組みだと思います。

本田　思考や想像っていうのは、たとえばコーヒーカップはそれを使ってコーヒーを飲むこと以外の用途、たとえば一輪挿しとかコレクション用の置物、あるいは怒りにまかせて投げつける武器としても想像することができますね。あるいはその取っ手をもっとこうしてくれたらもっとカッコいいのにとか、本来の用途や機能を超えて、まったく異なることを考えたりイメージしたりできることですよね。つまり本来のその物体の機能性のことを超えてまったく異なる志向性を備えた観念とか思考を生み出すこともできる仕組みということですよね。

玉木　はい。だから脳が損傷して機能が損なわれるということは、こうした思考や想像に対して大きなダメージとなる、結果として行為に問題が生じたり、思考や創造性が制限されたり、変質したりしてしまうという結果を生むことになるんだと思います。また脳そのものに損傷がなくても身体に損傷がある場合には、それによって変質した情報が脳に伝わることによってその働きが変質してしまい、結果として行為に問題が生じるということが起きるんだと思います。

本田　まさに、僕たちは臨床でそんな患者さんたちの生きている状況と向き合っている。僕も自分の過去の臨床を振り返っても、まさにそうだと思います。

「認知」について話そう

玉木　では今度は僕から。本田さんは「認知」という言葉の意味をどう捉えていますか。
本田　はい。では横断歩道の前で立ち止まっている人と信号機の関係についての例でいいかな。その人にとって、横断歩道の前の信号が赤から青に変わるという意味は、進行方向へ歩いていいですよという行為を促す意味があるわけです。このときの信号の色は、それぞれ異なる意味が付与されたもの、つまり信号機だからこそ、赤は危険だから止まれを意味しますが、本来赤という色そのものには意味はないですよね。でも信号機としての色は、道路における交通の安全を確保しながら、人や車の流れを円滑にするという目的をもった記号として意味を持ち、人間社会にとってルールをつくりだしているわけですが、それを知っている、認識していることが前提となっていますね。当然、あえてまだ歩き始めないという選択肢や、赤でも渡るという選択肢はあるにしてもです。
玉木　ええ、ええ。
本田　あるいは、前の晩に雪が降って路面が凍っている場合は、横断歩道の前で立ち止まっている人にとって、赤信号から青信号に変わるという意味は、進行方向へ進むという行為を促すまでは先の例と同じですが、滑りやすさを知覚し、歩き方や歩く速度を変えるという判断をするというわけです。当然、歩き方がなぜ変わるかと言えば、転ばないためですが、転ばないためという以上、それは過去の知覚経験の記憶に準拠したことが「予期」となって意識に立ち上がり、つまり「気をつけないとこける」という意識ですけど、路面と足裏との関係について注意深く意識を集中しながら歩くということが今度は前提になっているということです。このような一連のプロセスが「認知」と呼ばれるものだと理解しています。
玉木　では、その喩えをさらに延長して、たとえば横断歩道で待っているのが片麻痺の患者さんだったらどうでしょう。もちろん歩くとか立つとか、あるいは待つとか、そんなことができるためには路面と足裏との関係に注意がちゃんと向いていないといけないということも重要ですが、それ以外にも患者さんは「知る」というプロセスによってもっといろいろなことを知っているし、知っていなければいけないという観点がセラピストには必要だということですね。極端な例で言えば、信号機の色の意味づけが混乱していたり、そもそもそちらに注意を払わない患者さんにとって、現実問題として横断歩道を一人で渡ることはすごく危険ですしね。

本田　そうです。「記号」の意味や「記号」そのものに気づけないのは危険です。それに「赤」信号の下の設置された矢印（たとえば右）が示されていたら原則「止まれ」だけど、今は右折していいですよ、になりますよね。このように記号の意味性は複雑化する場合も多いです。ここで大事なことは2つあります。1つは、記号は、具体的な行為や対象が抽象化されていて、現実の対象や事柄について情報量を少なくしながらも、必要な情報をしっかりと伝えるという役割をはたしているということ。2つめは必要な情報を取捨選択しているのは「僕たち」で、主体の認知プロセスに支えられているということです。信号機で言えば、視覚（知覚）を介して注意を信号機に焦点化しつつ、矢印にも目を配るというように。当然その記号の意味性を記憶し、他の色や記号の意味との違いを判断するという認知が前提となっているということです。このようにみると、僕たちを取り巻いている世界は記号に満ち溢れていると言えて、行為の成り立ちは単純なものではないということです。だからこそ、セラピストにとってはこの「知る」というプロセスの分析が必要だということだと思います。

玉木　そう思います。訓練を通して人間の生物学的機構が変化していくという筋道は、けっして一本の単純な直線で繋げるものではなくて、その間にあるプロセスへの働きかけがセラピストの仕事の中身になるということだと思います。運動と認知プロセスとを関連づけるということは、まさに「行為」とその成り立ちに着目することだと思いますから。これはすでにこれまでからさんざん言われてきました。ペルフェッティ先生はそのプロセスを知覚、注意、記憶、判断、言語、イメージを生み出す生物学的仕組みの総合力によって成り立っているプロセスだと言っています。

本田　そうでしたね。…今、玉木さんが言ったことで思い出したのですが、以前、僕がまだ医療機関で働いていたとき、次のような素朴な質問を同僚や後輩からよくされました。たとえば尿意を感じてトイレにいく、空腹を感じてテーブルの上のお菓子を食べる、こうした行為は、そもそもいちいちその動機となる感覚とそのために行う動作との間のプロセスを意識してはいないわけです。自然に、半ば自動的にその動機と動作との繋がりはできている。…でも、いざこれが患者さんを相手にした治療という状況になると、そうした自動的なはずのプロセスが患者さんには実行できないことが多いですね。…そこで、治療ではそのプロセスを、言ってみれば精神的なことと運動的なこととの繋がりを意識しなさいという方向性が治療の進め方に出てくる。「意識しなさい」と患者さんに直接声をかけることはないとしても、セラピストの意識の中にはその方向性がはっきりと出てきますね。これはこういうほど単純なものではないと思いますが、同僚や後輩からは「患者さんができないことが自分の認知プロセスの問題なら、その問題に気づいてもらうのが治療には大事だろう」ということはわかると。でもだからといって、そのための手段として患者さんに「自分の身体について、自分の認知プロセスが向いている対象についてもっと意識しなさい」という治療は行き過ぎではないだろうか、意識させすぎるとかえって筋の緊張もあがり、動作は逆にぎこちなく硬くなる、もっといえば、そんなこと本当にできるのか…という質問です。僕はとても返事に困りましたが、玉木さんならどう答えますか。

玉木　そうですね…それは僕にとってもとても難しいというか、そもそも答えが出せるような質問の立て方でもないように思います。そうした質問に答えるためには人間の認知プロセスと人間の意識との間を短絡的に、直接に繋げるのではなくて、その間にある広い領域のことをまず説明したうえでないと答えられない質問なんだということはなかなかわかってもらえないんだろうと…ちょうど、この本の前半のレクチャーで講義された内容を踏まえないと問えないし、答えられないようなことですよね。つまり、その…患者さんに限らず人間の認知と訓練（治療）との関わり、相互作用というのは…。

本田　そうなんですよね…さっきのシェーマの「認知」は今話している認知プロセスと重なるものとして考えているわけでしょう。

玉木　そうですね。つまり「認知」と言うと、ある対象、それは外界の場合にも自分自身の身体の場合にもあると思いますが、そこに意識を向け、それが何であるか、それはどんな状態を担っているのかということを知るプロセス、いわゆる意識化された「認知」と言えるのだろうと思いますが…それには実はそれを支える潜在的、無意識的な認知の領域が含まれているのではないかと…あの、これは佐藤先生のレクチャーでも講義されていたことだと思い出していますけど、そういった意識以前の領域を含めた広い領域をまとめて認知プロセスの成り立ちを考える方が自然だと思います。つまり日常の当たり前の行為は、確かにいちいちその成り立ちを「意識」していない。つまり認知することが前景化、顕在化されておらず、むしろ背景化、潜在化されている。すなわち日々の通常の生活を支える行為は、その成り立ちの意識化を必要とせず、自動化されていると。

本田　そうですね。それはまさに佐藤先生のレクチャーでヴィゴツキーの三角形を使って説明されていた人間の精神機能の仕組み、ドゥルーズの言う心の中の表層と深層につながるところです。人間の精神は、言葉で表現されている意味世界としての表層、そして、言葉だけでは言い表せない個人が経験した身体的、情動的な世界としての深層で成り立っているとしています。そしてこれがとても重要だと思いますが、「表層」と「深層」の2つは連続的で相互に関わり合い、かつ「表層」は「深層」に支えられ、そこから出てくるというのです。ということは、その境界領域としての「中間」は、まさに意識化と自動性、つまりそれを「学習」と呼ぶなら、まさに学習プロセスが生じているこの「中間」領域に対して僕たちセラピストがどうアクセスするかが重要です。またその領域で患者さんの認知プロセスを介して、患者さん自らが意識できる学習効果としての変化はどう起こせるのか…それを考えるためのとても重要なヒントになっていると思います。

玉木　そうですね。余談かもしれませんが佐藤先生のレクチャーは、あれ全体がリハビリテーションの治療構造の説明になっていると思います。

本田　必読ですね、まさに。

玉木　で、さっき本田さんが例として出された横断歩道の前に立ち止まっている人のことですけど、信号機が赤信号から青信号に変われば、歩こうという強い意図、あるいは歩くためにまず右足を動かそうという強い意図を持たずともその人はほとんど意識せずに歩き始めていると思います。それは端的に言えばその人がこれまでに学習してきた結果として獲得している自動性なんだろうと思います。だからそこで信号機が変わってもそれを認識できない、あるいは仮に認識できたとしても歩くための一歩が出ないという問題を抱えた患者さんの認知プロセスが問題になるし、その回復が訓練の目的になることも必然だと思うのです。「もともと自動的にできていた行為であるからあえて意識することを求めるべきではないのでは？」という問いに対して、認知プロセスの構造の奥行きというか深さというかはわかりませんが、そうした説明をできるようになるとわかりやすいのかもしれませんね。…それから、僕たちは作業療法士なので患者さんの社会的能力について考えないといけない場面も多くあります。さっきの信号機の赤とか青という記号が意味しているものはとても社会的で、その意味で生活していくうえでは意識できなければいけませんん。赤信号で渡っていたら危険というだけでなく、車を運転する人やお巡りさんからは怒られますし、ルールを守らない悪い人だというレッテルを貼られてしまいます。他にもたとえば大事な書類に自分の名前をわかりやすく書けるとか、同僚や目上の人にちゃんと立場を意識した話し方や物の渡し方ができるとか社会で生活するために大事なことはたくさんありますよね。患者さんの行為には運動としてのパフォーマンスを求められることはもちろんですが、そんな行為の社会的な意味づけという側面もまた学習を重ねて自動化していかなければならない目標だと思うんです。

本田　僕もそう思いますよ。

玉木　だからさっきの佐藤先生のレクチャーはとても重要なヒントだと思うんです。健常者であれば発動できる行為が患者さんではできなくなるのであれば、それにアクセスする領域ってどこだということになると、当然、その背景にある認知プロセスというものにもできたりできなかったりというようにある幅を持って変化する領域を想定するしかないということでしょうね。だから佐藤先生のレクチャーは何度も読み直すべきだと思うんです。

本田　ちょっと余談ですが、この本の姉妹編に『臨床のなかの対話力』があります。その中でヴィゴツキーの業績をとおして佐藤先生と話したのも、このことです。今回のレクチャーでは、その…玉木さんがさっき言った「幅を持って変化する領域」がさっきの話の「中間」領域だと思いますが、ここにはどんなダイナミズムが存在するのかまで踏み込んでおっしゃってくれています。対話をすることで発揮されるのは「話す」ことそのものというよりも「いかにして〝何か〟を話すのか」、いかにしてそれを「話」あるいは「記述」にするのか、あるいは自分という存在をそこに含めてよりいっそう「経験」に近い「出来事」として認識するのかということには、強くその人の認知プロセスの様相が反映しているという視点です。そこにセラピストは治療者として関われるのではないかということです。

玉木　しつこいようですが繰り返し読み直すべきです。

本田　そのとおりです。それで、さっき玉木さんが言った学習による自動化についてですが、これは僕たちセラピストにとってはとても重要な目的になるんだと思います。で、次にそのことについて話したいと思います。そのためにまずは行為の随意性と自動性、つまり行為を成り立たせている意識化できる領域と、その領域を学習によって自動化させていくことによって拡張していくこと、この両者の関係について、こんなシェーマをもとに話しましょうか。

「行為の学習」について話そう

本田　これも準備してきたシェーマ（図②）ですけど。この説明としては…中央には先ほどから話に出ている意識化される領域を「顕在的認知」、それを支えてもいるし、それを包含してもいる「潜在的な認知」があります。顕在化される、つまり意識化される認知プロセスの領域というのは潜在的な認知プロセスの一部でしかない。先ほど認知プロセス全体を知覚、注意、記憶、判断、言語、イメージの有機的な共同作業というような表現を先ほどしましたが、たとえば知覚にしてもさっきの横断歩道の喩えのように顕在化できるところ、つまり意識できるところと、学習の結果として自動的に進んでいるところとが合わせて知覚という認知プロセスの一翼を担っているということです。それを左右に意識の水準の幅、学習の進度の幅として補足的に示してあります。ここまでで玉木さん、何か気になる点とか、気づいた点とかありますか？

玉木　このシェーマには、ある行為に関わる意識の状態には顕在的なところと潜在的なところとが繋がって同時に存在していて、こうした意識の全体性の中に、たとえば安全に横断歩道を渡るために必要なこととか、一方で先ほど言ったような、目上の人と会話するといった何か社会的な目的を持ったことをも一緒に含んでいるものと考えてもいいんですね？

本田　はい、そう思います。それで、この行為全体の幅の中のどのようなときにオートマティックではなくマニュアル的な、「意識」を必要とするようなものが立ち上がってくるのかが、僕たちが治療を行う際にとても大事な判断のタイミングやその判断の、というか、推論の内容を左右するのだと言えます。この判断のタイミングと内容が患者さんの学習を助けることができるか否かの決め手となるんだと思います。

玉木　患者さんは、病気になる前は自分でできていたその行為遂行のための意識の顕在化への切り替えが自分では十分にできないので、僕たちの治療で担う役割はそこにあると。

本田　はい。そう思います。おそらく患者さんにとって、予測に反した事態に直面したときや、そのままの自動性では「思った行為ができない」という事態に直面したとき、何らかの手立てでもって顕在的な意識化が必要になるということです。たとえば僕の横断歩道の例のように、路面がもしそのときに凍っていたら歩き方とか歩行速度の調整にはそれを意識するということが必須になってきますね。それから今、玉木さんが言っていたような大事な書類に自分の名前を丁寧に書く、あるいは目上の人に失礼にならないよ

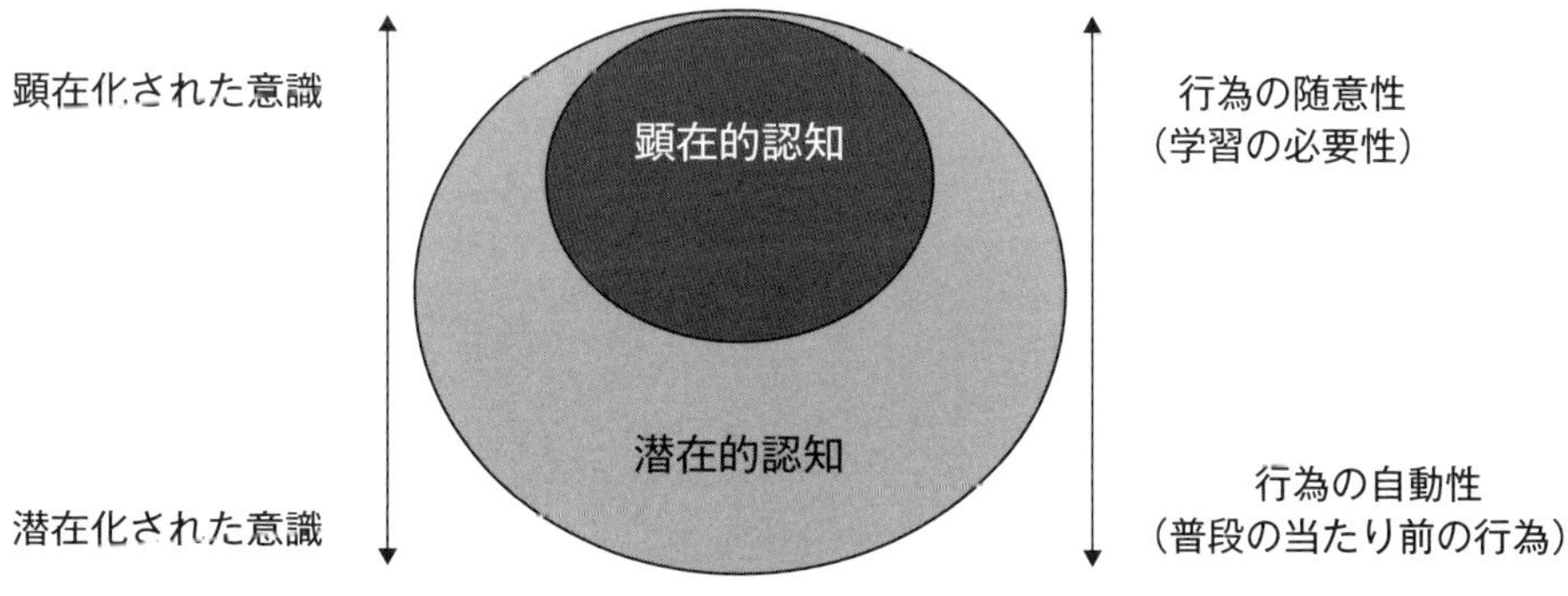

図②

うに会話する、物を手渡すっていう課題も、まさに社会性ということも念頭に置いた意識を働かせるということでしょうね。…これは何度も言いますが、佐藤先生のレクチャーにあった人間の精神が深層と表層、その「中間」というようにいくつかの領域が構造化された状態で生きているということ、これらはそれぞれを別個に切り離して理解できるものではなく常に一体として初めて存在しているという観点ですね、この観点にすべて起因するのだろうという気がしますが、たとえば田中先生のレクチャーにある「間身体性」つまり人間の身体意識の在り所というのは、そもそも世界と関係するために世界に開かれていて、それは個体性を超えた認知の領域、つまりは精神の領域に生まれるとおっしゃっています。そして篠原先生のレクチャーにある概念メタファーの秘密もまた表層に顕れた言葉の解釈ということではなく、その言葉が繋がっているその元の概念と一体となった構造として観察すべきであるということを教えてくれる内容でした。そうした推論の能力がリハビリテーション治療には、特に脳損傷による後遺症に苦しむ患者さんたちに対する治療には必要だということですね…そもそもそういった知識はリハビリテーションの専門教育でも教えられていないですね。とはいえ、臨床のための推論の重要性は近年リハビリテーション業界では盛んに叫ばれてはいます。でも臨床推論の中身として今回のレクチャーの内容はほとんど盛り込まれていないように思います。すごく大事な知識なのにね。

玉木　そうなんですよね…

本田　だからこうした推論の力というのは臨床的な判断のタイミングの問題としてもとても大事で、では患者さんにとって何をどのようなかたちで意識できるようになることが必要なのか、これが判断の内容、僕たちセラピストの能力の中身ですね。

玉木　それがもっとも僕たちに問われている専門的な判断なんだけれど、それがもっとも難しい。

本田　難しい。でも、患者さんがうまく行為ができないという事態を自力で問題解決できれば、逆に言えば僕たちの出番もないわけです。つまり、患者さん自身ではエラーそのものに気づきにくかったり、エラーに気づいてもどうすればその問題を解決できるか、その糸口を自分で見つけることができない。こういうところが僕たちの勝負のしどころです。僕たちはたぶん患者さんの問題そのものを解決できる人間ではない、彼らがその問題を解決するための糸口を見つける手助けをする、ここに僕たちのアイデンティティがあると思います。

玉木　はい。

本田　僕たちの仕事の難しさの理由の一つとして、こんなことがあると思っているんです。意識というものが、おおよそ今起きている事象について認識できうる状態のことをさすのであれば、患者さんにとっての「気づき」というのは今起きている事象について認識できうる状態の、まさに「瞬間」に立ち会うというか、出会うということを言うのだということです。認知神経リハビリテーションの臨床では患者さんに対して、彼らの思考する課題、認知的な課題を出すという訓練技術を使います。…そのときに往々にして誤解されやすいことの最大の問題は「患者さんにある対象を認知してもらうこと」が目的のように見えてしまうということです。そうではけっしてないのですが。つまり患者さんが思考する問題にはそれを見つければ思考作業が終わるような答えはないわけです。ではその作業は目的のない思考なのかと、そんなふうに質問されることがこれまでもありました。そうではなくて認知するというプロセスで出てくる思考を介して自らの身体に気づきを促すのが目的となるのです。あるいはなぜ自分はエラーをするのかということに気づくために少なくともその時点で顕在化できる意識の内容を媒介としてエラーの本質となっている潜在化された領域に働きかけることで、自分が何を学習すればよいのかということに気づく可能性をめざしているということです。顕在化された領域というのは、これも佐藤先生のレクチャーにありましたが「道具」を使うこと、その具体性を使って患者さんの潜在化された意識の領域を動かすということかなと思います。これは篠原先生のレクチャーのテーマになっているメタファー、つまり「言語」もそうした道具的な活用方法の可能性を持った媒介であると思われます。どう思いますか。

玉木　そうだと思いますよ。道具とか言語、言語の方は「認知問題」と言った方がしっくりきますが、そうした媒介が治療的な意味を持った媒介でありうる理由は、それが深層と表層の「中間」領域で患者さんの意識を動かすことができる可能性を持っているからだと思います。さっきの喩えのように、もし路面が凍っている場合、普通の速度で踵接地すると滑ったので、危ないから次は滑らないように慎重に足底全体で接地するといったように、歩き方を変える戦略に基づいた行為に変更しなければならなくなります。これは、前によく似た場面でそうしたらなんとか転ばずに歩けたという過去の経験を参考にして行為を変更したということを意味しますが、こうした変更に気づくということ、そのために足底やその中に含まれる踵にいっそう注意を払えばいいのではないかという気づきは、このように過去の経験の記憶の想起に結びついた結果として生まれてくるものだと思います。つまり認知プロセスの働きには学習による自動化という仕組みがあるのであれば、患者さんに気づきを促しているものの原動力にこの学習する認知プロセスの仕組みがあり、患者さんが何か意味のあることに気づくたびにその仕組みがそのつど変化しているということではないでしょうか。そしてその何か自分にとって意味のあることに気づくためには身体の知覚や運動感覚に意味を与える思考作業が伴うことが重要だと思います。そして、思考を形作っているのは言語の働きだと思うんです。患者さんはなかなか思うように身体の知覚や運動感覚を行為として意識できない、顕在化できない。まさにそこに言語の働きを持ち込んでセラピストが患者さんの気づきの発見に関わるというポイントがあるということですね。

本田　なるほど…そうですね。…ちょっと視点を変えて、こんなふうに考えられないだろうか…つまり、自動性を帯びている当たり前の日々の行為の中身、その実像というのは、実はそこには経験的な出来事が記憶のレパートリーとして記念品のように収納されているというのではなく、その多くは過去に潜在的な認知プロセスから意識的な、顕在的な認知プロセスへの「切り換え」をとおして獲得された戦略だけがあるというか、認知プロセスの作動の戦略だけがある、方略に基づいた行為のエキスとも言えるかな。つまり認知プロセスの仕組みの中でのその「切り換え」は、おそらく「意識」なるものが関与し「学習」という経験として蓄積させているだけ、潜在的認知の領域に学習した経験の戦略だけを沈殿させているということなのではないかと。であるならば、僕たちセラピストが患者さんに教えているのは、こう感じて欲しい、こう動いて欲しいというその結果ではないし、患者さんの意識の中にも自分のものとして、しまい込んでいた記念品のようにそんな丸ごとの知覚や運動パフォーマンスが見つかるわけもないということですね。だから僕たちが教えなければいけないことは知覚や運動が生まれるための学習方法を思い出してもらうことと、つまり、どのようにすれば、再び意図した行為が遂行できるかという学び方、ないしは行為のエキスの取り出し方を一緒にみつけていく、そんなことになるのではないかと。僕はこうした見方って自分の臨床経験からしてとてもしっくりくる。玉木さんの意見はどうですか。

玉木　それは僕も経験的に同感ですし、認知心理学領域の研究でもかなりわかってきていることだと思います。

本田　そうなんだ。それは行為の学習の実体とは何かの説明になっているのだろうか?

玉木　はい。この学習による自動化という仕組みは、脳の「神経効率」という認知心理学的な観点から考えると妥当なものです。つまりそのポイントは、人間の活動を支える脳が情報処理を一度に行う処理資源には限界があるということです。意識せずともできる行為は言い換えると自動化された行為ということです。この自動化が進むということは、脳内における情報処理資源を少なくすることができるというわけで、当然、自動化に対応した脳の活動は少なくてすむということですね。つまり、新規な課題に取り組んでいるときは、より多くのニューロンが活動し、脳内の情報処理資源を多く必要とするけれども、課題を解決していく経験を重ねるにつれて次第にそれほど多くのニューロンの活動を必要としなくなるというふうに変化していくことです。たとえばバスケットボールをしている場面を想像してもらいますと、初心者はドリブルをすることに集中することが必要ですが、熟練者はドリブルすることにはそれほど注意力を必要としません。その分、自分の味方や敵チームの選手の動向に注意を払って次のプレイを考えることができるわけです。言い換えると学習の初期では、より高次な脳活動をしながら運動系に伝わっていたプロセスは、外から見た現象として、認知的な学習を積む経験（治療・訓練）によって、高次の脳活動を必要としなくても、運動系にいち早く情報が伝わることを意味するということです＊。他にも卑近な例で言えば、食べながら話すとか歩きながら音楽を楽しむというような、同時並列的な行為を実現している仕組みも同じものだと言われています。

本田　なるほど。自動化の仕組みと神経効率の話、そして学習と同時並列的な行為の例、わかりやすかったです。今の話を聞いて、小学校のときに覚えさせられた掛け算の暗算や文章の暗唱が完全にできるまでのプロセス、そして暗算や暗唱しながら自転車に乗っていたことをなぜか思い出しました。…いずれにしても、これまでの話を僕なりにまとめてみると、リハビリテーション治療とは患者さんに認知的な課題をクリアさせることが目的ではなくて、自動性を帯びた日々の行為の実現のために身体や外界を認知していくプロセスを介して、そこに発見された患者さんの抱える問題、つまりその認知していくプロセスの中の「足りないもの」に対する患者さん自身の意識的な気づきを促すことから出発して、次第に行為の自動性に移行させていく。そうですね？

玉木　はい。患者さんが自動的には修正ができない生活上のうまくいかない行為の背景を紐解き、解決するための意識的な気づきを促す仕掛けを作るための認知問題を考え、さらにその意識化された認知も徐々に背景化させていくことをめざすということですね。

＊参考：苧坂直行・超野英哉『社会脳ネットワーク入門』新曜社、147ページ、2018より

本田　そうです。そこで、治療の鍵となるのは、患者さんが意識的に自分の問題に気づくということだと思いますが、患者さん自身の思考としては何かを実行するためには「何かが足りないから今はそれが実行できない」という思考方法が重要になるのだろうと思います。つまり患者さんたちは自身の潜在的な意識と顕在的な意識との間の「中間」領域にいて、自分がこれまでの経験をとおして学習し、自動化してきた行為の断片からそれらを再び繋ぎ合わせるために注視すべき、気づくべきものを探していると思うのです。…この「探す」という行為は、篠原先生のレクチャーの言葉を借りると、「自分が何を感じているのか、はっきりとわからない状態で、手探りをするように自分のその感じの中身を探り、同時にそれを表す言葉を探す（自分で自分の内的経験をみつめ、確認するための言葉、つまり内的言語あるいは内的言語以前の状態）」ということに通じることだと思います。…何が自分には足りないのかと患者さん自身に問うてもらうための思考の流儀、ひらたく言えば、思考の手法、技を治療的に作り出すために、患者さん自身が断片的に思い出せる道具や言語をその手がかりとして使ってもらうのだと、これが、僕たちが臨床でやっていることなんでしょうね。

玉木　僕はそう思います。では、僕たちが臨床で患者さんにやってもらいたいことについて、さらにもう少し突っ込んでみませんか？　「認知プロセス」を「知る」という行為の仕組みだと考えるとき、そうしたプロセスが変化するということはいったいどんなことが起こっているのかということなんでしょう。つまり僕たちは治療によって患者さんの認知プロセスのありかたの何を変えているんだろうか、ということです。

「認知プロセスを変える」について話そう

本田　そうですね。

玉木　さっきも言いましたように人間の認知プロセスを有機的に、相互作用的に構成している要素は、知覚、注意、記憶、判断、言語、イメージという神経機構の働きです。ですからこうした生物学的機構が何らかの機能不全に陥ったり、損傷したりすると、当然、認知プロセスも変容します。その結果として、目に見える現象としては手足が動かないというだけでなく、目の前にある対象物を感じ取れない、気づけない、呼称できない、麻痺がなくてもそれを操作できない、集中できない、覚えられない、などなど、一連の行為のエラーが出現し、結果、生きることに問題が生じてきます。こうしたレベルで認知プロセスのありかたを変えるためには、たとえば知覚の脳内表現は生物学的に大きな可塑性を備えていて、知覚の探索とか使用を通して脳の感覚領域を拡大させることで運動の操作性を高めていくような技術が有効であることも現在、かなりわかってきています。ではこうした神経学的レベルに対するアプローチに加えて、別物というよりむしろそうしたアプローチをより効果的に開発していくための視点として何があるだろうか、ということです。本田さんはどう思いますか。

本田　それはこの治療構造のシェーマに描かれている「経験」だと思います。

玉木　僕もそう思いました。

本田　たとえば、それが患者さんにとってよい、プラスの学習につながる経験であれば、運動に関して言えば技能の向上につながり、同時に知覚の細分化とつながるでしょう。いわゆる「うまく」なりますね。巧みなレベルに。あるいは経験が仮に失敗体験、苦い思い出も活かせることはあります。それは日常生活で言えば、ミスやケガにつながらない注意に活かされたりもします。当然この注意力は経験の想起と関連するので、記憶が活かされているし、何か選択に迫られる場面においても記憶を想起し、その判断材料とするでしょう。このように学習経験は、行為継続の意欲を生み出し、よりよく生きようとする脳の組織化に貢献するでしょう。その一方で、意欲を生み出さないマイナスの学習経験であれば、極端な例ですが、無気力になったり、抑うつ状態が長く続いたりで脳の機能不全につながるようなよくない組織化に繋がると言えるでしょう。そういう意味で、佐藤先生のレクチャーで紹介されていた木村素衞の「表現行為論」はとても面白いと思います。経験をつくっていくのは学習であり、その学習とは自己身体や周囲の物理的世界、そしてもっと言えば玉木さんがさっき話していた社会に対する本人の積極的で、意欲的な関わりとしての行為によって形成されると解釈すれば、神経学的な仕組みに支えられた人間の精神世界は、本人の世界に対する主体的な行為の内容によって、それぞれの個人の個性に応じて形になっていく、つまり形成されていくということですね。こうした観点がヴィゴツキーの仕事の延長線上にあることも佐藤先生は指摘されています。経験とは本人の世界に対する自己のありかたの表現によって形成されるということで、それがその人の生物学的な基盤として担保されている認知プロセスの変容に自ずと深く影響を及ぼしていることは間違いないと思います。

玉木　なるほど、そうですね。では次の話題は、治療構造のシェーマに書かれている「経験」ということでどうでしょうか？

「経験」について話そう

玉木　経験って辞書で引くと「行為によって得られた知識や技術」と説明されています。意味としてはあそうですかという感じですけど、僕たちが臨床で患者さんの経験に関わろうとするときに使える回路としては言語による記述、患者さんの意識経験の記述が大きいと思います。脳という生物学的機構が損傷した場合、損傷した領域が右半球か左半球かによって認知のありかたが異なることは、セラピストであれば観察である程度わかりますし、より詳細に観察すると、おおむね損傷部位が同じでも、患者さん自身が経験している内容は必ずしも同一ではないということが臨床をしているとわかります。でもこれだけの理由では、臨床の中で患者さんの経験を知ることがなぜ重要なのか、つまりリハビリテーションの治療構造として「経験」が治療にどのように関わっているのかを理解するには足りないと思います。

本田　そうですね。さっきの横断歩道の前で歩けないでいる片麻痺の患者さんの例で改めて考えてみようと思います。歩こうとして1歩踏み出す足がいわゆる神経学的には痙性によって内反・尖足で床について しまうという現象があったとします。この外から見える現象だけみていると、痙性によって足底が床に対して接地できず、不安定だと。しかし先に運動は認知と結びつけて考えるという話をしました。そして認知は生物学機構としての脳と相互に関連し合っていることもです。…片麻痺の患者さんは程度の差こそあれ、脳内身体表現としての踵という表象が欠損していたり、拇趾という表象が欠損していたり、あるいは足首の存在が希薄化していることが観察されます。このときの患者さんの脳内身体表現は、それらの身体部位の触覚・圧覚情報、関節覚の情報によって常に更新され生成されています。ということは、片麻痺の患者さんのほとんどは、認知プロセスの要素を1つとりあげると、身体を介した体性感覚情報の変質が観察されます。だから当然、認知のありかたの変容によって、本人にとっては麻痺した足で歩くという経験は、頼りないものと感じているかもしれません。そうすると残された、何とか少しは信用できる身体部位でもって床、地面と関わり、歩くという行為を実現してやろうという認知的な戦略の結果が、その人の歩行の仕方に観察されるかもしれません。あるいは入院してはじめてベッドから降りた際に足の指から接地したことが何よりもうれしく、その経験が誤った学習の仕方として鶏歩様歩行になっていくかもしれません。またいわゆる分回し歩行の患者さんの中には、麻痺した足が長く感じるという経験をしていた方もいました。この方は痙性によって思うように膝関節が曲がらない、足関節をそれない（背屈できない）ことで、結果として床に足趾が引っかかるような状況が観察できました。別の患者さんでは、分回しで歩いている自分自身には気づいておらず、自分ではまっすぐ足を振り出しているという経験をしている方もいました。この患者さんは麻痺側の股関節外旋位の状態を自分の足を出す際のまっすぐ（中間位）だと認識していることが観察でわかりました。このようにその人の病的な状態における歩行の戦略というのは、その人の認知プロセスのありかたと非常に緊密な関係にあります。つまり、状況がそうであるなら、セラピストとしては、異常な筋緊張という、痙性という神経学的側面としての出現はあるにしても、それを明らかに際立たせてしまっているのはどのような認知のありかたなのかという観察が外せないということになります。…言い換えると、自分の身体をどう感じ、認識しているかということ、すなわち患者さんの経験世界を知らないと、本当のことはわからないということになります。空を見上げて泣いている人を見たとき、泣いているという事実は見えても、どうしてその人は泣いているのかを正確に知ることができないのと同じようにです。うまくできない行為を運動という局面から観察する際、そこに認知プロセスによって意味づけされていないところはどこかを知るためには、やはり患者さんと話す、記述を「聴く」という方法しかないと思うのです。どうでしょう?

玉木　つまり、人間の認知プロセスというものはもちろん目には見えないもので、運動はそうした目に見えないプロセスの結果として生じている目に見えるところということですが、その運動の意味づけは患者さんに教えてもらうしかないということですね。僕たちセラピストが臨床場面で聴く必要があるそうした意味づけの内容というのは、本来的には人間のしなやかな、自動性のある、安心できる行為を保障する身体からの情報の記憶と、病理を抱えた今のそれとの比較ということでしょうね。その差を、言語を介して知ろうとしているわけです。シェーマに戻りますと、経験と認知は関係し合うが別のものとして描き分けられています。これは、「経験」とは認知すること全体の一部が表面化した、顕在化されたものであることを示していると思います。先ほどの潜在化された認知プロセスと顕在化された認知プロセスの話ともリンクしますが、ある行為における認知プロセス全体の中には、経験として顕在化していないものも多く含まれており、経験として語られない身体や事象に対して注目することも重要であると僕は思っています。

本田　なるほど。僕も今聞いていてそうだなって思いました。であればですが、経験と認知とが相互に関連し合っているということについて今一度確認しておきませんか。というのは、最近、僕としては言語の文化的な側面は、その人の経験を認知のありかたによって変わりうることによって逆にその多様性が生まれているということがようやくわかってきた気がするので、こんなことを言うわけです。…たとえばですが、虹の色は何種類の色でできているかと聞かれたら？

玉木　7色ですか。

本田　ですね。日本人に聞くと、たいていの人は7色と答えますね。でも南アジアのある国では、明るい色と暗い色というふうに虹を2色と答えるようです。太陽は何色？と日本で聞くとたいていは赤色と答えるし、色を塗ると赤く塗ります。でも米国では黄色というふうに答え、そのように塗るようです。これは見えている虹や太陽の色が国によって違うのではなく、その色を表現する言葉がその国の言葉の中にあるかどうか、そして文化が影響しているということのようです。これについて改めて考えてみました。つまり、「言語」によって認知のありかたは変わり、認知のありかたは、どのような文化圏で生活したかという経験と、どのような文化圏の中で生まれた言葉を使ってきたかで変わるということではないかということです。それってつまり篠原先生のレクチャーのテーマであるメタファーを理解するうえでの前提となっていることじゃないですか。

玉木　ああ…それと同じことは日本の国内でも言えますね。たとえば和歌山のミカン農家と北海道の野菜をつくる農家、あるいは乳牛で生計を立てている農家と肉牛で生計を立てている農家は同じ「農家」です。そして人間が生きていくための食べものを生産していることは同じで、なおかつ、それぞれの対象となっているミカンと野菜、乳牛と肉牛という対象の認識は共通です。でも、それぞれの人たちが持っているミカンと野菜、乳牛と肉牛それぞれに対する価値観、思いは同じではない可能性がある、いや同じであるはずがないということですね。篠原先生のレクチャーでいう「デノテーション」と「コノテーション」ですね。

本田　そう思います。ある人がある言葉を使って何かを表現しようとしているとき、大事なのはその言葉の辞書的な意味というよりも、価値、重みづけを含めその言葉を使う説得力というか、それを使う人にとっての妥当性という背景的な意味こそが大事で、実際の会話でも言葉のやりとりってそんな感じでされているのではないでしょうか。篠原先生のレクチャーも繰り返し読み込む必要がありますね。

玉木　ええ、そうですね。

本田　あともう一つ興味深いことがあります。つまり、出来事の捉え方においても重要な点を示しておきます。「ある人が誤ってコップを落としてそれを割ってしまった」という事故があったとします。英語圏の人は「誰」が割ったかを強調する、スペイン語圏ではそれが事故だったことが強調されるという研究報告を知りました。つまり、ある出来事を見たとき、そのときには異なる言語を使う人は、その出来事に対して視覚情報としては同じでも、出来事のどのような面に注意を向けるか、その視点が異なるということです。

玉木　そういったことって、言語の違いだけに限らず、本田さんの世代と僕の世代、さらにもっと若い世代といった世代の差もある気がします。また、同じ世代でも一つの出来事の捉え方としてさっき本田さんが言ったように、人、あるいは出来事の影響、あるいはその原因となる環境といったように個人的な性格というか、人によって着目点が違うということも結構ありますよね。

本田　たぶんそうだと思うんです。だから、そうした認知プロセスによって生み出される思考と出来事との関係づけについて議論するとき、僕たちは「意識経験」という言葉を使うのだと思います。そしてその意識経験、文化圏や地域性と関連した言語による思考と認知のありかたというのは相互に影響し合っていることから、患者さんの生きてきた経験、患者さんによって語られる経験と認知のありかたもこのような関係としてみていく必要性がまず前提としてあって、そのうえで臨床での病理の推論においては、生物学的機構が損傷されたら、当然認知のありかたも変容するのだから、患者さんが経験している世界の言語化の内容も変化しているという局面に入りますよね。だからこそ脳という生物学的機構の改変を図ることを目的とするリハビリテーションでは、訓練というものを単純な内容としてではなく、治療構造としてそれを「認知」と「経験」との関わり、影響の及ぼし合いとして、それらを観察すること、そのために言語が重要な接点、患者さんの経験に触れる入り口になるということが言えるでしょうね。

玉木　そのとおりですね。だからこそ、セラピストが原則的に知っていなければならないことは、治療（訓練）を実施する場合、生物学的機構、認知、経験というこの3つの要素とそれぞれは互いに影響し合っていることは外せないことになりますね。治療の始めに必ずこのシェーマを眺めてその意味を再確認することもいい習慣じゃないでしょうか。改めてまたここに載せておきましょうね（図③）。こうした訓練、治療においては、患者さんにとってのリハビリテーションとは、自己の「経験」を手がかり、拠り所にして取り組むこととなり、セラピストにとっては、そうした患者さんの手がかりや拠り所を支援するた

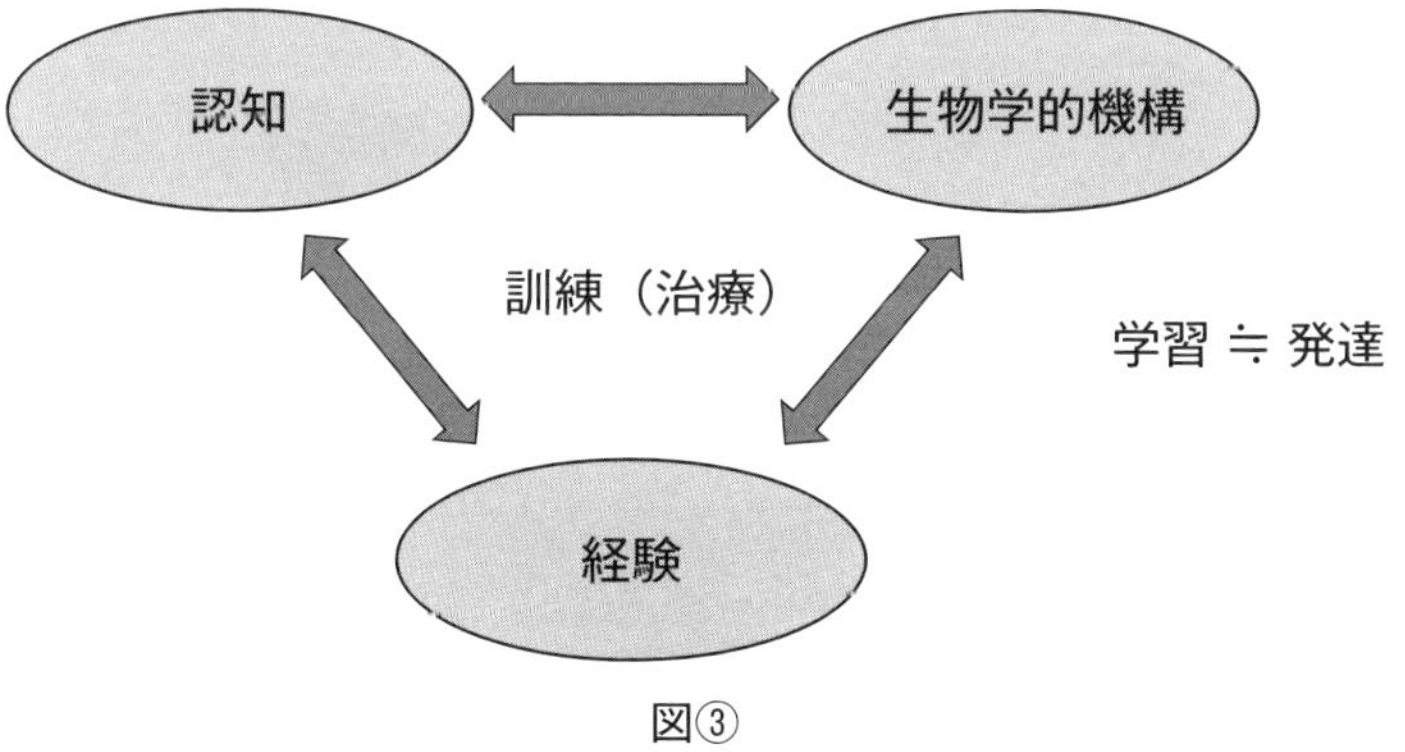

図③

めに訓練、すなわち認知問題という思考の手がかりを提示することを考案するという関係の中で治療が進行するということです。こうした患者さんとセラピストとの関係は「学習」あるいはそれが子どもの問題であれば「発達」ということと同じことだと思います。ですから僕からはこのシェーマの横に「学習≒発達」という言葉も添えさせてもらいました。

本田　いいですね。そのとおりだと思います。

改めて「治療構造」について話そう

本田　実は、僕にとってこの二次元のシェーマ（図④）は、立体的な構造として捉えるようなイメージを持つほうが、理解が進みます。玉木さんはいかがでしょうか？

玉木　シェーマそのものを立体的にということはどういうことでしょうか？　先ほど認知プロセスについて議論しているときに意識できうる領域とそれを支える潜在化した領域があるという話をしているときに、それは深さや奥行きといった立体的な構造として考えると理解しやすいと直感的に思いましたが、この治療構造としてのシェーマも立体的に捉えるということに関しては、もう少し詳しく聞きたいです。

本田　この図（図⑤）も用意してきました。それから参考として苧阪先生の有名な意識の3層構造のシェーマも持ってきました（図⑥）。「認知」「生物学的機構」「経験」という3つの、言ってみれば「システム的な」要素で構成された治療構造は、苧阪直行先生（1996）の意識の3層構造のシェーマを重ねながらみると、シェーマの中心にある僕たちのめざす「リハビリテーション治療」の位置づけがもっとわかりやすいのではないかということです。…図⑤と図⑥を見比べながら説明していきます。意識の第1層は、脳幹レベル、視床を中心として生理学的な意味での意識、つまり覚醒を維持する機構によって支えられていますが、それをこの三角錐ではその底辺部分を拡張した点線部でその領域を表しています。かつこの底辺部分には小脳、大脳基底核を中心としながらの自動性のある行為を生み出す領域も含めてみます。先ほどから話してきたような学習された内容、つまり潜在的な認知もこの領域と考えます。そして苧坂先生のおっしゃる意識の第2層は、運動・知覚的な意識、つまり「気づき」から、そして自己意識、第3層として再帰的な意識を生み出す高次の脳の機構が階層的に

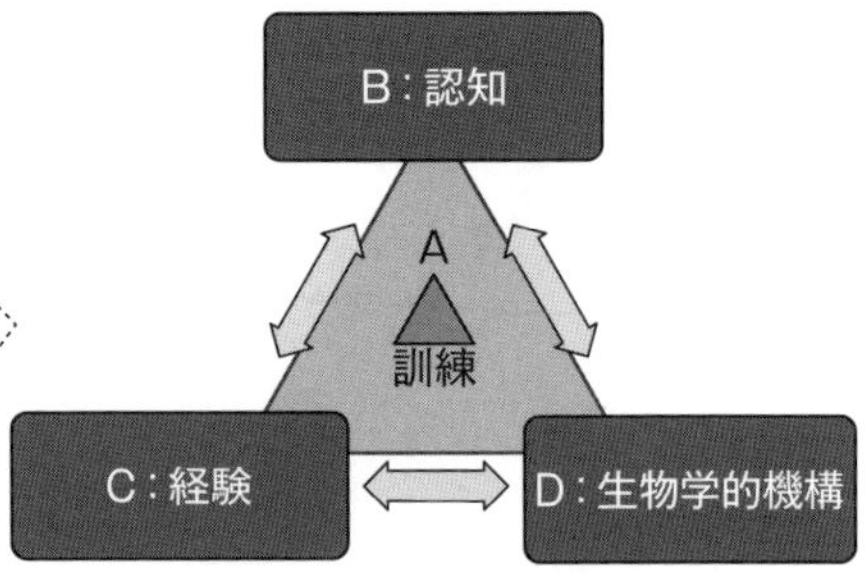

図④

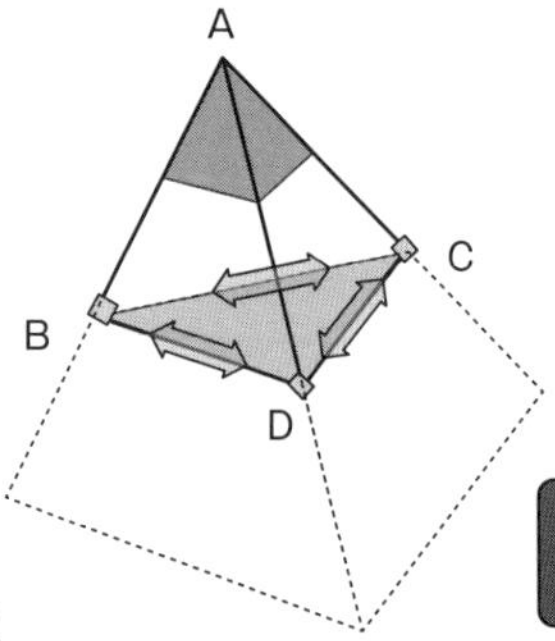

図⑤

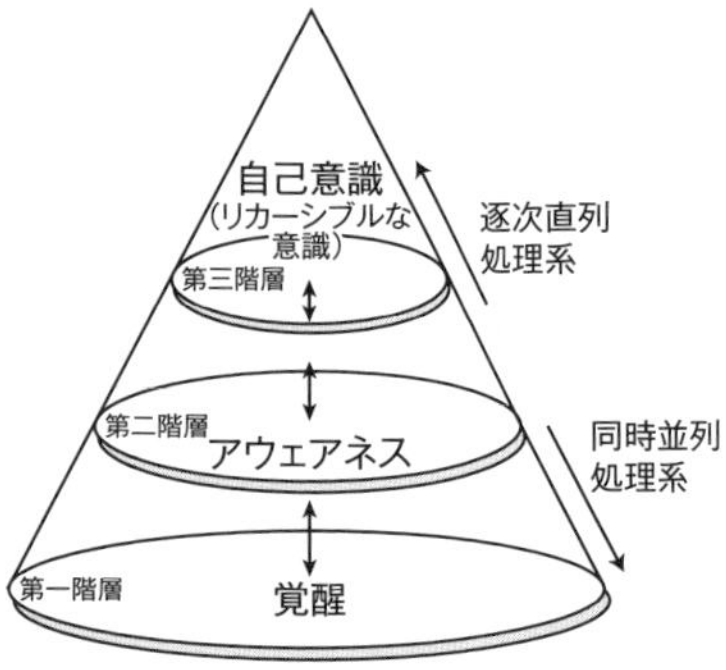

図⑥　アウェアネスの階層と処理の様式
（苧阪，1996を改変）

成り立っていると思いますが、この2層から3層が実線で示した三角錐ということになります。当然従来のリハビリテーションにおいて、患者さんが何らの身体運動を誘導される中で患者さん自身に「気づき」が生じることはあるので、実線の三角錐の底辺と白い部分のあたりに身体運動を介した「気づき」を想定することができます。で、さっき立体的な構造としてビジュアル化した方が「リハビリテーション治療」つまり「訓練（治療）」の役割が掴みやすいのではないかと言ったのが、三角錐の頂点のところです。ここが、高次な意識、めざすところのリハビリテーション、つまり患者さんに自己身体、あるいは自己身体を介した対象に対して、強く意識を向け、認知的な課題を介して「気づき」を促し、気づいた内容をさらに自ら思考し、「内言語化」していくようなレベルのことをさします。つまりこの濃い網かけで示した三角錐の頂点の領域こそが、あるべき訓練の意識水準、セラピストとしては訓練の間、患者さんが思考するために留まって欲しい意識水準ということになります。このあたりのことをもう一つ図示してみます（図⑦の右）。三角錐の頂点部分の領域が訓練を示していますが、セラピストとの対話によって回復に必要な事柄は、自分では意識の上に立ち上がらせることができなかったものが、引き上げられていく。そして治療が展開される中、もはや意識の上に立がらせる必要のない情報となった時点で、すなわち回復した時点で、その学習内容は点線部の層に沈殿していく。つまり行為の自動性を司る領域へ移行していくということになります。

玉木　ああ、なるほど。図にすると潜在領域と顕在領域との関係が上下の動きとして直感的にわかりやすいかな（図⑦の左）…　この上下の動きという合点の行き方も篠原先生のレクチャーを読むと一種のメタファーなんでしょうね。精神世界をこうした力動的な空間に喩えるというのも…

本田　ね、面白いですね、そんなことも。

玉木　そうですね。さらに言うと、上下だけでなく三角錐といった物理的な物体そのものもメタファーとも考えられませんか？　この図⑦の右で言うと上に位置する高次な認知プロセスは潜在化に向けて沈殿していく中間の領域としての認知プロセスという下の基盤に支えられていて、さらにそれらは目に見えない地面の下の基礎の部分に支えられていると。その話を聞いていてすぐにピラミッドのような構造物が頭に

＊参考：苧阪直行『意識と前頭葉―ワーキングメモリからのアプローチ』心理学研究、第77巻第6号 pp553-556、2007

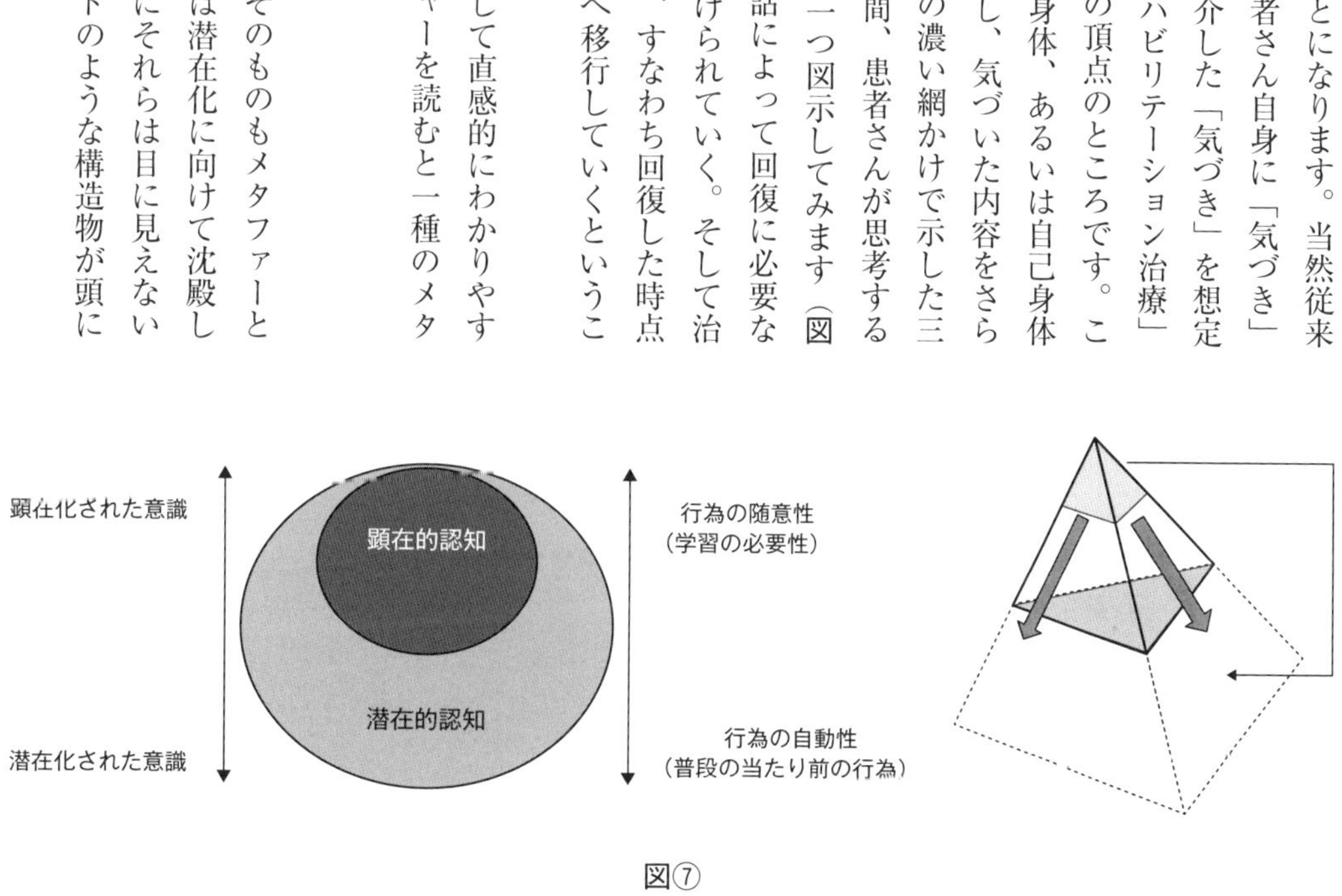

図⑦

浮かんできました。

本田　そう言われるとそのとおりですね。この図の三角錐の底辺に描かれた点線部分は、さっき僕が「自動性を帯びている当たり前の日々の行為の内実は、まったく意識的な認知過程を必要としないで成立したのではなく、その多くは過去に認知過程を介した、意識的な学習経験が沈殿しているだけで、存在していないのではない」と言ったことと同じですし、その後、玉木さんが自動化の仕組みを脳の神経効率という観点で話をしてくれたものと一致してきます。

玉木　はい。ただし、現実の構造物のように下から構築していくというよりは、本田さんが言ったように意識的な高次な認知プロセスは徐々に潜在領域に向けて「沈殿していく」ということが重要な気がします。沈殿して、新たな認知プロセスの基盤になるとすると矢印の向きは双方向性なのかもしれませんね。

本田　そうですね。その方がしっくりきそうですね。そのうえで改めて、この頂点部分に位置する「訓練」を、ヴィゴツキーの三角形と重ねてみてみましょう。図⑧は佐藤先生のレクチャーから改めていただいてきたものですが、今の議論としては、まずはこのヴィゴツキーの文化的発達の3段階の図式Ⅱを中心に確認していきます。…解説としては佐藤先生のレクチャーと重なりますが改めて…。患者さんをS1、セラピストをS2、そして記号のところを実際の物理的道具とみなすことができます。そしてこの図では、互いに訓練という場を共有しているのですが、重要な点は直接的にS1とS2直接的に繋がっているのではなく、訓練（道具）を媒体としています。言い換えると、患者さんが望む行為の実現に必要な訓練、学習とはこの3つの要素（S1、S2、記号）で成り立っているということを意味している三角形です。そして図式Ⅱで示されている「記号」の意味は2つあると思います。1つは互いに物理的な訓練道具を前に対峙しているのですが、この道具は身体を介した患者さんの病理を克服するために設定された状況として、特定の意味が付与されている「記号」とみることができます。2つめの記号の意味は、1つの訓練状況を共に生きているという「行為の共有」です。行為を共有するということは、患者さんにとっては、セラピストが提示した訓練課題の中で正しい解答、すなわち望む行為を実現するための欠かせない情報として身体を介してそれを得ることだと思います。この瞬間がおそらく「記号化」と言われるところで、患者さんにとって、これが定着したものになれば「記号」となる。それは行為の共有によって「意味」が生ま

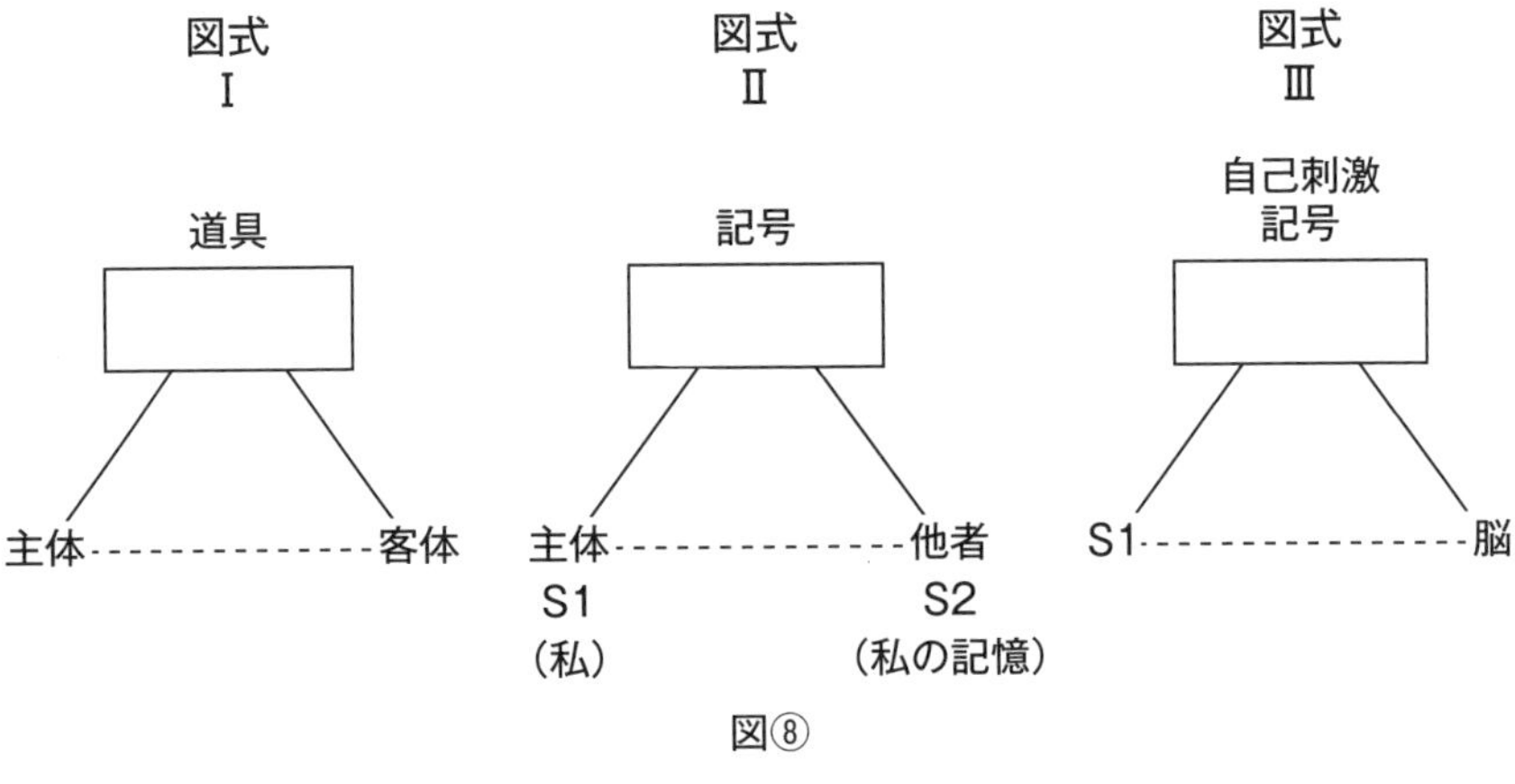

図⑧

れたということを意味します。

玉木　それはつまり、訓練課題という行為を共有する中で、その中に内在されている「意味」、すなわち「どのような行為をどのように回復していくためにどのように患者さん自身が自分の身体を認知しないといけないかということ」に気づいていくということでしょうか？

本田　そうだと思います。この過程では、物理的な道具を介した意味の共有に加え、また言語を介した二人称世界、つまり対話世界が成立しています。つまりセラピストからの言葉（問いかけ）を受けることによって、患者さんの意識は、自ら気づけなかった領域へと向かいます。先の三角錐の図で言えば、頂点から底辺に向かう太い矢印の向きのことで、潜在的な意識領域へと向かうという意味です。そして、患者さんは、自らの身体を介した声（知覚経験）を言葉にしていきます。このことが（意識）経験を動かす（変化させる）ことに繋がります。これは非常に生理学的な仕組みである認知プロセスの変化を伴う変化です。「経験」が生じるとき、そこには経験を生む身体があり、その生物学的機構があります。

玉木　なるほど。この矢印には、病理を抱えた患者さんが解決しないといけないけど自分一人ではアクセスできない領域にセラピストが対話によって向かわせるといった意味も含まれるんですね。そして、その領域における気づき、つまり認知プロセスの変化として立ち現れる経験を言語化させること、さらにその経験を生む患者さんの身体を含めた生物学的機構が存在しているということもこの図の意味として読み取れるということですかね。

本田　はい。さっき僕は、言語の文化的な側面はその人の経験を、認知のありかたを変えているのではないかという話をしました。その理由は、言語というものをヴィゴツキーの三角形、特にそれが「人間の文化的発達の3段階」という表現で呼ばれていることを考え合わせると、人間にとって文化というものは単にどのような国のどのような生活環境で暮らしているのかということに留まらず、言語を媒介として世界や出来事、自分や他者、身体や精神と関わり、それによって変化していく認知プロセスのありかたと関係しているのだから、対話によってその傾向、思考方法が見えてくるはずだと思います。これは治療に活用できる実に重要な情報であろうと思うのです。ですから訓練としても、どの身体部位のどのような感覚モダリティに注意を向ければいいのかということに患者さんの意識の志向性を向けようとこちらが思ったときに、訓練内容は一見同じでも言語的な関わりが変わる可能性があるということではないでしょうか。言葉の使い方は、たとえそれが同じ動作に見えても、患者さんがそれをとおして意識化しようとする内容をさまざまに変えることができる可能性を持つし、また人間の認知プロセスは、そういった自在性、平易に言うと患者さん自身が自分の思うとおりにできる能力が備わっていると思います。これは脳の生物学的な性質としての「可塑性」とは違う、認知的に複数の捉え方ができるような、つまり「多義性」ということだと思うのです。

玉木　ああ、それってわかりますね。その認知のあり方は文化によって、そしてその人のこれまでの経験によって異なるわけですから、訓練環境は同じでも認知のあり方を変化させるための気づきに導くための問い方や答え方にはバリエーションがあるという言い方もできますね。たとえばある硬さの物体を足底で知覚してもらったときに土の硬さに喩えてもらった方が認知しやすいとか、逆にそれでは認知しにくくて、数字や割合で考えてもらった方が認知しやすいとかいうことは、臨床現場の中には頷いてくださる方も多いと思います。

本田　そう。認知することは運動につながり、また意味づけされた運動は行為であるという話を思い出せば、図式Ⅱのレベルを図式Ⅲと比較した場合、つまりリハビリテーション治療として見た場合、この二人称世界は、セラピストという他者の媒体がまだ必要であることを意味します。まだまだ僕たちの仕事は続くわけです。

玉木　そうですね。僕たちが普段の臨床でやっていることはまさにこの図式Ⅱに表されている二人称世界そのものですね。

本田　そうなんですよ。では二人称世界としての図式は次の段階として、図式Ⅲとなるわけですが、どう考えることができるか言ってみます。図式Ⅲでは、S1は自分自身の身体、そして自分の脳、図式Ⅱでは記号であったものが、自己刺激、記号となっています。つまりこれは、セラピストが（部分的に）もう必要ではない回復した段階とみることができます。図式Ⅱの「記号」のところは、訓練（課題を実施する）という行為の結果から「意味」が生まれ、その「意味」は記号として自らの脳に記憶され、本人の意図や目的性とあった運動（これが意味のある運動＝行為のイメージ）に活かされるわけです。つまり何らかの欲求によって意図が生まれ、その意図にあった運動を実行するために、必要な記憶を想起させ（経験の想起）、運動のイメージを形成し、いつでも望む行為を実行できる状態にある、この自律性のある状態が「自己刺激、記号」とみることができるというわけです。このあたりの詳細は佐藤先生のレクチャーと姉妹本『臨床のなかの対話力』を読んで欲しいと思います。

玉木　意図から行為実現までの一連のプロセスのことを本田さんは「意味」あるいは「意味のある運動」、つまりは「行為」と考えているわけですね。

本田　そうです。この行為のプランとその実行までのプロセスを患者さんが自律的に行うことができれば、僕たちの臨床は終わりということですね。

玉木　そこまでなんとかもっていきたい。

本田　僕たちの仕事には、それがいつなのかは一概には言えないとしても、必ず終わり、終了がなければいけないと思います。ヴィゴツキーのシェーマの図式Ⅱの領域は、そういう意味では僕たちの最後の踏張りどころですし、事実、臨床もこの領域で進行していると強く思います。

玉木　そうですね。現行の医療や介護、福祉などの制度の中でリハビリテーションを行う以上、必ず関わりの終わりがありますし、最初から常にそこまでを見据えた関わりをしていかないといけないと僕も常日頃から感じています。…そう言えば、以前患者さんが話されていた言葉を思い出しました。「このリハビリは自分がうまく意識できたら自分の体が変わるのがわかるし、自分も参加している感じがする。だから家に帰ってもそれを自分で思い出しながら練習しているんです。昔子どものころ受けていたリハビリは、確かにそのときすごく変わるんですが家に帰ると元どおりになってて…。だから集中するのは大変だけど楽しい」って。…そんなことを考えると図式Ⅲに移行するためにも図式Ⅱにおける関わり方は大事ということが言えるでしょう。

本田　そのとおりだと思います。ですから、次のテーマとして「二人称的世界」について話しましょう。

「二人称的世界」について話そう

本田　「二人称的世界」とは本来的には広い意味を持っている言葉であり概念だと思いますが、これをリハビリテーションに引き寄せて考えると、文字どおり「臨床」の実態です。言うなれば臨床における患者さんとセラピストとの関係のありかただと思います。さっきのヴィゴツキーの三角形の図式Ⅱ（図⑧）に戻りますが、これは二人称世界を表現していると言いましたが、その二人称世界は、患者さんのみでは到達できない、気づけない世界、つまり患者さんの潜在的、深層的な意識領域へのアクセスが可能となる臨床のレベルのことだと考えます。そして治療が効を奏してセラピストが患者さんの思考の領域にアクセスできた場合の多くでは、それまで患者さん自身の力では「気づけなかった」病理的なことに対する気づきが彼らの思考の中に浮かび上がることが期待されます。そしてその意識内容は、セラピストとの対話を介して、はじめて患者さん自身にも自分の経験という内省的な事柄として認識され始め、治療の中で言葉として表現する中で漠然としていたものが、次第に鮮明になっていったり、あるいは言葉にするという行為によって、自分の本当の語りたかった言葉が次第に整理されていくことかもしれないと思います。それは僕の過去の治療経験からそう思うのです。この点は、木村素衞の言う「第一に表現したいこととして、自己の内部に漠然としてあるものを外に押し出し、形にしていくことによって表現したいことが何であったかがはっきりするということです。第二に、この外に向かって形にしていくことで創り出されたものを通して、内なる自己が創られていくというものです。…人間の精神や意識世界は外へ向かう表現行為を通して創られる」という主張はとても合点がいきます。

玉木　佐藤先生のレクチャーで「表現行為論」に絡めて「外（他者）を否定的媒介契機とすることによって内が内として成立すること、つまり自分と異なる考え方や経験のしかたがあることを知ることによって自己を形成する」とありました。患者さんが自分の経験の異常、足りない部分も含めてそういったことに気づく契機は、患者さんの記述に対してセラピストが自分の経験を伝えたときであると私も感じています。一方で、それは同時にセラピストにとっても患者さんの経験している世界に驚く、つまりセラピスト自身と異なる捉え方で世界を経験していることに気づく契機にもなっていると思います。

本田　そのとおりですね。このようにリハビリテーションの臨床における「対話」そのものが、表現行為と同じ意味を持つとするなら、やはりリハビリテーション治療をさらに推し進めていくためには、対話という二人称世界で繰り広げられる「言語」というものは、改めて治療的道具として位置づけ、一般化されていくべきだと思います。こんなシェーマもあります（図⑨）。これは患者さんとセラピストが治

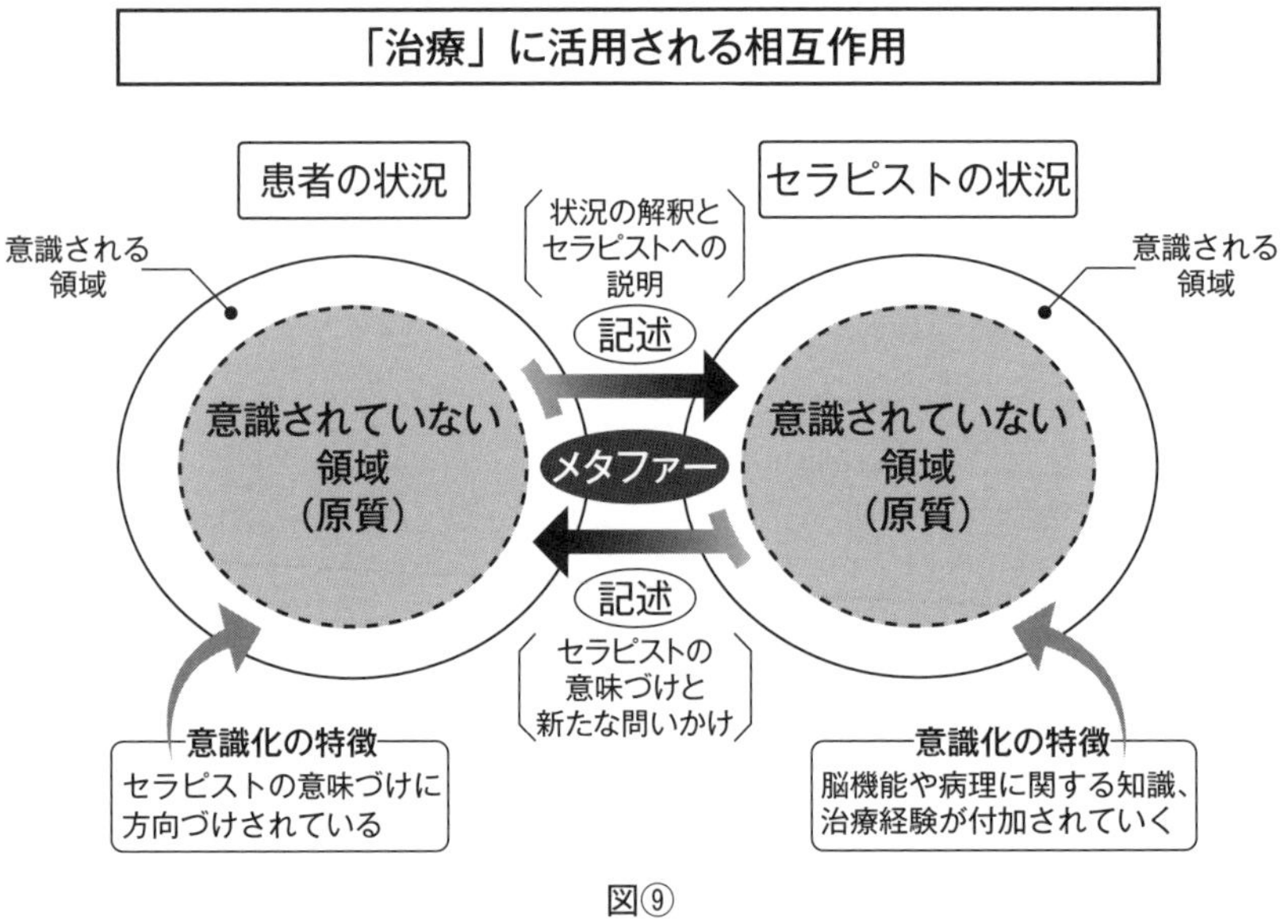

図⑨

療という状況の中で向き合ったとき、そもそもが非常に普遍的な意味を持つ二人称的世界をリハビリテーション治療というある種、限定的な状況の中でどのようにして活用できるのかということを表現したものです。だから、こうした治療における患者さんと僕たちとの相互作用の中で大きな役割を演じているのが記述のやりとりを介した患者さんの意識の潜在領域と顕在領域の状況を記述によって判断しながら機能回復に必要な記述をさらに引き出していこうというものです。両者の中間に「メタファー」「記述」という言葉が置かれていますが、これらはけっして空中に浮いているのではなくて、先ほどからの話にある意識の潜在領域と顕在領域との境界にある「中間」領域で、これまたメタファーの一種なのかなと思いますが、それを間身体領域という仮想的な空間に置いているということです。さらに、田中先生のレクチャーで触れられていることですが、「二人称的な相互作用の相手の方である他者は、けっして心と身体のみで自己の前に現れるのではなく、社会的環境（さらには世界）を背景として現れるもの」とおっしゃっています。だとすると、この図の記述やメタファーと書いている意味は、患者さんの意識経験の記述内容のことですから、その内容は当然個人の生きてきた来歴、価値観も含めた社会的環境の事柄が意識されていなかった領域内から引き上げられたことになりますね。…何によってか。それは「対話」という相互作用的な行為によって前景化したといえますね。つまり対話を介して意識化させた経験の記述は、セラピストにとって患者さんの経験を知ることに他ならないということだし、患者さん自身にとっては、病理の「気づき」、そして「気づき」から「自覚」へつながることに他ならないということではないでしょうか。

玉木　はい。とするのであれば、両者を橋渡しするメタファーは、両者にとって共通了解が必要なメタファーでないといけないとも言えるかもしれませんね。せっかく患者さんが記述してくれた内容も、セラピストが理解できなければ患者さんに適切な「気づき」が生じたのか否かを判断できませんし、当然セラピストが問いかけた内容も患者さんの潜在領域に届くものでなくてはならない。そういう意味では間違いを恐れずに言うと、生きてきた社会的環境（世界）がまったく異なる場合、学習を促す治療は相当困難かもしれませんね。

本田　そうですね。かなり困難でしょうね。でもセラピストが理解し続けようという意思の力と想像力にかかっているとも言えますね。これは僕たちが患者さんとどういう関係性で向き合っているかという話です。では実際に治療を行う際に冒頭の治療構造を念頭において訓練というものを考える際に、言語記述がこの構造のどこに作用しているのかということを考えたいと思うんです。

「記述することの治療的活用」について話そう

本田　ちょっと前置きのようなことを言いたいんです。次のテーマは言語の活用がどこまで治療として有効なのか、少なくとも有効であるという希望が持てるぐらいにはその妥当性があるのかということです。これは僕たちにとって、いよいよ自分たちの仕事としているリハビリテーション治療の核心の入り口に立つということです。これまで話してきたことは治療構造という僕たちの仕事の性格、足元に相当する根幹部分についてでした。そんな話の中で言語とかセラピストと患者さんとの治療関係という話が絡んできました。今回、この本の前半のレクチャーで僕たちはとても大事なことを教えてもらったと思います。大半は僕たちリハビリテーション・セラピストの専門教育の中には含まれていない事柄でもありました。そうしたことを加味すると、今言ったリハビリテーションの根幹部分、そして次の話題の言語の活用についてもずいぶんといろいろなことが考えられるようになることがわかりました。やはり物事について考えるいろいろな観点とか知識というのは僕たちリハビリテーション治療を専門にしている人間にとっても必須のことだと実感します。リハビリテーションをどんな観点、どんな基準枠で見るのか、それが大きく広がることになるんだということです。

玉木　これもメタファーですが、まさに「知識は力だ」と言いますね。

本田　はい。まさに僕もそう思うんです。特に今は実現していない将来の可能性について考えるときには、そのための踏み石、つまり辿り着くべきリハビリテーション治療の（あるべき未来へ導いてくれる）印になってくれる、「知識は力」というのはそのようなものだと思います。

玉木　よくわかります。臨床で若い後輩に対して彼らがまだ考えていないことを教えるときに、まずは教えたいことのその根拠が伝わることが先決ですね。患者さんに対する言葉の使い方にしても、患者さんに安心してもらい、できればこの先のリハビリテーションに意欲を持ってもらうことを念頭に話す場合にはそれに応じた人間関係の心理学のような根拠があります。もちろんそれは重要なことですが、今僕たちが話しているように言葉を治療の重要な道具として活用するという話になればその根拠は大きく違ってきます。それがこの本の前半のレクチャーで講義されていることだと思うんです。

本田　僕もそう思います。では話を先に進めましょう。…僕たちのリハビリテーション治療がめざしている目標は何と言っても患者さんの生物学的機構の回復的な変化です。それは先ほど苧阪先生の意識の3層構造のシェーマ（図⑥）で言えば、脳幹レベルの機能によって基本的な覚醒レベルが担保されている、つまり第1層は働いているということを前提にして成り立つものです。さらに運動的な意識、それは第2層の気づき、アウェアネスというところがちゃんと働いていることも前提にしています。さらに自己意識、リカーシブ、再帰的な意識といういわば高次な脳機能というものがそうやって3層の階層として成り立っているということを、治療構造の三角錐の立体に表現することによって僕たちがその高次な意識化のレベルで仕事をするのだろうということに重ねてみたわけです。そしてこの頂点の領域で患者さんの意識経験を対象にしていく手順を先ほどのヴィゴツキーのⅠ、Ⅱ、Ⅲという3つの図の意味の変化に重ねて見たんです。図式Ⅱの手順がおそらく僕たちセラピストが関われる最後の段階なのかなという話も出ました。

玉木　先ほど本田さんは、意識的な高次な思考の作業が潜在的意識を顕在的な意識レベルまで引き上げるという学習の成果が自動性を持って再び潜在的な領域に沈殿していくと言いました。それがこの三角錐の頂点で行われる治療ということだろうと思いますが、いったん獲得されたものが自動化するということは、つまりそれを意識せずとも実際の運動やイメージとして実行されるようになったということで合ってますか？

本田　そうです。合ってると思いますよ。

玉木　三角錐の下に点線で拡張した領域にそうした自動化された戦略が収納される、言ってみれば眠っているということですね。そして場面によっては自分で、あるいは他者によって顕在領域に引き上げられるということ。

本田　そうですね。眠っているけど、健常な状態であれば、いつでも「さあ、いくよ、準備して」と声掛けするといつでも潜在的なレベルに沈殿した内容を惹起できる状態にはあるということでしょうね。声掛けといっても実際に肉声としての声をあげるという意味ではなくて、自分自身に対する内なる声、内言語でという意味ですが。

玉木　なるほど。「準備して」と内なる声をかけるだけで、その内実まで意識させなくても自力で顕在化させることができるということですね。

本田　これは自己内対話に近い状態だと思います（詳細は『豚足に憑依された腕』555ページ～の症例P）。…あっ、それから、ちょっと補足しておきます。それは精神医学の観点から、意識的な気づきを伴わない、いわゆる潜在認知についてです。代表例は盲視や左半側無視です。左半側無視患者に対し、たとえば普通の家と火事の家の絵を呈示します。このとき患者は、どちらも同じと答えるが、どちらに住みたいかと尋ねると、有意に火事の家ではない普通の家の方を選択するのです。でも理由は答えられないのです。この現象について大東先生は、当該患者には左半側知覚世界は、意識表現に立ち現れないが、脳の基盤とする「認知」から失われていないかもしれない、と言えるかもしれないと解釈しています。もちろん類似した現象が認められるのは臨床で経験したことがありますのでよくわかります。

玉木　僕も経験があります。でもそのような盲視や半側空間無視の患者さんの無意識的なアウェアネスは顕在化するわけではないですよね。

本田　そうです。重要な点は…今僕たちが議論しているのは治療的活用としての意識についてです。患者さんに対して相当な心的な作業、労力をお願いし、意識的な「気づき」を促し脳の可塑的な変化を期待する、つまり学習（回復）につながる訓練についてです。さらに加えて言うなら、双方の意識を高めた場合に、それ相応の学習（回復）の高まりは期待できるのではないかという議論です。つまりこのような場合、当然複雑な認知プロセスの活性化を求めるということですから、あくまで僕たちの理解を助けるために便宜上、治療構造を立体的な三角錐としてモデル化しました。

玉木　つまり行動や行為すべてのモデルということではなく、あくまで治療構造の理解を促す「道具」としてのモデルと捉えた方がよいということですね。

「臨床の姿が変わる」について話そう

本田　そうです。それから「モデル」という言葉で思い出しましたが、身体意識（身体所有感、自己主体感）については、田中先生がレクチャーで詳しくおっしゃっていますが、近年「コンパレータモデル」が提唱されていますね。このモデルのおかげで人間の身体意識なるものが、どういう仕組みで生成されているかがかなりクリアになったことは臨床的にもありますね。…つまり過去に経験した症例の運動麻痺、高次脳機能障害の多くにこのモデルを当てはめて病態を解釈し確かめてきました。ただし、いざ治療介入しようとした場合には、そこから具体的なものはみえてきませんでした。確かに人間の行為に至る（身体意識の形成に至る）道筋を、意図に始まり、予測系と実行系の2つに大きく分け、その予測と結果を比較照合していくというモデルは、おおむねどの部分に問題があるかについて、僕たちの理解を助けるモデルにはなりました。でもですね、セラピストと患者さんとの治療的関係性はどのようにあるべきか、そして治療道具はどのようなものであるべきかについては、コンパレータモデルからはまったくみえてこなかったのです。そこで、さっきちょっと話しましたが、三角錐の頂点領域にヴィゴツキーの三角形を想定した、あのモデルに行きついたというわけです。…物理的に「人間の意識とはこのような形をしているからここに切り込んでいきなさい」と目に見えるものではないので。

玉木　なるほど。この三角錐のモデルは、そのあるべき治療的関係性を含めた治療構造を可視化したものと考えるということですね。

本田　そうです。もう少しセラピストと患者さんの関係性と治療上重要な意識についてモデル化した三角錐の頂点部分について話させてください。僕たちとしてはヴィゴツキーの三角形の図式Ⅱに書かれている「記号」の意味に対する理解を深める必要があると切実に思います。これは図式Ⅲでは「自己刺激・記号」と表現されていますが、これは患者さんの自律的な能力に成長していくもので、この変化はひとえに患者さんの学習の努力の成果であるからです。であるならば僕たちは患者さんが自分の潜在的-顕在的意識の境界領域を舞台に思考を動かし、気づき、それを良い方向に向けた知識としていき、いつでも意識の助けなしにそれらを引き出す力を獲得していくために、何がその具体的な支援になるのかということに自覚的でなければならないでしょう。

玉木　そのとおりだと思います。患者さんとセラピストが図式Ⅱのように訓練環境、そして言語という記号を介して関わる臨床場面では、どのような訓練課題にしてどのような問いかけをすることで、どのような気づきが生まれるかについてどれだけ緻密に計画を立てられるかがセラピストの力量であると思います。また、その気づきがその場限りでなく、自律的な能力に成長していくためにどのようなものであるべきかについても自覚的であるかどうかということも、患者さんの学習速度に大きく影響するのではないかと思います。

本田　だから、そうした患者さんの思考能力の変化をその病理との関係、そして患者さんの経験してきた

＊参考：大東祥孝『精神医学再考―神経心理学の立場から』医学書院、52-53ページ、2011より

社会、文化的な観念との関係、そうした複合的な領域から発してくる言語記述というのは、まさしくセラピストと患者さんとが直接に言葉のやりとりで対面できる接点だろうと思います。僕たちの注意も慎重にそこに焦点化しなければいけない。なぜなら僕たちセラピストとの対話によって、患者さん自身が気づけなかった病理も含めて、患者さんにとって思考が、自らの回復へと変化する、それに応じてたとえば知覚探索に必要な注意やそれを過去の記憶と比較し、それをセラピストに伝えるために言語的な記述に変換する経験が増えるというように認知プロセスもそれに応じて変化していくことが治療効果として期待されるからです。…そんな意味で患者さんの言語記述はメタファーなどを使って顕在的な意識化の領域としてセラピストとやりとりができる仮想的な、田中先生のレビューにあるような「自己と他者とのあいだに創発する自己表現、自分を意味づけする高度な内省的思考」の領域のことです。

玉木　そうでした。内省的ということを田中先生は「反省する能力」、人が自分の現在、過去、未来という時系列的な関係を考慮して自分の経験していることを俯瞰する作業によって成立すると表現されていますね。「いま・ここ」をいったん離れてそれを含めて自分を俯瞰する「高階の認知」であると。

本田　そうですね。それはつまり自分の経験を、時系列としての必然性で繋ぐ能力のことです。またそうした分脈を持ったものとして、そしてその中の然るべきところに自分を位置づけられるという能力のことでもあります。田中先生はまた、身体イメージの成立もまたおおよそこの「反省」の能力の成立と並行しているとおっしゃっています。

玉木　他者の視点（パースペクティブ）を借りて自己の身体を想像する、つまり自己を俯瞰できるようになることによって身体イメージが成立するという部分ですね。

本田　はいそうです。僕は「俯瞰する力」という言葉に「はっ」とさせられました。どういうことか説明しますね。

玉木　はい…ぜひ。

本田　まず乳幼児の身体図式は、感覚運動経験の蓄積に伴う情報の統合、つまり（自分の手足を）見ることと、そして同時に動かす（触れること、触れられることという二重接触による自他の認識に至る）という経験で形成されるといわれています。すなわち視覚情報と体性感覚情報が統合されることで成立します。これはセラピストであればだれでも知っていることですよね。そして基本的理解として「身体図式」は再帰的な意識、自覚を必要としないので、今まで議論してきた、いわゆる自然の振る舞いや日常の身体運動の行為は、身体図式によって自動性を帯びているということになる。…ただですね、「俯瞰する力」の存在をセラピストとして知ってしまった今、発達に伴ってある程度の年齢になった人間にとっては、自分自身について、もう一人の自分が客観視するという意識が、どのように身体図式の形成に関わっているのか、そして治療介入に欠かせない構成要素について改めて考えていくべきだと思いました。…田中先生は、この俯瞰する力の形成そのものには「共同注意」という発達的観点を指摘していますし、共同注意とともに形成される三項関係（自分－他者－対象）が学習で重要な要素であるということも併せて指摘してくれています。

玉木　そういう意味では、治療対象となる身体とその身体の行為における記号的意味に対して共同注意を働かせることで、行為の基盤となる身体イメージを再構築するということも合点がいきますね。

本田　そうなんです。このことが「はっ」とさせられたということなんです。今までの臨床を見直すうえで、あるいは、より精度の高い臨床にするうえで非常に示唆に富んでいると感じたのです。臨床に置き換えて一緒に検討してみませんか。

玉木　はい。

本田　まずは片麻痺患者さんの多くは、生物学的機構の損傷に伴い「身体像」の変容が観察されますね。それは描画検査と対話の中で患者さんが語ってくれた内容からどのような変容か類推できます。セラピストの基本的理解として身体像とは顕在的な自己身体に関する知識のことだと押さえつつ、中核的な問題として捉えることが多いですね。この「身体像」の変容を積極的に治療的介入していこうとする場合、特に体性感覚情報に注目しながらも、まず訓練というものは、共同注意が成立すると考えられる間主観的関係性、あるいは佐藤先生もおっしゃっていた「行為の共有」が現れる「場」が、臨床には何よりも必要ということがはっきりしたのです。

玉木　身体イメージの成立には自己を俯瞰するような内省的な認知プロセスが必要であること、そして、その自分を俯瞰するような視点は他者が自分と異なる世界の見え方（パースペクティブ）を持っていることを理解すること、さらにそれは自分－他者－モノ（患者の身体）といった共同注意を経由して行われている、つまり変容した身体イメージを再構築するためにはそのような場面設定、状況を作る必要があるということですね。

本田　そのとおりですね。高い水準の治療効果が期待できるのは、間身体性という哲学的視点においては

「私」と「あなた」という間（ま）、そしてその間が生まれる「場」の構築が必要であると。同時にそれは発達心理学的視点におけるヴィゴツキーの三角形（患者－セラピスト－道具）であると。そして「俯瞰する力」は言い換えれば自己身体を介して、内省する、思考する力ということになりますよね。…まとめてみると、近年の学習モデルでもある身体意識の形成モデルを活用し病態解釈を捉えつつ、実際の治療では、「俯瞰する力」を含めヴィゴツキーの三角形の図式Ⅱを脳内で想起させる中、「場」の構築および行為の共有が作れるように進めていくべきだという方向性がここでもみえてきたのではないでしょうか。臨床の姿、ありかたが変わる可能性がみえた気がしたんです。

玉木　そうですね。その身体イメージを再構築するための「俯瞰する力」、自己身体を介して内省するといったこのような思考する力というのは意識の中に何かを創り出す力なんだろうと思います。問いに対して答えを見つけるということがその基本的な働きだろうと。もっと言えばそれは、何がそもそも自分に関わる「問い」なのか、「自分は何を問われているのか」ということを契機にしなければ始められない意識の働きだろうと…

本田　佐藤先生がレクチャーでもおっしゃっていましたがヴィゴツキーの「発達の最近接領域」がそのホットスポットということになると思います。また繰り返しとなりますが、ヴィゴツキーの考えとして、発達と学びは、人とモノに支えられながら相互的な関わりの中で起きている状況の中で生じる。そして発達を支えるものの存在と、主体が自分のものにしていくという「内化」のプロセスを生み出す領域のことが「発達の最近接領域」ということになりますよね（『臨床の中の対話力』参照）。だから思考力というのは意識の中に「内化」のプロセスを生み出す力の側面があるということです。そしてこの「内化」のプロセスは、人と人との間で生じる言葉から、自らの言葉を自己に向ける随意的注意や論理的思考、概念形成、内言による感情制御などへ移行するということです。すなわち「精神間カテゴリー」から「精神内カテゴリー」へ移行するということです。

玉木　平たく言えば、他者との関わりの中で得られた発達、学びを自分自身が意のままに操れるようになることが「内化」で、それは意識の中にその操舵のために必要なものが創られたことを表していて、このような移行を成立するプロセスに必要な能力が思考力であるということですね。

本田　そうです。それからさっき玉木さんが言ってました、「問いに対して答えを見つけるというのが基本的な働き」という意味は、他者から発せられた言葉（問い）によって自分の返答を返すのは「神経学的に言う反射」のような仕組みではなく、基本的には自分と他者には「間」があり、その「間」には言語的な思考があるということがはっきりしてくるだろうと思うんです。当然ルーチン化されたような日常会話では「反射」的に、自動的に、即座に返答できるようなものもあるけど…これも学習の結果だと思うけど。

玉木　投げかけられた言葉（問い）に対して返答する、つまりその問いの答えを探すということが思考そのものですよね。訓練場面を考えると、その言語を使用した思考能力は患者さんの学びを左右する重要な要因になりますね。

本田　そのとおりですね。また臨床現場で一部誤解されてきた「最近接領域」について是非補足させてしてください。患者さん一人一人には、個々の回復に必要な「最近接領域」があります。だからそれを探ることが当然セラピストに求められるわけです。でも、ある課題を提示し、「できる」か「できない」かで判断し、訓練の段階づけにすることが往々にしてあります。…今までみてきたように、生物学的機構と個々の認知のあり方には密接なつながりがあるので、その課題が仮にできない場合には、どのような導きをした場合に、「できうる」という「兆し」を見出せるかをセラピストが探すというプロセスが患者さんの「最近接領域」に接近していくことになりますよね。…それから、今僕が言った「導き」とは、たとえば、往々にして患者さんは病理があるがゆえに、自分にとって向きやすい、意識しやすい、やりやすい方法しか見出せず、課題が「できない」という結果になっていると思います。…このような場合に、他の「身体部位、感覚モダリティ」で知覚しうる対象へ意識の向けどころを調整（変更）したり、「注意」が途切れないようにしたり、「非麻痺側や過去の経験を参照（記憶と比較）」させたりと、個々の「最近接領域」はどのあたりだろうか…と実践する最中で考えていく。このようなイメージをもっています。いいですか。

玉木　はい。もちろん。つまり、セラピストの「言葉」によって、患者さんの認知的な側面を介して再度思考することを求め、「最近接領域」を探るという意味ですね。

本田　はい。この「できうる兆し」を創り出す手段の具体例としてはさらに「自らの麻痺側の身体部位を触知させる」「セラピストの身体部位を触知させる」「それらの違いを感じ思考させる」なども臨床的には行いますね。これは言語を介した認知面と直接的な触覚（身体）経験を介して、「気づき」を促すことを目的としています。

玉木　それは、つまり時系列的にみると、直接、そしていきなり「最近接領域」へ入りこむことは、まずできないので、「最近接領域」へ接近していきながら、言葉（認知面）と身体（経験）を交互に織り交ぜながら生物学的機構の改変を図れる隙間を（可塑的変化を）見出すということと同じとも言えますね。

本田　はい。いずれにしても、人間をシステムとしてみた場合、ある意味、患者さんは固有の病理を抱えた状態として、システムが固定化（固着化、固執化）していると思います。だから患者さんの「内化」のプロセスを生み出す契機とするために、言葉を介した思考する力が必要だということです。

玉木　そのとおりだと思います。

本田　だとすると、やはり治療の中では患者さんの身体的な制御能力とそれについての言語記述というのは車の両輪のようなものだろうと思います。認知神経リハビリテーションの治療理論でもそれは病態分析の「外部観察」と「内部観察」という形で提案されています。ですから今僕たちが話しているのはそのうちの「内部観察」を、患者さんの言語記述をとおしてどのように進めていくかという話でもありますね。

玉木　患者さんが自分の感じていること、それは自分の身体をもって感じていることであるわけですけど、それをセラピストに伝えるために何かしらの言葉づかいを選んでいるわけです。つまりその記述の内容には、患者さんが自分の身体をもって物理的な外界と自分の生きてきた文脈としての経験との関係を彼らがどう理解しているか…これは佐藤先生のレクチャーでは「外的実在」と「内的実在」という形で講義されていましたが…その概念を使えば外的実在と内的実在との関係についてセラピストに伝えようとしているその内容があるわけです。けっしてそれは独り言ではない、セラピストという他者に一つの共通の心象を創ってもらうために患者さんが選んだ言葉づかいだということです。

本田　そう思います。この患者さんが選んだ言葉になる手前には、篠原先生がおっしゃっているように「自分の内的経験を探索するという、人に伝える以前の内面的な活動」があり、「今自分はどう感じているのかを、自分自身に言葉で確認する」という心的活動のプロセスがあったと推測できます。だとすると、私たちが受け止めた患者さんのメタファーとしての言語表出は、確かに耳を介して聴こえた現象として顕在化したものではあるのですが、これも潜在化されていた領域の沈殿していたものが、出てくるまでのプロセスがあるということについて、こちら側としては考えておかなければならないということになります。つまり「行為の学習」についてのところでも言いましたが、篠原先生のレクチャーにある概念メタファーの秘密もまた、表層に顕れた言葉の解釈ということではなく、その言葉が繋がっているその元の概念と一体となった構造として観察すべきであるということですね。…また、ここで気をつけなければいけないのは、メタファーとして語られた内容そのものを解釈していくことももちろん重要ですが、同時に実はそうやって患者さんに選ばれたメタファーは彼らの病態の中核へたどり着いていないこともあるということです。繰り返し言いますが「メタファーとその元概念とを一体の状況として理解しなければいけない」ということです。とはいえその記述そのものは、ヒントとなることは間違いない。むしろ言葉として選ばれたものからその類縁の言葉の概念的なグループの中から選ばれなかったものに着目し、その言葉に対して患者さんが感じていること、あるいは感じられていないことをセラピストに推論させるというやりとりはきわめて治療的だと思います。つまり、患者さんによって語られない身体部位にこそ病理が潜んでいる可能性もあります。つまりメタファーとして採用されなかったことは、採用されたメタファーとも強い繋がりがあるということです。典型例は、片麻痺の患者さんの下肢の訓練場面ですが、病理は股関節のほうが強かったのですが、患者さんは自身の麻痺した足について「歩くと次第に足が重くなる。長距離を歩いて疲れる感じとは違うんです。私の足は鉛だね。下（股関節より膝、膝関節より足関節から遠位）にいけばいくほど重い」という記述です。この患者さんは、麻痺した下肢は引きずるようにしか振り出せず、そのことの自覚はあったので、重たいものを引きずるという経験と鉛を関連づけたと考えられるのですが、股関節の病理には気づけていなかったというものです。

玉木　なるほど。そういうことは僕も臨床で経験したことがあります。つまりさっきの概念で言えば外部観察によって問題であろうと着目したことと、患者さんが語るメタファーを含んだ経験の記述との間にある整合性というのは、必ずしも患者さんが記述した表現どおりではない、患者さんが経験していることと患者さんの病理的な問題との間を繋ぐ論理が必要だということですね。疾患の特異性とか病理に関わる知識は、ある程度は医学的に判明していることが多いですね。一方、それが患者さんにとってどんな内容で経験されているのか、つまり先ほどの自分の身体をもって感じている内的実在は患者さんの潜在的そして顕在的な意識の性格に基づくもので、これはもちろん医学的に自明的なものではないわけで、患者さんが生きてきた文化的側面や来歴、趣味嗜好、価値観など患者さん固有のものが色濃く反映されているはずだと思うのです。

本田　そうですね。だからセラピストにとっては患者さんという人間のことを知るというか、その人がどんな人なのかを「つかむ」ことが必要ですね。これはでも人間どうしが互いに真剣に向き合おうという気持ちになれば自ずとやっていることでもありますけど。

玉木　それはことさらに意識せずとも僕たちはやってきたところもある。

本田　そう、だからこそ改めてそれを意識しつつ、やるという発想の転換がいるんでしょうね。

玉木　そうですね。訓練場面の設定、問い方に加えて、患者さんの言葉づかいの背景にある患者さんの歴史をつかむという作業をどれだけ自覚的にできるかが重要でしょうね。

本田　はい。先ほどの外部観察と内部観察との整合性ということですけど、たとえばこれは僕の治療経験であったことですけど、ある片麻痺の患者さんがいて、その記述として「足が細い」というのがありました。どうしてそう思うのかをもう少し尋ねていくと、足の細い部分は大腿部と下腿部を含めた視覚的な表象であることがわかってきて、さらに尋ねると、「足が細いから筋肉が痩せちゃって…だからグラグラしてバランスが悪いか…だからうまく歩けない…だってそうじゃないですか？　太い足は筋肉がしっかりしているじゃないの…」と、これがその患者さんが自分の身体について感じていることと、その知覚の理由として思考していることなんです。つまり患者さんにとってこれは整合性のある「理由づけ」なんです。そこでもセラピストからすればそこで表現されているのは患者さんの認知プロセスに存在する問題です。そこで一連の評価として足底の評価をしていくと、足底の圧がまるで感じ取れていないことが判明したり、圧の変化を足底で感じ取れるようになっても足関節の存在が希薄なままで、足底の圧の変化と足関節の運動がなかなか連動しない、相関しているように感じないという問題がわかりました。以前の経験として、足底と足関節とは「歩く」という行為の中で自ずと相関し、それをあえて意識する必要もなかったような、いわばそうやって学習してきたことが今現在、有効に働いていないことがわかったわけです。玉木さんならこの患者さんの記述の何に注目しますか？

玉木　その記述、先ほどの例で言うと「細い」という記述の意味を考えることでしょうか。単に視覚的に細いとだけ感じてそう言ったのか、それとも力が入らないことで安心感がないのでそう言ったのか、力が入らないのはどうしてなのかといったことを対話の中で患者さんとともに考えてみることで解釈が深まる可能性があると思います。反対の「太い足」にはどのような印象があるのかを考えていくと足元の安心感に気づくことができるといったようにですね。

本田　そうですね。たとえば細いと太い、折れやすいと折れにくいという強度と力が結びついていると思うのです。これは一般化された知識、言い換えると基本的な認知構造として対応関係があるとみることができます。だからこそ「心が折れそう…」というメタファーも生まれている。一般的な対話であれば、それはそれとしていいです。でも重要な点は、片麻痺の患者さんのような病理のある場合には、人間の立位姿勢や歩行は、強度や力だけの側面だけではなく、地面と自分がどのような関係性を、相互作用を起こしているかという観点に意識の志向性を向けるような対話をこちら側が仕向けていくことが必要だと思います。これは患者さんの認知プロセスが有効な情報を生み出していくためのアプローチということをすごく意識しているということですけど、それを理屈として抽象的に話しても仕方ありません。…いずれにしても、セラピストは患者さんの病理に対する医学的、あるいは神経学的な知識に基づきながら、まだ意識されていないが重要かもしれない事柄へ患者さんの意識の顕在化を方向づけていく必要があるということです。患者さんにとって大腿部と下腿部とが何か棒状の硬いもののように感じる知覚に患者さんがこだわって、そのことが強固に患者さんの次なる思考の邪魔をしているのであれば、まずは、外力が加わったとしても「柳の枝」や「竹のような」、あるいは「しなり」と身体が傾く運動をイメージしてもらい、その後、そのときの足底の圧の変化と関係づけていくような経験をしてもらい、記述してもらうように仕向けていくというような…これが運動と認知とを結びつけていくということですし、経験と結びつけていくことになると思います。

玉木　なるほど、それは先ほどの例で言うと、「細い足」という表現の裏には不安定とか安心感のなさというものが内在されていて、それに対して「太い足」には安定感、安心感がある。だからこそ細い足を棒のようなものとして一生懸命支えようとしている状況だろうと思います。で、その問題の原因はそうした足の足底を患者さんが感じられていないことにあるんじゃないかと僕たちがみてとったとき、たぶんポイントとなるのはそんな状態の足底にちゃんと自分の体重を乗せること、その結果として患者さんが安定した安心感というところにどうもっていくのかということだと思います。そのために何を患者さんに尋ね、それに答えるために患者さんにいっそう足底と体重との相関を感じてもらうことを続けるということですね。目標とする安心感に患者さんが気づくまで。反対の安心感がある太い足にあるどのような感じ方に目を向けてもらうか。そのためには太さだけでなく、本田さんが言ったような「しなり」といった運動イメージを想起してもらうことが有効な場合もあるかもしれません。このように、そうした患者さんの感じ方、その表現の仕方を追跡していけるのは対話という手段だと思います。これが対話の治療の道具としての位置づけになるのかな、僕たちセラピストとしては。

本田　そのとおりだと思います。そこで、改めてこの治療構造のシェーマ（図⑩）を見てみませんか。この「認知」と「経験」との間の相互作用を表現している矢印についてなんですけど、篠原先生のレク

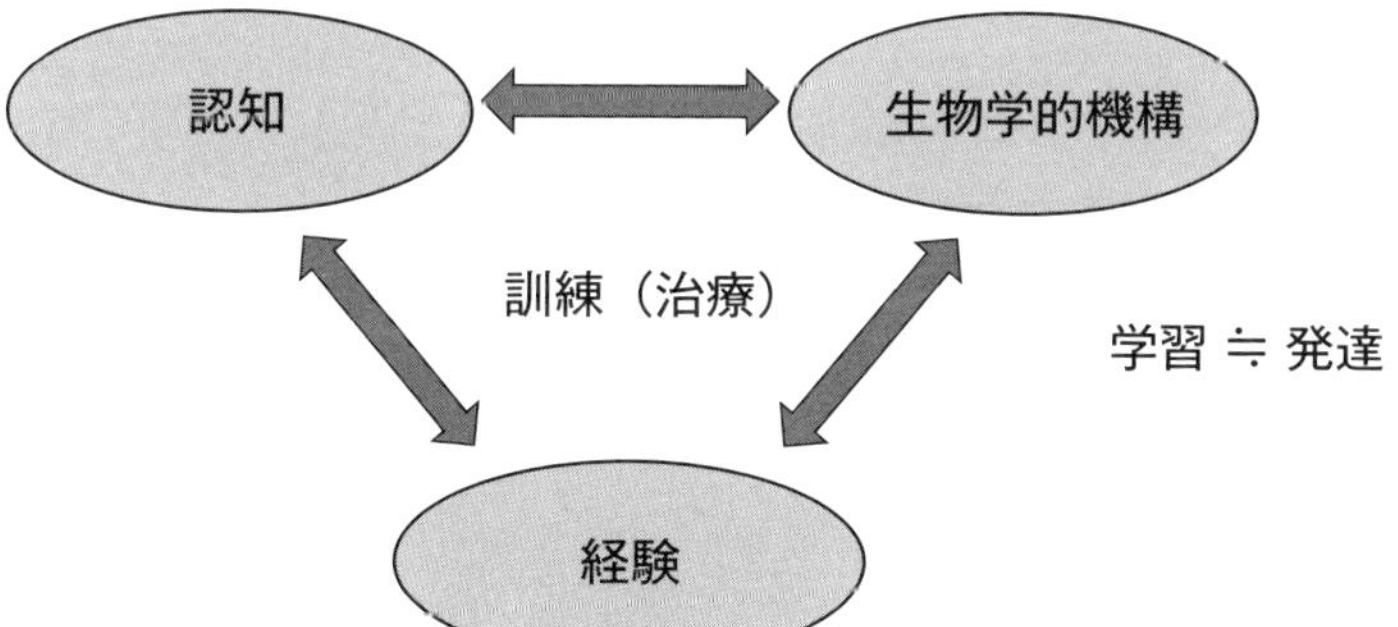

図⑩

チャーでレイコフとジョンソンの言葉として紹介されている次のアイデアは、認知プロセスと意識経験の言語化との関係をみていく際に非常に重要だと思います。それは「すべての言語現象は意味と関わり合っている。そして言語が本当に意味をもつのは、言語が人間の身体的経験に接地しているからである」という言葉です。…先ほど例として出しました「今ここにある陶器でできたコーヒーカップは、プラスチック製のものより、重いけど、手触りもいいし、取っ手の形もちょうどいい感じで指を入れたときにしっくりくるので、把持しやすいし、飲んだときにより美味しく感じるね」というのも、認知プロセスを動かしている言語機能を介して経験を取り出した例ということになりますが、こうしたカップを手に取るという運動をとおして生まれる意味の多義性ということは、片麻痺の患者さんの手に対する訓練においても同様に、当たり前ですが同様にセラピストの判断のベースになる視点です。…たとえば、あるコップやグラスを麻痺側の指で触れてもらうようなとき、触覚的に、ザラザラ、つるつる、すべすべなど…オノマトペという言語形式でそれを表現するかもしれません。そしてこうした表現形式の選択基準になっているのは、ある過去に触れた物とある過去に触れた物との「比較」によって生じていると言えると思います。なぜなら患者さんは、その手触りの感じを表現するためにそれに似たもの、似ていないものを自分の経験から選び取ろうとしているからです。言い換えると、こうして比べられる材料が患者さんの脳にあることで、選ぶという判断がされているわけです。この材料のことは、とどのつまりは患者さんの記憶です。じゃあ、この記憶は何に基づいているかというと、患者さん自身の過去の学習経験、事柄とそれ以外の何物でもありません。…そして、患者さんにグラスやコップに触れてもらい「どんな感じがするか?」とセラピストが尋ねた場合、もし患者さんがそれを「ザラザラ」などと言語化できる場合には、適切に過去の触覚経験の記憶の中から該当する表現を選んでいるわけで、けっしてそのときの気分として「気持ちいい感じ」と、問いに対する答えにならないような言葉を選んでいるわけではありません。その問いに答えるために何に着目するか…言い換えると「注意」の焦点化、あるいは選択的な注意が働いていることがわかります。さらにこの注意の焦点化によって想起される「記憶」は、それが想起された時点で意識に上ってくるわけで、それは、繰り返しになるけど「知覚」経験に準拠しているし、この「知覚」そのものも同様に選択的な「注意」という機能に支えられている。言い換えれば「知覚」は「身体」を介したものであり、まさに「身体経験に接地している」ということになります。

玉木　患者さんが記述した言語は、まさに過去に自分の身体で経験した事柄との共通点があることを示すものと考えるということでしょうか。本田さんが言った「プラスチック製のものより、重いけど、手触りもいいし、取っ手の形もちょうどいい感じで指を入れたときにしっくりくるので、把持しやすいし、飲んだときにより美味しく感じるね」という表現で言うと、たとえばこの「しっくりくる」という表現は取っ手に指を入れたときにも使いますし、会話の中でたとえ話がわかりやすかったときにも「しっくりくる」と言うことがあります。つまり、この「しっくりくる」という表現はこれらに共通する「ちょうどよくて落ち着く」といった身体経験に根ざして表現する言葉と考えることができます。患者さんが語る言葉について、その言葉の背景にある一般的な概念やその人「固有」の観念を考えてみることで、記述をより深く解釈できる可能性が生まれると考えられないでしょうか。

本田　そうですね。今、玉木さんが言った「言葉の背景にある一般的な概念やその人固有の観念を考えてみることで、記述をより深く解釈できる可能性が生まれると考えられる」ということについて重要な点を思い出しました。それは篠原先生がレクチャーでおっしゃっている内容に加え、医学的な知識としての疾患特異性をさらに関連づけていくことです。…たとえば片麻痺の患者さんでは、筋の異常な緊張、いわゆる「痙性」という問題は外せない問題です。たとえば自分の麻痺した腕は、非麻痺側の腕、あるいは病前の記憶と自ずと比較され「腕を伸ばそうと思っても伸びない（動かない）、思うように服を着ようと思っても着れない」という運動麻痺とそれに伴う痙性という神経学的事実に伴う行為の不成立があります。つまり、この行為の中には神経学的な筋緊張の異常としての痙性が強固に存在し、意図した行為への「抵抗感」や「努力感」が基盤にあると考えられます。

玉木　この「抵抗感」という意味は、非麻痺側の運動の意図と結果とを比較した場合に、明らかに差異として出現し、知覚された経験ということですよね。だからこそこの「抵抗感」は、個々の「認知のあり方」の特徴によって、先ほど本田さんが例として出した「自分の足は鉛だ」という「重さ」につながっている患者さんもいれば、「自分の腕は割り木だ」という「硬く曲がらないものということ」につながっている場合もありますね。このように疾患の症状と意識内容を関連づけていく視点は忘れてはならないということですよね。このような患者さんの経験を臨床に取り込むことができるようになると臨床の姿も変わっていくことになりますね。

本田　そのとおりです。さて、次は「言語」の役割を違う角度から深めていきましょう。

「認知的差異は言語によって支えられている」ことについて話そう

本田　患者さんの意識の志向性を変えるには言語が重要で、患者さんが自分の生きている世界のことを内省的に思考するためにも、この言語の持つ意味の「分節化」という働きは重要だと思います。「分節化」と僕が言っているのは、人間がなにごとかを理解するためにはそれが何か、それは何と同じで何と違うか、それは何をしているのか、あるいは何として在るのか…こんなふうにそのなにごとかの有り様を記述によって固定していくことが必要だということです。あるいは僕たちがものごとについて喋るときには必ず名詞や動詞、形容詞や副詞のように文章を成立させるために必要な役割を持った言葉を組み合わせます。大事なことはこうしたことを僕たちがする前提としてそうして作成した意味を持った文章は、僕だけではなくあなた、あるいは第三者である他者が共有しているものだという暗黙の合意があります。こうした前提になるようなことと自分が経験してきた臨床との間にある繋がりについて、強く感じることが多くなりました。僕なりにこのことを表現すれば、それは「物理的差異は認知的差異によって生まれる」というペルフェッティ先生の言葉の意味、これは情報とは何かという定義についておっしゃっていたことですけど、この言葉は言語の働きのこともさしているのだろうということです。ご存知の方もあると思いますが「物理的差異は認知的差異によって生じる」という仮説はベイトソンの「情報とは差異を生み出す差異である」という考えから着想されています。このことはさっきの例にあてはめてみるともっとよく理解できるのではないかと思います。つまり「この陶器のコーヒーカップいいね」と僕が言ったとします。それを聞いた玉木さんが「何と比べていいのですか？」と僕に尋ねたとします。僕は「プラスチックのコーヒーカップと比べて」と答えたとします。それでも玉木さんにとっては僕がカップを持って感じたその経験の中身がまだよくわかりません。それを察して僕はさらにそのカップの重さなのか、色なのか、あるいは手触りの持つ何かの連想など…このあたりは僕の表現力が問われることでもありますが、そのカップを持った感じについて細かく言葉を選んでいきます。つまり、僕は言語を使って自分の経験した知覚の持っている性質を創り出しているわけです。それが玉木さんにとっても共有できる前提が破られないような言葉を探しながら。僕がカップをとおして経験したことの内実は、このように、最終的には「言語」に支えられているということです。陶器のコーヒーカップという対象は、たまたま僕のそばにあったというだけで、僕の経験というもの、その世界はそれを手に取って何かを感じたところから創られ始める、それを僕は意識的に、言葉を選びながら、僕が手に取ったカップというものを新たに自分が知っているものの仲間として記憶するわけです。つまりその「カップ」という対象を手に取るということは、それを表現する言葉の意味の数だけ存在する、けっして1つではないと。これはたぶん、ルリヤが「言語は人間の意識活動を変えた」と言っていることに繋がっていると僕は思っています。

玉木　聞いていて、それはペルフェッティ先生の『身体と精神』の中で、セザンヌのサント＝ヴィクトワール山の作品を使って説明されていた「中間世界」という考え方と共通することがあるような気がしました。物理的差異があってもそれは自分の行為に関係づけられない限り情報としての意味は持たない、逆に言うと同じような行為でもその意味づけは多様な意味の可能性に開かれている、それを主体が常に選び続けている…つまり、そのカップが本田さんにとって何か意味のある経験にならなければ、本田さんは僕に対して、そのカップのことを語ることはしないし、僕もカップと本田さんとの間に起こったことに気づけませんよね。そう考えると、患者さんが自分に向かって言葉で何かを伝えようとするなら、僕はなぜその言葉が選ばれたのかまでも気にしてその言葉を聞かなければいけない…そんなことでしょうか。

本田　うーん、もうちょっと説明が欲しいですね。

玉木　そうですね、例を身近なものにしますと、この近くに別名、近江富士と呼ばれている三上山がありますね。それで、観光用に作られている三上山の周辺地図からはたとえば琵琶湖とJRの最寄りの野洲駅と三上山との位置関係や三上山周辺の散策ルートがわかりますし、等高線の描かれた山登りする人が使うような地図もあります。三上山はどちらも情報の対象としては同じものですが、三上山に行くにはJRのどの駅で降りればいいかを知りたいのであれば前者の地図、登山ルートを確かめたいなら後者と、このように三上山の何を知りたいかは自分が三上山とどのような関わりをしたいと思っているかという意識の内容で選ばれるわけです。そうして一つの地図を選んだ人はその地図で得られる情報を元にしてさらに三上山で何をするかということについてさらに計画を細かくしていく、つまり具体的なイメージを増やしていくことになります。逆に、その人がどのような地図を選んだかを見ることで、まずは「ああ、三上山のことが知りたいんだな」とか「ああ、三上山あたりを散歩したいんだな」とか「三上山に登りたいのか」と

＊参考：グレゴリー・ベイトソン『精神と自然』新思索社、92ページ、2006より

＊参考：A・ルリヤ『ルリヤ現代の心理学（上）』文一総合出版、117-127ページ、1979より

いうようにその人が意識していることの大まかなカテゴリーが類推できます。でもそこから先の具体的に何をするつもりなのかということについてはどの地図を選んだかという事実だけではイメージは膨らまない。そのためには手がかりの情報を増やすしかない。それが、たとえばセザンヌが同じ山を何枚も何枚もそれぞれが異なる絵として描き続けた理由でもあるのだろう思います。逆にその絵を見る側の人間、あるいは地図を手に取った人を見ている側の人間にとって、情報を増やすということは普通の状況であればこの情報のいっそうの具体化、細密化を言葉のやりとりで行うことになると思います。つまりなぜその地図を選んだのか、三上山で何をするつもりなのかをその人に尋ねる、対話によって聴き出すということですね。

本田　なるほど。よくわかりました。意図によって、1つの世界と思われる対象は顔を変える。つまり二人称世界の中で眼前にある「カップ」であっても知覚的側面は多義的ですが、互いに何を求めているのかを「知る」ことによって相手の意識内容が明確になり、自分の意識内容もまた変化するということですね。

玉木　はい。その「中間世界」というのは、多様な可能性の中からあることを選択し、選択したもの以外の可能性を絵で言えば額縁の外に置いて絵柄の部分にスポットを当ててその内容を明確にしていく、そんな意識の働きのことをさしています。

本田　ああ、なるほど。それはたぶん…意味的に「分ける」ことが重要だと思うんです。訓練によって患者さんに身体部位に応じた知覚の細分化を促すということはよくやっていることですが、それだけでは十分ではない。つまり片麻痺の患者さんの知覚世界は、あまりにも病前に比べれば混沌としているから、訓練によって患者さん自身が自分の知覚した経験世界を語れるようになっていくと同時に病理も一部克服されていく、そんな身体と言語との相関関係を取り戻すことが重要だなと思うんです。そうすると患者さんの生きている世界は「言葉」によって分節化され、意味に応じて多様にカテゴリー化されて整理されていった場合、患者さんが意識できる世界はいっそう鮮明になり、その意味が多様なカテゴリーの中の適切な位置に配置されることによって安定化していくということかなと思います。これは僕が臨床で客観的に観察できたと思えることでもあるんです。…これは、言い換えれば、言語、意味が付与された記号と言ってもいいと思いますけど、言語による認識は、具体的な、直接的な物理的・現実的世界から離れて、ある対象について、事柄について、脳内で表象化することができるでしょう。つまり、自分の経験を想起し、未来に想いを馳せることも、私に経験を伝えることで世界を共有することができるわけです。訓練と対話によって、患者さんは、過去の自分を想起し、今の自分と比較し、次の（未来の）行為を想像するという一連の認知プロセスの遂行ができるようになっている。これは患者さんの中でも起きている今の私と過去の私を対象化することで生まれる「認知的差異」とも言えます。…このこととつながる臨床的な具体例として結構聴かれるメタファーがあります。治療直後に「このリハビリはマジックみたい」「魔法にかかったみたい」という記述があります。つまり訓練の前と後では、明らかに自分の身体経験がガラリと変わり、回復に関する身体の動きや「自分感」が現れたことに対する驚きや、その変化が信じがたいという心的状態を示す現象の記述と解釈できますね。それから続きがあって、次の日に患者さんが来室して、「魔法は解けると思ったけど、ほら大丈夫です！」などと語り、行為のパフォーマンスの継続を示してくれる例や、「以前（改善前）は（病理のことを）思い出すのが嫌でした。でも今は思い出しても平気！というか出てこないかな」など、不快な経験や痛みのある意識経験の記述の変化を教えてくれることもありました。このような訓練前後の記述の変化は、生物学的機構、認知のあり方と関連づけることで回復の指標とすることも当然できるのですが、同時にこれも「今の私と過去の私を対象化する」ことで生まれる認知的差異と言えるのではないでしょうか。…このことは、脳機能障害を負った患者さんが抱える問題が「行為」の企画から遂行の問題なのだと考えればきわめて重要なことです。過去にはできていたことを対象化できなければ、今、それを新たに創っていくことなどできませんからね。

玉木　それは僕もよくわかります。その訓練によって学習された身体と環境における記号的意味は、自己を今現在から離れて俯瞰することができるようになってはじめて生まれる認知的差異のことなんですね。そしてそれは言語によって支えられている。

本田　はい。ここで一つ武満徹という作曲家の言葉を引用しますね。「僕は作曲をするときに、いつも半年ぐらい大学ノート数冊の、ただ言葉を、分脈をなさないある言葉を書いたりします。なぜそんな努力をするかというと、自分の内部に言葉を獲得したときにはじめて、自己の内部に〝他〟への自覚が生まれてくるからです。そしてついに、音楽を書き始める時点では、自分をも〝他〟として、客観視するようになります」。この武満さんの表現の仕方には非常に感心させられたのです。というのも次に僕たちが話すテーマにとても関わりのあることを指摘してくれているからです。つまり「自己と他者」です。別個ではなく自己と他者は1セットで、これが分かれているうちは表現行為としての作曲には向き合える状態ではないと言っているのです。このことを僕たちのリハビリテーションにおけるテーマとして、少しモディファイして、「他者が存在することよって言葉が持ち得てくる力」という感じに言い換えましょう。

「他者の存在と言葉が持つ力」について話そう

本田　認知と経験との相互作用、自己と他者という関係性を考えると、やはり人間の「言葉」というものが持つ「力」のついて考えることは避けられません。言葉の持つ「力」ということでは、僕たちも日常的なことをとおしてわかっていることはあります。たとえばある人の「一言」が心に響いて、元気になったり、自分を突き動かす原動力ともなるし、当然、その逆もありますね。どのような言葉が自分の胸に突き刺さるかは、それを誰に言われるか、あるいは、その言葉の持つ意味が理解できていても受け入れられる感情の状態にあるか次第で言葉から僕たちが読み取る意味はそれぞれでしょう。また言葉はある程度の拘束力、強制力があると思います。ある程度の同じ文化圏で育ち、一定の水準としての言語的知識があれば、発せられた言葉によって否応なしにその意味するところが想起されます。たとえば今ここで、僕が玉木さんに「カラス」と言ったら、否応なしに、この部屋にカラスがいなくても、部屋の窓から見ていなくても、「ああ、あの黒い色した鳥」と思い浮かぶでしょう。「白熊」と言われれば黒い熊が想起されるということはまずないでしょう。こんなことも言葉とその意味とがセットになって僕たちの経験の中に定着してきたことを示しています。

玉木　前者は言葉が持つ他者への動機づけといった影響力、後者は言葉の意味が引き起こす強制力のことですね。

本田　そのとおりです。言葉の持つ力ということにはこうした意味作用というものが僕たちの意識の中に強固に根づいているという側面もあります。最初に話したいのは、言語の意味作用そもそもの土台の話ですが、なぜ言葉はいわゆる他者であったり、武満さんが書いているような自分の内なる意識の中に想定する「他者」という存在を必要とするのか、なぜ言葉はそれを語りかける相手を必要とするのか、そもそも言葉とはそれを語りかけるための他者というものを人間が意識し始めたことから飛躍的な発展したのだろうと言われていることです。…これは田中先生のレクチャーでも、そもそも身体とは「身（み）」という形ですでに意識の中に他者をはらんでいるとか、「ナラティブ・セルフ」という考え方で非常に強調されていることですが、とりわけ患者さんとセラピストによる共同作業であるリハビリテーションの臨床ではこうした関係性が避けられない必然なのだということを改めて認識しておく必要があると思います。患者さんが自分に向けて言葉を探そうしているその切実な努力は、その患者さんの中に他者であるはずのセラピストの自分が想定されているのだということです。そして篠原先生のレクチャーでもそれは前提とされています。そしてこの、ある意味、自己と他者との同時的な成立ということは佐藤先生のレクチャーのテーマでもありますね。

玉木　そうですね。

本田　まずこうしたことを僕たちも踏まえたうえで、では言葉の意味作用ということについて話しましょう。

玉木　わかりました。では、臨床的にこの「言葉の力」とはどういうものかということを考えるために、たとえばある片麻痺の患者さんに、「あなたの腕はありますか?」と一言、問いかけたとしてみます。患者さんは、問われたことを文字どおり理解して、「そりゃ、見たとおりで、あるに決まってるじゃないですか」と、麻痺側の腕を、反対の、感じることのできる側の手でつかんでアピールするかもしれません。セラピストは次に「目を閉じて」と言った後、「あなたの麻痺していない腕は目を閉じても頭の中に浮かびますか?」と問いかけます。そうすると、患者さんは一瞬ニヤッとして、「そりゃあ、浮かびますよ」と。「では反対の腕はどうでしょうか?」と再度問いかけると、「私の…腕」「あっ!えっ?」という具合に患者さんが絶句してしまうことはけっして特別なことではありません。このように麻痺側の腕が浮かび上がってこないこともありますし、なかには非麻痺側の腕とは異なった表象化がなされていたということもあります。これはまさに言葉の強制力にうながされて患者さんが自分の意識していない領域へ入り込む瞬間だろうと思います。…ここで重要な点は、言葉によって、なかば強制的に想起させられる、自動性をもった表象の想起として意識の中に生じるものが、片麻痺の患者さんにとっては必ずしもそうならないということです。つまり、言葉のもつ力は身体を対象にしても同様に作用するのでしょうが、そこにも意識として顕在化できないという患者さんの認知プロセスの問題が浮かび上がってくるということです。ですからその逆を考えれば、言葉の力は対話という方法を用いれば、病態の解釈や患者さんの気づきに非常に働きかけられるということになりますね。

本田　そうなんです。おのずと立ち上がるものが立ち上がらないという事実と病理を関係づけていけることを意味するわけです。多くの片麻痺の患者さんの生きている世界は、物理的な身体の欠損は仮になくても、知覚の欠損により、脳内の身体表象は変質あるいは表象がうまくできない状態になっています。このような事態をセラピストが知っていると、そこを手がかりとして介入できる可能性がありますね。であれば、リハビリテーション治療において、二人称世界をつくる中で（ヴィゴツキーの三角形が表す世界の中で）繰り広げられる言語は治療道具として欠かせない一つだというように治療技法として普及していく必要性があるということがここでも明らかになりました。さらにはセラピストという他者によって、患者さん自身のこの「私」の身体を取り戻すためにも言語は重要であることがわかったわけです。

玉木　先ほど田中先生のレクチャーについて身体イメージの形成の話をしましたが、その再構築に向かうための共同注意はこのように言語によって導くことができるということですね。

本田　そうだと思っています。それからセラピストの言語、つまり患者さんの「気づき」を促すために投げかける身体に関する言葉についての話をさせてください。これは極端な例でしょうが、先天的に視覚障害があり、ほぼ全盲に近い片麻痺の患者さんに出会う機会がありました。その方にある日、姿勢の評価をしていたときのことです。「亀のように背中をまるめて」「猫背にして」と声をかけました。するとこうした言葉が通じなかったのです。その方は「わからん、わからん」って言うのですよ。そこで、私は「わからんってどういう意味でしょう?」と尋ねた。すると「見たことないからわからん」って。ああ…って、やってしまったという経験でした。その人にとって、亀の甲羅の丸さ、ネコが横になって寝そべって丸くなっているさま…こうしたことがその方はイメージができなかったのですが、その理由はそうしたものを生まれてから見たことがないと、これはもう大変な失敗ですね、私の。うかつどころの話じゃありません。先に言いましたが、「言葉」は、おのずとその対象や指示したことが「思い浮かび（表象化）」そして実行できるとは限らないという典型的な例です。どのような視覚をふくめた身体経験を有しているかということを知っておく必要があると強く思い知らされたものです。

玉木　ああ、確かに。僕たちでも、街で育った人は田舎で育った人と違って、水の張った田植え前の田んぼのぬかるみ具合を想像してみてくださいと言われたときに、視覚的には想像できても、それがどのような身体経験なのか、ぬかるみに足を突っ込むことをどうイメージしていいのか明確にわからないことがあると思いますし、これは今の全盲の方の例と似たところがあるのかもしれませんね。セラピスト目線だけの言葉ではなく、対象者の症状はもちろん、生きてきた文化や経験、価値観などを考慮した言葉が治療道具として欠かせない言葉になるのだと思います。

本田　今、玉木さんが言ってくれた、「生きてきた文化や経験、価値観などを考慮した言葉が治療道具として欠かせない言葉」については、本当にそう思います。年齢層、時代背景、職業歴などを考慮して「気づき」を促すよう進めることがこちらとしては重要ですね。…たとえば患者さんの手の回復であればテーブルの上にあるカップに手を伸ばすという行為、足の回復であれば、歩くときのどこへ足を出すかという方向性の機能を考えた訓練はよくある風景の一つです。このとき、患者さんにとってはその回復に必要な身体部位を探していくという状況となるわけですが、多くの場合、肩関節や股関節に意識が向きにくく、意識は視覚的に捉えやすい末端の手や足先にいって、「近位部」には意識が向かない。…このとき、僕らは何とか自ら気づいて欲しいときに、患者さんに、そうですね。そのように見える手や足の「大元締め」はどこでしょうね、探してみましょうといって「大元締め」というメタファーを使うことがありました。…これは、仕事や役割を統括している立場、指示を出す人と下っ端、使い走りという認知的構造としての社会的な人間関係（大御所、お偉いさんはなかなか姿を見せないが、舵取り役としては重要という意味）と関節近位部と遠位部に対応した関係に基づいたメタファーですね。

玉木　確かにそうですね。今の例はセラピストが患者さんに「気づき」を促すために選んだメタファーですが、オノマトペについても、患者さんに合わせながら言葉を探していきますね。…たとえば治療的道具としてオノマトペの中での音象徴を活用したほうが、患者さんはイメージしやすいことは臨床的によくありますね。これは篠原先生が「言語の音が何かのイメージを自然と呼び起こす現象」とおっしゃっていることと強く関係していると思っています。つまり音から身体の動きに関する視覚表象や体性感覚表象が想起される契機となっているのではないかと。つまり潜在的な領域から意識化されるプロセスに関与しているのではないかということです。

本田　僕もそう思います。さらには、訓練の対話の中で「オノマトペ」が患者さんから引き出せた場合、治療効果の持続性が高いのではないかとも感じています。…たとえば、嚥下機能改善を目的に、舌と口蓋間に模擬食塊を挿入し硬さの識別を求める課題のときに、セラピストが硬さの違いを記号（数字や色）で答えを求めていく場合よりもセラピストが「何を食べたときの感じに似ていますかね？」など、経験の想起とその言語化を求めるような場合のほうが手ごたえがあるということです。…ある患者さんは「…ヨモギ饅頭が少し硬くなって、あんこがブチューて潰れるような感じ」、あるいは「ビヨーンと広がっていくのがわかりますね」と空間に占める対象形態の変化を記述してくれた患者さんがいました。このような記述までたどり着くと、続いて「いけそうな気がします。(むせずに水を飲めるという意味)」というような記述が得られ、実際に家に帰ってからでも食事や水分の摂取がむせずにできることが多いです。つまり明確な記述やオノマトペが対話の中で出てきた後は、嚥下機能が即時的ではなく、効果が持続する手ごたえがありました。

玉木　今の本田さんの例は嚥下機能でしたが、同様のことは手足の機能回復のときでもありますね。だとすると、おそらくメタファーやオノマトペのような言葉も、さらなるリハビリテーション治療を推し進めるためには、必要な治療的な道具としての位置づけがここでもできそうですね。

本田　僕もそう思います。さらに、誤解のないように補足すると、単純に左半球損傷の患者さんで重度な失語があるなら記述が得られないからこうしたアプローチは成立しないのではないか、ということではなく、理解可能な言葉や記号を(ジェスチャーも含めて)探したり、その中から回復に必要な身体に関する経験の記述を得ていくことが重要であるということです。これは発達障害のある子どもにおいても同様です。発語は仮にまったくできなくても、視覚的にあるいは聴覚的に提示できる「記号」性の意味で、互いに共有できるものは何かということを探っていくという意味では同じなのです。

玉木　ええ。僕も実際に失語症の患者さんの訓練では、何かの課題をするとき、たとえば立ち上がり訓練をするときなどにジェスチャーとか身ぶり、これは別に一般的に明確に決まった意味を持つジェスチャーというわけじゃなくてなんでもいいんですけど、そうした相互理解ができる手がかりを患者さんの反応を確かめながら探していくことを意識して行います。たとえば、手を上に挙げてパーを作れば点灯、胸元にグーを作って引き寄せたら消灯といった身振りで部屋の電気を点けておくか消しておくかを理解・表出できるようになった患者さんがいましたね。…そして訓練の中でうまくその記号的意味合いが理解できたり表出することができたりすればオーバーに喜ぶし、間違ってしまうとわかりやすく首をかしげるとか、とにかくお互いに今起こっていることの推移がよくわかる形で進めます。これは非言語的コミュニケーションとも呼ばれていますが、それもまた大きい範疇で言うと身体の身ぶりや顔の表情を使った言語的な記号性の活用だと思います。言語そのものを使わなくても、なんでもその媒介に「記号」という意義というか用途を持たせることで普通にやっていけると思っています。

本田　そのとおりだと思います。さて、ここまでで言語とか記号の話が出てきたので、次の話題に繋げていきたいと思います。それは認知神経リハビリテーションについて知っている人には馴染みのあることですが、「運動イメージ」についてです。
玉木　はい。

「運動イメージは言語である」について話そう

本田　もうずいぶん以前になりますが、ペルフェッティ先生は「運動イメージは言語である」と言っているのです。それは認知プロセスの有機的な機能として知覚、注意、記憶、判断、言語、イメージという要素があげられているうちの言語であり、イメージと言葉のうえでは同じものですが、「運動イメージは言語である」というのは認知プロセスを構成する言語とイメージとの機能的な関係性のことを表現しているのだと思います。つまりこれはとても治療的、実践的な意味合いでそうだと思うわけです。…運動イメージと言語はイコールであるとは言ってるのではないということです。むしろ「運動は十全に、つまりひらたくいうと十分に整った、欠けたところなどないように、イメージするためには分節化され、記述可能でなければならない」という意味に近いのではないかと思います。つまりイメージの細分化というのは言語に備わる分節化する機能によって行われているのではないかという仮説です。さらにペルフェッティ先生は「私の運動イメージは私のものである」という言い方もされています。これは実に興味深いじゃないですか。「私の」というのはもちろん私という個人がそれぞれ自律的な存在であり固有のものであることをさしていますが、それは言語化する、言葉にするという意味で他者、臨床であればセラピストにも開かれているということだと思います。つまり患者さんの場合にはそこに隠されたエラー、患者さんが気づけないでいる病理をも隠した世界が開かれているということです。今日、僕たちがずっと話してきたことに繋がるのです。
玉木　なるほど。僕は一種のメタファーだとは思うけど、どういう意味なんだろうと思っていましたが、そのように考えてみると腑に落ちますね。そもそも運動イメージとはどのようなものと本田さんは考えていますか？
本田　運動イメージは、ある行為をしようとした際に、脳内で立ち上がる予期、予行演習としての脳内表現のことですね。言い換えると、現実世界で表現される目に見える現象が行為、つまり意味のある運動のことです。一方、現実世界では表現されないので目には見えない現象ですが、たしかに脳内に意識化される意味のある運動、月本洋先生ふうに言うと「仮想的な身体運動」が運動イメージですね。…運動イメージは基本的に、自分が行為の最中では意識できないのは、意識が行為そのものや行為に関連する外界の方向へ向かっているからですよね。そこには内省の余地はありません。だからこそ、治療的に運動イメージを患者さんに行わせるときには、どのような姿勢であろうとそれを実際には行為しない。そうではなくて、まずある行為を予期してもらい、その後に実際にその行為をやってもらい、その差異を言語化してもらったりすることで、脳内の意味のある行為の仮想的身体運動をより現実とマッチしていくように修正していくことではないかと。この修正はセラピストの言語によって導かれ、内省され、意識されていく。そうすると、自分の運動イメージでは、実際の行為に足りないものが見つかったりする。このあたりは玉木さんどうですか?

玉木　運動イメージのエラーを修正するときには、セラピストの言語によって導かれることは最初の段階ではもちろんあるだろう、必要だろうと思います。その際に、セラピストが使う言語は、それを患者さんが内省していくプロセスを誘導していくものとして配慮していく、ということも含めた言葉の選択だということを忘れてはいけないと思います。

本田　そうですね。実際の話、運動イメージを治療道具として活用していくときは、基本的に2つの流れがあると思います。一つは、おおむねの行為としてのまとまりを求めて、それをイメージしてもらう。つまり全体性に着目すると、それに基づいた行為は結果として粗いものにはなりますが、だいたいの狙った行為らしさが出て、患者さんにそんな意識経験が足されていくと思います。そしてもう一つは、行為に関わる身体のある部分にイメージを求めていく。実際の行為のイメージは全体を意識の中に捉えようとしていないわけなので限局的だけれど、たとえば机の上のカップに手を伸ばすような課題では、意識する対象部部位は手首とすると手掌面がカップのほうに向くようになります。もちろん、このときは主に手首に注意が焦点化しているので、それ以外の部位は意識化の内容も粗いままなので、この2つのイメージ化を組み合わせながら患者さんにやってもらうことが実際の臨床になります。またいずれの、どちらのイメージ化の場合も、その修正を試みていく過程は、セラピストが言語を介していることが重要だと思います。つ

＊参考：月本洋『日本人の脳に主語はいらない』講談社選書メチエ、28-137ページ、2008より

まり、言語を介して、運動イメージを修正していき、徐々に洗練されていくと、行為のイメージの想起にそれほど言語は必要なくなる。言語は背景となって、行為そのものになっていくのだと思います。これが自動性を帯びた振る舞い、行為になるのだろうと思います。言語は沈殿化していくという意味です。運動イメージを道具としたリハビリテーション治療では、このようなことが認知プロセスで生じていると僕は思っています。ということは、一人称的な運動イメージは、確かに体性感覚的な実際の行為のイメージではありますが、自ら運動イメージを意識し、想起する学習過程では前景化され言語によって修正されていく。そして修正されていくと次第に言語は沈殿していくのです。でも、沈殿することは運動イメージから消されたわけではなく、確実に行為の運動イメージの形成過程の肉づけとして、内実を創り出していることに間違いはない。そう思うのです。実は、このことは以前田中先生と学会でお会いした時に「（当たり前の）行為は、最後に言葉は消されなければいけない」という示唆的な言葉をいただいた時から僕が考えてきた一つの答えです（姉妹編『臨床の中の対話力』126-127ページ、菊谷さんとの対話にて）。

玉木　「言語は背景となって、行為そのものになっていく」というのは印象的な言葉ですね。それはヴィゴツキーが言っていることを下地に置いて考えると、言語的な関わりから患者さんの意識が学習していくプロセスというのは、気づいたことからそれを分析して自分にとっての、つまりヴィゴツキーの図式Ⅲにある言葉で言えば自己刺激となる情報の引き出しが増えるということでしょうね。情報が一挙に記号性を獲得することによって意識に上らせるというプロセスが効率化されていくということ。情報処理に多大な労力を割くことなく自動的に行えるようになっていく、といった序盤に話した行為の自動性とも関連してきますね。

本田　そのとおりだと思います。また同じ図を再度載せますが（図⑪）、この自己刺激、記号は、その人にとっては運動イメージとかなり類似していると言えないでしょうか。行為を遂行するために必要な情報を引き出してくる記号のタグというか、そうしたものに類するものではないかと思います。ヴィゴツキーの図式をリハビリテーション治療に置き換えると、ここで提示されている記号は、意図した行為に必要な意味が付与されているものと解釈できるでしょう。またS1を患者の身体を介した認知、脳は身体を介した情報を処理する生物学的機構、自己刺激、記号は、意図に基づいた行為予測の表象、意味のある運動の予期なので、それを事後的に言語で語れるものとみなすと意識的な経験ともみてとれます。…このあたりのことははっきりと断言できることではないのですが、ペルフェッティ先生が認知運動療法を提言した当

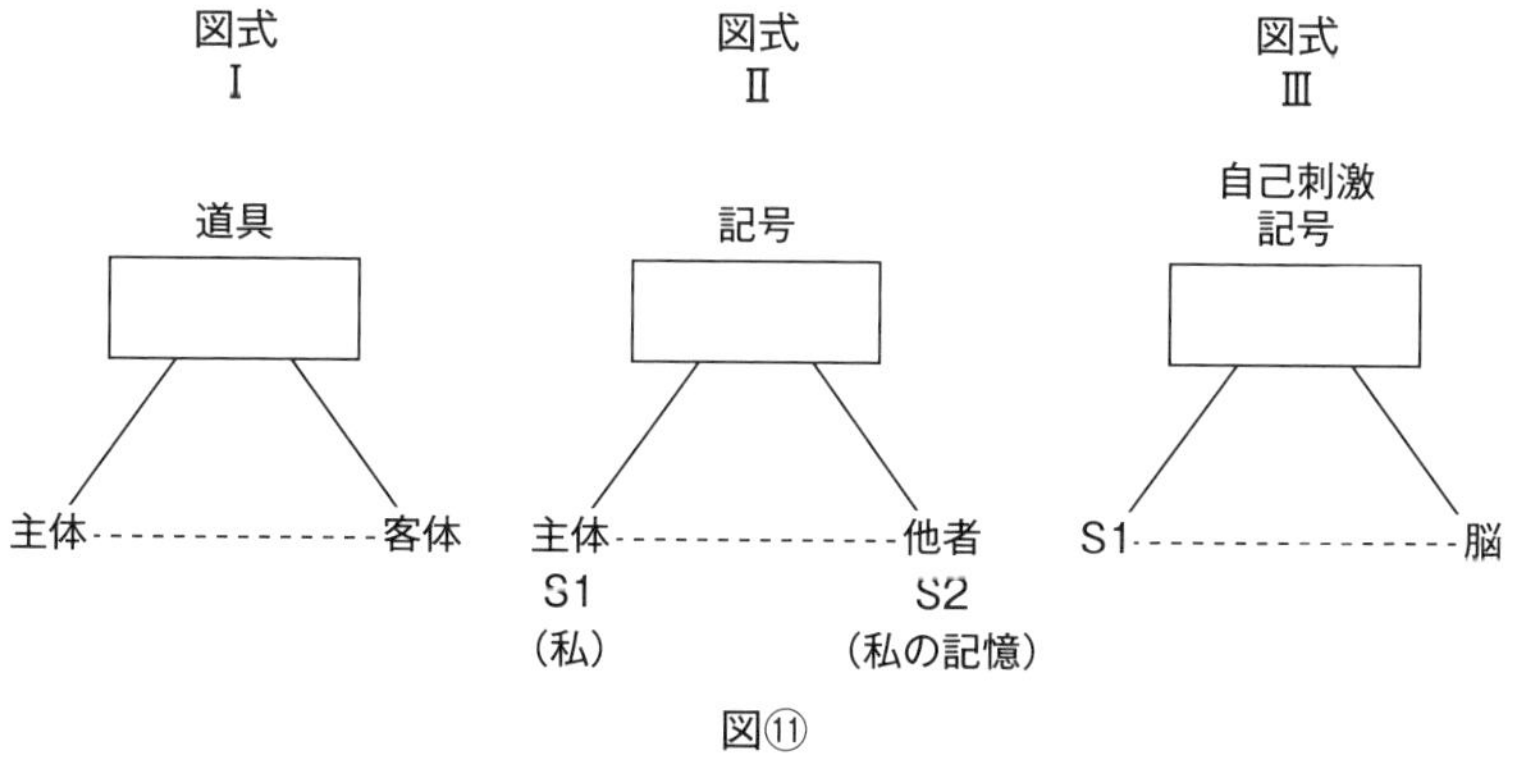

図⑪

初、そのための考え方の方法の多くをロシアの学者たちから学んだとおっしゃっています。ロシアの学者と言えばルリヤであり、発達障害領域の認知運動療法ではヴィゴツキーでした。そしてルリヤはヴィゴツキーと同時代の人で、たくさんの共同研究をされています。つまりペルフェッティ先生が着目したロシアの研究の要点は、こうした精神の構造的な発達の仕組みに対する本質を鋭く見抜く力だろうと思います。そんなことがいろいろなことが繋がってくるのではないかとも思うんです。

玉木　なるほど、言われてみればそうなんですね。

「〝あえて〟するという行為と言語」について話そう

本田　で、他に僕としては気になるテーマがいくつかあって、その1つが「私が〝あえて〟するという行為と言語」ということです。

玉木　えっ…それはどういうことでしょう。

本田　言語の機能や役割と日々の身体運動、つまり行為を結びつけて考えてみた場合、最終的な行為の自由度というものには、「言語」が関与しているということを考えてみたいのです。当たり前の行為は自動性を帯びているのですが、冒頭の横断歩道の前で信号が変わるまで立ち止まっている人の例を思い出してください。赤信号でも、あえて「渡る」という選択肢、青信号でもあえて「渡らない」選択がありますね。人間が人間として最低限できる行為のレベルの回復の達成、つまり自分自身で何とか横断歩道を渡る歩行能力を獲得すること、これはすごく大事です。そしてさらに追究すれば、それでも「あえて」渡らないという行為という回復の達成がある。ここの両者には大きな開きがあるとそう思っているんです。

玉木　それはつまり、行為の遂行に関わる意識レベルの状態を考えると、運動を起こす、たとえば前に歩く、急ぐ、のんびり歩く…そんな運動企画に関わることの大半は意識の潜在的な領域に自動化されているけれども、何かしらそれとは別に、いろいろな事情で行動の起こし方を判断しなければいけない場合、思わず動きかけたけれどもハッとして立ち止まるとか、意識の顕在化された領域で何か行為について思考するようなことがあるだろうと、そういうことでしょうか。

本田　そうですね。人間の行為の回復とは行為することと併せて行為を踏みとどまるという行為もまたできるということをめざすことが究極的な目標となるんだろうと思います。これはルリヤが言っている前頭葉を介した言語による行動の抑制機能ということです。それは玉木さんが言ったように、作業療法では着眼点として外せない、患者さんが重要書類にわかりやすく字を書くとか、TPOに応じて丁寧に会話するといったような状況判断を含めた行為のありかたを吟味する、顕在的意識の働きだと思います。この社会で生きる自分、いろいろな状況に応じて対処する自分というものを内省化する意識経験は、それにふさわしい行動の選択、そして選択しないということも含めたものと結びついて行為になる、あるいは信号が青でも渡らずに待っているという行為になると思います。そこには顕在的な意識領域での内言語化というプロセスが必要だと思います。内省とか内言語という行為の振り返りの作業に言語機能は必須だと思います。

玉木　そのような通常の記号的意味と異なる行為を企画する際には、言語機能は欠かせないものですね。僕たち人間における高次な社会的能力の遂行はその賜物なのでしょうね。

本田　はい。そう思います。

「言語以前か言語か、あるいは記号としての意味性か」について話そう

本田　それから、気になることがまだあります。それはゲシュタルト的秩序と言語活動の2つをメルロ＝ポンティが人間精神の本質と位置づけたと佐藤先生のレクチャーの中でおっしゃっていることについてです。ゲシュタルト的秩序と似たような例として「梯子」という道具を知らない少年が、他の人間の「梯子」を使って木に登るという行為を1度見ただけで、すぐにそれを使いこなしたということについて、臨床的な視点で一緒に考えてみたいのです。

玉木　佐藤先生のレクチャーに挙げられていた逸話ですね。わかりました。本田さんはその梯子をたちどころに使えるようになった少年から臨床につながる部分を垣間見たということですね。

本田　はい。そうなんです。この少年にとって、梯子を使うことは、木へ登るという目的と合致し、「梯子」という対象と登るという行為の関係がただちにわかったことだとおっしゃっています。今まで少年は自分の手足だけで木に登っていたという方法とはまったく異なる方法、つまり梯子を使って木に登るという行為のイメージが脳内で、一気に立ち上がったことを意味するわけですが、これは「見るという行為」からの「模倣」学習とも言えますね。

玉木　そのとおりですね。まさに模倣学習そのものですよね。

本田　そうすると、それを実現させる生物学的機構の存在がみえてきますね。当然、梯子を登る経験は「ああ、すごい、これ使うと簡単に上にいける！」という意識経験と認知にもつながっている。

玉木　模倣するために類似した特徴を持つ身体とそれを実現させる働きを備えた脳ですね。ミラーニューロンの存在はリハビリテーションの世界でもずいぶんと周知されてきましたよね。

本田　はい。それからですね、少年の梯子を使って木に登るという行為の成立は「一気に身を置く」ということだとおっしゃっていました。これは篠原先生のレクチャーであったメタファーですね。「一気に身を置く」ということは、相手の立場に立って考える、平易に言えばそういうことでしょうが、この「身」については田中先生のレクチャーで、個体性を超えた関係性のうちにあると表現され、それは他者性を含めてという意味であると言えます。…その「身」を「置く」のだから、臨床家として馴染みのある言葉でいうと、他の人間が見せた身体行為の視覚イメージ（木に登るときの他者の身体の動きの映像）を自分の体性感覚表象（木に登るときの自分の手足の体性感覚情報）に「重ね合わせる」ことだと思うのです。…「重ね合わせる」という言葉の意味は、「他」から取り込んだものを「自」の中に入れ、異なる2つが1つになることではないでしょうか。だとすると脳内の身体表象の意味としては「等価」となっていることだと思うし、異種感覚情報の統合とは、コインの表と裏のように「意味」としては等しく繋がれたものと僕は捉えているけどどうでしょう？

玉木　なるほど。身を置くという言葉の根幹とその現象を照らし合わせるとそのように理解することができますね。脳内の現象としては異種感覚情報の統合と言えると思いますが、その内実は、それができる人間の生物学的機構に支えられた現象、そしてそれを表現するメタファーということなんでしょうね。

本田　はい。だからこそ今度は、実際の木がないところでも、自分の体性感覚情報を介して（運動を想像して）、木を登っている映像を創り出すこともできる。これが等価として「変換」可能なものになりえているからこそ、次の機会の予期をつくるということにもつながる。これが冒頭に言った生物学的な機構としての仕組みの具体例の1つじゃないかと。

玉木　この場合で言うと、実際に登る木がなくてもその梯子を使って登るイメージができるということですね。それって翻せば梯子の使用を自ら選択できるようになるということにもなりますね。私たちがご飯を食べるときに箸やスプーンを探すことができることと一緒ですね。別の言葉では意味推論作業と言ったりもします。

本田　そうですよね。それから、このことは、さらにもう少し掘り下げられるのではないかと。つまりこの身体に関する2つの情報の統合の結果として身体図式が形成されるということを考えると、さらにその奥には、田中先生の言葉を借りると「身体部位の有機的配列」が身体図式には内包されているということになるわけです。…つまり、梯子を使って木に登る行為の成立は、少年の潜在的な意識の領域には、身体部位の有機的配列にのっとった身体図式に支えられているとみることができる。…また、「梯子」を使わない四肢の関節運動と「梯子」を使う四肢の運動は時間的・空間的な方向性・強度がまったく異なる運動です。にもかかわらず、一瞬にしてできたという事実。…これは、物理的な身体部位の有機的配列と脳内の(仮想的身体という)身体部位の有機的配列が一致している身体図式を有していることを前提として、なおかつ自らの行為に必要な運動を企画し、実行する生物学的機構があることをも意味しています。これは佐藤先生がレクチャーでもおっしゃっている、世界をまとまった意味のある形態として捉えていくゲシュタルト的秩序につながる点で、言語活動の手前で世界を一気に把握していく能力があると見做すことはもちろんできますね。

玉木　はい。だからこそ、僕はその「身を置く」ことに加えて「一気に」という形容詞が入っていることも重要だと感じていました。…単に身を置くのではなく、〃一気に〃身を置くと表現された背景には、かかる時間やプロセス、もしくはプロセスの意識化を省略していることを強調する意味合いが含まれているように感じます。…観察されている人と少年は類似した身体的特徴を持ち、その少年は梯子を登る機能の可能性を持っていた、つまり少年は観察した時点で梯子を登るために必要な身体的な有機的配列の可能性を持ち合わせていたからこそ成立した「一気に身を置く」という瞬く間の模倣学習となったのではないかと。…もしそれを見ていたのがもっと小さな子どもだったり、足腰の弱い高齢者だったりしたらそれは成立しなかったのだろうと思います。

本田　なるほど。「一気に」という形容詞にも重要性がある、そして見ていた人間の精神的、肉体的なレベルがどのような水準かも関係しているということですね。納得です。…では、今言った少年のように、片麻痺の患者さんは模倣学習ができるだろうか。とりわけ左半球損傷の患者さんで失行症があったらどうでしょう、「一気に身を置く」ことができるでしょうか。…つまり、対象に対する視覚的な分析に必要な注意の焦点化、そして視覚情報の分析結果を自己身体へ「置く」という作業、あるいは視点を変えて言うなら、目に見える現象としての運動性の錯行為、道具使用の不適切さが観察される患者さんは、きっと困難だろうと。どうでしょうか。

玉木　そのとおりですね。そのような患者さんは、たとえ類似した身体的特徴やある運動（仕草、身ぶりや道具使用など）をするための機能の可能性を持ち合わせていても、この少年のように一気に身を置くことができませんね、おそらく。時間をかけてもまったく違う運動になったり、なんとなく合っていても重要な部分が欠如した運動になってしまったりしていることが多いと思います。これは、主にミラーニューロンシステム、またはLike-meシステムとして挙げられている下前頭回（ＩＦＧ）・下頭頂小葉（ＩＰＬ）・上側頭溝（ＳＴＳ）などの損傷と関係しているのではないでしょうか。乾敏郎先生によると、このシステムは他者の単一行為が直接向かうゴールを認識するのにも深く関わるとされています。逸話の少年は、単に動作そのものを模倣したということではなく、道具の使い方と使う目的、この場合は梯子で「高い木に楽に安全に登る」ということですが、その目的を理解したことが一気に身を置くことになったけど、このシステムに損傷を負うとその動作の目的が理解できずに間違った運動になってしまうということではないかと思います。道具の取り違いのようなエラーが出現する患者さんは、「模倣してください」という指示そのものを理解することの困難さがあることが多い気がしますし、それは単純に言語の理解の問題だけに言及できないことが大いにあるように思います。それからですね、特に左の頭頂葉と関連があると言えるかもしれません。「主に左頭頂葉の機能は、他者の動作を自己の動作に置き換える、あるいは自己が行う動作のイメージを作るときに働く」という研究もありますので。

本田　なるほど。なぜこのような話をしたかと言うと、シリグという研究者の身体表象システムモデルに基づいて考えてみると、この身体図式には言語を媒介として言語的表象が内在されていると思っているからです（『食べることのリハビリテーション』参照、161ページ）。仮に明確な言語的表象とまで言わないにしろ、身体図式に身体的な有機的配列が内包されているとするなら、身体の空間的な概念、記号性はあるのではないかと…

玉木　やはり、そうおっしゃる気がしてました。

本田　はい。そうなんです。まだ、続きがあります。…もし「梯子」という道具と行為の意味を関係づけられた、ということが1つの「学習」形態だとしましょうか。そうすると、次のステップとして、この「梯子」は、木以外の場所へも、たとえば家の屋根のような場所（類似した空間性としての環境）へも適用していく。あるいは反対に大きな溝に対して「梯子」を下におろす。さらには、梯子を横にして、ちょっとした塀のような、仕切りとして応用していくなどが可能になっていけるかが気になるところだったわけです。…前者は上下の空間概念と関連した移動手段としての道具、後者はある境界を創り出す本来の目的性を超えた思考が関連し、空間領域を「分ける」という概念を含めた手段としての道具への応用ということになります。…すこし脱線しました。すいません。…いずれにしても今みてきたのは、「模倣学習」と身体図式、そして身体図式の基礎となる身体部位の有機的配列、さらに身体概念の空間性を外界にも適応したものを結びつけて考えたのですが、どうでしょうか。

玉木　いえ、そのような道具の本来持つ機能、意味ではなく、応用的に使用ができるかどうか、というのは個人的に大変興味深いテーマだと思います。スプーンで釘を打ったり、あ、本田さんが陶器のカップを武器にと話されていたのもそうですね。…失行の患者さんが苦手なのはその部分だとOsiurakらは主張しています。こちらは技術推論作業と言われたりもしますね。これには空間に加えて、硬さや滑らかさといったような要素も含まれる機械的な構造に関する問題解決能力が関係していると考えられていますが、それには言語の果たす役割が非常に大きいという可能性も考えられますね。面白い。…いずれにせよ、梯子を瞬く間に使用できるようになった少年の逸話からこのように考えが深まるというのは、僕たちが普段話しているだけではなかなか起こりえないものですよね。先生方のレクチャーで表現された言葉が、僕たちの潜在的な認知領域へ導いたと考えることもできる気がしました。

本田　本当ですね。そうかもしれません。次は今の話とつながることですが、「私」の「ここ」とはどういうことかを考えてみたいですが。

玉木　田中先生のレクチャーにあった触覚の経験のことですね。

「私のここはそこにならない」について話そう

本田　はい。「私の」身体を構成する身体部位の配列は入れ替わることができない、有機的配列の関係を構成していているという話をさらに臨床的な例でつなげてみたいのです。…「私のここ」は「そこ」にはなりえない、つまり切り離せないということですね。いわゆる健常な生物学的機構がある場合にはそういうことになりますね。…でも脳損傷を呈した片麻痺の患者さんの中には、物理的な身体部位の配列は崩れないが、脳内身体表現としてその変容が認められることは少なくありません。たとえば嚥下障害のある片麻痺の患者さんで、「私の（頭の中には）舌の先はありません」という記述や「私の（左側の口蓋）ここはゴボーっと削げてないです」という記述、下腿切断の患者さんで、存在しない足の踝が痛むという記述があります。前の2例は物理的な身体部位は「ある」のに、表象としては「ない」。最後の例はその逆ということになります。この他に興味深い例として、右半球損傷例で半側空間無視を呈していて、「この手は私の手ではありません。お母さんの手です」という患者さんがいました。神経心理学的には「身体失認」と呼ばれている症状です。この例は、有機的配列の異常性はないが（麻痺した肩や上腕、肘や前腕は「私の」という意識はあるのですが）、麻痺した手のみ「私の」という身体所有感が欠けてしまうという状態です。つまり「私の」有機的配列として存在していた身体部位の一部が「私」から抜け落ちてしまうというか、押し出されてしまう、身体意識の変容を如実に表しているということです。

玉木　はい。確かに身体意識の変容を表していますね。「この手はお母さんの手」と語った患者さん、確か治療介入して、「お母さんの手」から「私の手」に改善した方でしたね。

本田　はい。そうです。この患者さんは訓練によって左上肢の随意性が一部現れた頃、「腕は少し動かせますか?」と尋ねると、「はい」と答え、膝の上にある左手を前後に少し動かして見せてくれました。そこで「この手は誰の手ですか?」と、内心では私の手と言うことを期待しつつですが尋ねてみると、「（この手は）お母さんの…」と語り、まだ「私の」ではなかったのです。そこで僕は続けて「どうしてそう思うのですか?」と訊いたわけです。すると、「冷たいからわかる」と。そこで僕はその患者さんの両手をそれぞれ触知しました。でもその手は麻痺側と非麻痺側を比べて皮膚温の著明な差はなかったのです。…そこで「ハッ」としたのです。これは「あの人、最近冷たくなったわ」というように、ある対象者と親しい関係性が過去にあったが、あることを契機に関係性がマイナスに変化したときに言うことと同じような意識経験をしてるのではないかと。つまり視覚的に捉えている対象の手は、手として認知できているけど、心理的な、感情的な側面としてはどこか違和感を抱いているのではないかと。

玉木　まさにここは篠原先生のレクチャーにあったメタファーの話に通じるところですね。この場合の「冷たい」という記述は物理的な温度のみを表すのではなく、「心理的距離」「他者との関係性」「悲哀の感情」といった社会的側面、情動的側面をも含んだ左手の経験を記述していたかもしれないと気づいたということですね。それから確か本田さんは、ファインバーグの身体失認を身体部位に関するカプグラ症候群と見做すべきである、という仮説に沿いながら病態解釈し、介入していったんでしたね。このことは、さっき本田さんが言っていたメタファーの解釈は疾患特性を含めて考える必要性があるところに繋がっていますね。

本田　はい。視覚的に手であるという認知には至れているけど、そこには、自分の手が果たしてきた情動的な記憶が同時に立ち上がってこない。つまり自分感を喪失したことを意味し、かといってまったく異質で、かけ離れたものではないので、類似した対象として「母」が挿入されたのではないかと。…当初の訓練は、机上に抽象的な3つの指標を置いて「あなたの手は今どこにありますか?」という肩の運動覚を介した空間性の課題を行っていました。新たな仮説に至ってからは、「僕は○○さんに、左手で何を作って欲しいと（模擬野菜3種を提示する中で）思っているのでしょうか?」という問いに変えました。手順としては、まずは開眼下で確認し、その後閉眼で実施したのですが、この方は、息子さんと二人暮らしで、野菜作りが生きがいで、その野菜で毎日息子に料理をつくっていたというエピソードを聴取していたことが指標を野菜にした理由です。

玉木　これは先に言っていた、訓練が見た目上は同じであっても、視覚的な対象と「問いかけの内容」を変化させると活性化される脳の部位や範囲は変わるのではないか、単に腕の動きに関わる頭頂葉領域だけではなく、扁桃体・帯状回を含めた情動的な記憶も活性化させるという仮説と症例の生活歴や社会的関係性を考慮した言葉かけですよね。

本田　そうです。非常に不思議ですが、この日のセッション1回で「お母さんの手」は「私の手」となり、さらに「この手は温かいですか、冷たいですか?」と再度尋ねると、「温かいです」と答えたのです。次の日以降も持続的効果がありました。そして、訓練直後に、「○○さん、今まではお母さんの手って言ってましたね。でも今は?」と尋ねると、「自分の手」と答え、僕が続けて「どうして、そのようにいえるようになったの?」と訊いたんです。そうすると、「よく考えてみたら、ここが…」と言って左肩を右手で握り「私の身体（からだ）に通じたから。これは違うと思った」と語ってくれたのです。

玉木　非常に興味深いですね。まず「よく考えてみたら」って言ってましたもんね。この「よく考えてみたら」という言葉は、患者さんの反省の能力を表現していて、「私の身体（からだ）に通じたから」とい

＊参考：トッド・E・ファインバーグ『自我が揺らぐとき』岩波書店、49-111ページ、2020より

う言葉は、逆に言うと「以前は、私の身体（からだ）に通じていなかったから、私の手じゃなかった」と訓練経験を介して思考したと言えますね。もっと言えば、この「通じる」の意味は、神経系として当初は肩の固有受容系、つまり関節位置覚、運動覚へ注意が向きにくかったが、問いかける内容を変えたことによって、なんとなく漠然としていた左手が、料理をする時に野菜を掴む（触れる）という、この手を向かわせるのは自分自身で、その場所を変えているのは、腕の付け根である肩だということに気づいたということでしょうかね。

本田　まさにそう解釈しています。つまり「私の」という所有感の形成は、手の空間的位置である「どこ」を決定づける肩関節の固有受容系の情報、そして具体的かつ直接的に行為に関わる手が他者や物とどう関わってきたかという情動的な記憶情報の2つが、視覚情報（としての手）と統合される必要があったということです。この症例の治療を介して僕はそう思っています。とはいえ、身体失認の症例の治療介入は過去にこの例しかありませんので、それ以上のことは言えませんが。

玉木　この症状は不思議ですよね。僕は身体失認の患者さんに出会ったことがないのですが、他の片麻痺や整形疾患の患者さんでも、まるで自分の身体じゃないみたいと自分の身体のことを形容することがあります。田中先生もオリバー・サックスの『左足をとりもどすまで』の一節を引用されていましたね。つまり、脳の損傷で生じるだけでなく、身体を含めた自己身体を認知する生物学的構造のどの部分が異常をきたしても起こりうる可能性があるということではないでしょうか。見た目上の有機的配列の異常はないけど、自己身体の認知のあり方が変容しているという部分では身体失認と同じと考えられるのではないかと思いました。

本田　はい。そうですね。私という存在の喪失感、違和感という意味では同じですね。今の例は身体の有機的配列、そのものには問題がないですね。じゃあ、臨床的に身体部位として問題が生じる例はないかというと、ありましたね、玉木さん。過去一緒に研究した症例です。覚えていますか。

玉木　顔がうまく構成できない左半球損傷の患者さんですね。

本田　そうです。「顔を構成するパーツを配置する課題」、つまり開眼下で顔の輪郭のみの絵を提示し、その後、顔の各パーツを自ら手に取り、顔を作る、いわゆる開眼での「福笑い」を実施しましたね。このとき、右半球損傷患者さん2名と左半球損傷の患者さん2名に実施しましたが、左半球損傷患者さんのみ著明な異常が認められましたね。…つまり「私」にとっての「ここ（実際の顔の鼻、目、耳、眉、口などの部位）」は、顔の輪郭を示した紙上に、自己身体の顔の全体性と部分の関係性を投射させると「ここに位置する」という一致性が確認できるはずです。言い換えると「私の」顔の表象を適切な空間的な配置で再構築できないという生物学的機構の損傷が疑われたということになります。

玉木　右半球損傷の患者さんは空間こそ若干片側に寄るものの、各身体部位の構成そのものは異常がなかったんでしたよね。一方で左半球損傷の患者さんは目と眉毛の上下が逆になったり、耳が頬に置かれたり、口が正中位置に置けなかったりといった空間的配置のエラーがありましたね。

本田　そうなんです。あれは驚きでしたね。とはいえ、この患者さんは、日常生活において、自分で鼻がかゆいとか口を自発的に拭くという行為はある程度できていたことから、「検査的にその異常性が認められただけで、行為に影響がそれほどなかったのなら、別にこのこと自体それほど重要じゃないでしょ、意味あります？」というご指摘を受けたこともありました。…しかしその後、玉木さんに、この指摘について話すと、「自発的な日常生活行為でおおむね問題がないように見えても、もし家族さん（他者）から、左の口の横に（食事の後の食べ残した）ごはんついているよ、とその患者さんが指摘されたら、できない可能性ありますよ」と言ってくれました。…つまり、他者の言葉によって、あるいはジェスチャーによって、指摘された場合に、直接手足のように見られない口に対して、自分の手をもっていって口の横を拭くという行為にたどり着けない。この場合、それは他者とのコミュニケーション行為という視点では、他者の言葉（記号）への応答ができない。れっきとした行為のエラーで、大きな問題となりえますよ、ということを教えてくれて感動したことを覚えています。

玉木　そんな議論をしたことがありましたね。僕も実は同じ課題を左半球損傷の患者さんにやってみたことがあって、その方も眉毛の位置や耳の空間的配置に問題がありました。その患者さんも生活上で顔を触れるといった行為に特別問題があったわけではありませんでしたが、眉毛や唇、あごなどを指さすことを模倣させたときに少しずれていたのを思い出しました。本田さんの症例はいかがでしたか？

本田　はい。肩、肘、膝、手という身体部位への触れる模倣はおおむねできたのですが、後頭部へ手をもっていくのが困難で額へ手をもっていき修正困難でした。またその後、顔面部も行いましたが、やはり顔面部のエラーは他の部位より著明でした。また先ほどの「左の口の横に（食事の後の食べ残した）ごはんついているよ」というジェスチャーをこちらが示すと（食事後の場面で）その人は、示した部位に手をもっていくような行為はできなかったことを僕自身が後日確認できました。いずれにしても、この「私の」身体を介した行為は、自発的に生まれた行為で、つまり潜在的な認知のレベルで作動するシステムと、他者の介在によって顕在的な認知が作動するのは異なるものとして考えた方がよいのかもしれませんね。

玉木 そうですね。このような症例の場合、患者さんの身体（顔の部位）の触覚経験に基づく身体部位の空間的イメージに異常があるのではなく、自身の身体イメージを俯瞰することに異常があるとも考えられますよね。だからかゆいところはかけるけど、ここだよ、と他者の身体に投影された身体イメージと自分の身体イメージを等価的にみなすことができなくなってしまった状態なのではないでしょうか。このことは、田中先生は身体イメージの成立について、自己を俯瞰することができるようになることと関連するとおっしゃった一方で、顔だけは自己を俯瞰する前段階である自己と他者との共同注意の対象にあえて入れず、議論は省略すると書かれていた点がとても気になってきました。

本田 僕も気になります。この点は治療介入としては重要な手がかりとなりそうですので、是非今後尋ねてみたいところですね。僕らは意外に「顔」に関する研究の知識は、手足に関する知識と比べると少ないですよね。僕が知っているのは、新生児は生まれながらにして人の顔の基本的パターンを知っているのは胎児の頃のダブルタッチが関係しているという仮説を乾敏郎先生がおっしゃっていることくらいです。これは非常に興味深いのですが、手の触覚ニューロンによって顔の凹凸形状情報を、顔の触覚ニューロンによって、それぞれの凹凸の位置関係を捉えるというものです。そして神経系の発達として、この時期には視覚には一時的結合、投射があることと関係があり、胎児の頃のダブルタッチの経験の情報は体性感覚野から視覚野への後ろ向きの信号として伝達する道筋があるというものです。これは有名なメルツォフらのおしゃぶりの実験、乳児に対してイボイボのおしゃぶりとツルツルのおしゃぶりを見させずに口腔内に挿入し、その後視覚的に提示すると、挿入されたほうを注視するという結果に対する脳科学的な裏づけとなりうるものと考えられているのです。ただ残念なことに、手の触覚経験と顔の触覚経験を視覚表象化させていくような手立てが作っていけそうな気がしますが、具体的な課題としてはイメージできていませんので、このあたりは今後深めていきたいですね。このほかに身体部位の有機的配列の未分化の可能性として

＊参考：乾敏郎『脳科学からみる子どもの心の育ち』ミネルヴァ書房、42-50ページ、2013より

「ここ」が「ここ」にならないという例もあります。重度な発達障害をもつお子さんの例です。ある日、Aさんが長坐位に近い形で足を投げ出した状態で部屋にいました。そこへ介助歩行ができる程度のBさんが来て、誤って軽くAさんの足の指を踏むようなことがあったのです。その状況をたまたま一部始終僕は見ていたわけですが、Aさんは、驚いたような痛いような表情を見せたのですが、踏まれた足の指ではなく、踝から下腿外側に自分の手をもっていって、擦るような行動をとったのです。Aさんは、発語はできませんので、本人に確かめることはできませんが、身体部位の有機的配列が入れ替わることはないにせよ、身体図式の各関節部位までの細分化がされていない可能性が高いと考えています。

玉木 それは驚きですね。踏まれたことを触覚あるいは痛覚として認識しつつも、実際の刺激を受けた身体部位とかなり異なる部位にその刺激を定位していたということですから。

本田 この2つの例は同じ現象ではありませんが、共通しているのは、物理的な身体部位の配列は同じで崩れていないが、脳内の身体部位の配列が内包された身体図式（身体像）の変容がみてとれます。前者は左半球損傷に伴うもの、後者は視覚経験と触覚運動経験の情報の統合が、生物学的機構としての脳の未成熟（機能不全）に伴い不完全で身体図式（像）が変容していたということになるでしょうか。…いずれにしても、「私」の身体における「ここ」が変容していることに変わりはなく、まぎれもなく現象としては明らかに存在しています。どうですか？

玉木 そのとおりですね。後者のAさんについては慢性疼痛の患者さんもそれに近いような気もしませんか？　痛いけど痛みの部位が細分化できずに脚や腕、あるいは腰が全体的に痛いという方はかなりたくさんいらっしゃると思います。慢性疼痛の患者さんの身体部位の細分化の異常や身体イメージの変容については研究も多くみられますよね。…先に議論した身体失認や身体所有感の変容とは少し異なるようにも感じますが、いずれの症例も「私」の「ここ」は間違いなく揺らいでいる。これらの自分の身体を認知するありかたは脳と身体という生物学的機構に支えられて成立しており、それらの損傷や機能不全によって、このようにさまざまなバリエーションで出現するということなのでしょうね。

本田 そうだと思います。私の「ここ」を「ここ」と感じ取れない事態は、自分自身に対してはもちろんですが、たとえば他者へ自分の身体的不調を伝えるようなときにも大きな問題となりえます。とはいえこの問題については僕らの中でまだ明確な治療介入は持ちえていません。これは課題としてまだ横たわっていますが、手がかりは今回のレクチャーの中にいくつかあるかもしれません。もう一度読んで考えてみようと思います。

玉木　僕もそうします。

おわりに……

本田　文字（文章）を読むという行為を考えて最後にしましょう。…原稿に穴があくほど読み込む…今回のレクチャーは何度も何度も読みました。そして玉木さんとこうして対談をする前には、レクチャーから得られた自分なりの考えや治療上のヒントなどを互いにやりとりしましたね。その過程で玉木さん（あるいは僕）から、「それはそういうことではなくて、こうではないか?」という意見をだしあいました。そうすると、ちょっと待てよと。もう一度読み直してみるという機会が生まれる。そうすると、「気づかされる」わけです。自分の読み込み違いや注目するところがさらにあったなど…そして、考えを一部改めたり、刷新したりしていくわけです。…実は、これは日常的にある「学び」の典型ではないでしょうか。何度か出ましたが、木村素衞の言葉で言えば、「内が内として成立するのは、外の否定的媒介契機とすることであり、媒介過程を経て、形成的自覚が生まれ、自己がつくられていく」ということになるでしょう。ヴィゴツキーの図式で言えば、図式Ⅱで、自分（S1）と対談の相手（S2）、そして記号のところは、今回のレクチャーの原稿（文章）ということになります。また今回の対話を「治療」、僕ら対話者をそれぞれリハビリテーションにおけるセラピスト（私）と患者さん（あなた）に置き換えても同じです。それは学習に必要な三項関係（自－他－対象）が成立し、互いに目的性・意図性を共有し確認しながら互いの言葉を理解しつづけようとする態度がありました。これが対話の（臨床）本質かと。そして互いの言葉を介した思考の力によって触発され、「創発」された事柄が生まれていく。これが「学習」につながるリハビリテーションにおける「私」と「あなた」です。そう思います。

玉木　とどのつまりは、まず私たちが「学習」する者（もの）になる。そうしないと患者さんの「裏切られた期待」には応えられない。そういうことですね。

本田　そういうことです。セラピストは佐藤先生、田中先生、篠原先生のレクチャーの「知識」を、自らの身体に取り込み臨床の「力（技術）」とするまで。さらにはリハビリテーション治療学を確立するために…ということです。ありがとうございました。

玉木　こちらこそ、ありがとうございました。

ダイアローグが創るモノローグ

中里瑠美子（作業療法士）×三上恭平（理学療法士）

「モノローグ」が行為を創る

三上恭平　この間、この対話の準備のために中里さんとダイアローグが行為を創っていくってことについて話をしてから臨床のなかでもそんなことを意識する機会が増えたんです。それだけじゃなくて、そんな経験は確かに自分の日常生活のなかにもたくさんあるんだなってことにも気づいたりして。

中里瑠美子　ええ。そうですよね。

三上　臨床のなかで患者さんとの治療がうまく行っているなという手応えを感じられるときって、言葉のやりとりがうまく行っているっていうか、その会話のなかで患者さんにとって腑に落ちるところが出てきて、つまり私と患者さん二人の間の経験が患者さん自身の経験としてうまく生きてくる、それができてくると患者さんもそこからあとは一人でうまく環境と相互作用しながら生きていけるところが増えてくるという見通しができてくるという手応えですね。そんなことが治療のたびに毎回起こればいいなとは思うんですけど、臨床の中では一つのところぐるぐる回って前になかなか進めないってこともよくありますね。セラピスト側はこれまでの治療を通じてすでに伝えているつもりでも、患者さんの腑にはおちていなくて、「それって前に言ってたでしょ？　何度もやっててやっとわかったことじゃないですか？」って思うような経験が…

中里　はは…あるある…でも患者さんにとっては初めての経験なんですよね、それって。

三上　そうなんです。だから患者さんとセラピストという二人の間での対話、つまり「ダイアローグ」によって指向性が変化したりその結果として新たな気づきが生まれたりしたことが、患者さんが一人でも身体と向き合って対話していけるような「モノローグ」になっていくプロセスというのは、何回やったからとか何時間やったからっていう物差しでは数えられなくて、患者さん自身が気づいたり腑に落ちたりしていくそのペースに従うということですよね。

中里　そう思います。その瞬間って、「だからこれはこうなんだ、つまりこういうことかな?」っていうモノローグが患者さんの心のなかで始まるその瞬間なんだと思います。

三上　そうですね。

中里　私は今、急性期、亜急性期の方がほとんどなので、意識障害がある状態で、患者さんの思考も同じところをぐるぐる回っているようなことがずいぶんあります。でもそうしたダイアローグのプロセスがモノローグのためには大事なのかな、と思います。前回やったことの上に何かを積み上げるということが、こちら側からみると同じことの繰り返しで、言い方を換えれば同じことを繰り返していたら何も積み重なっていないじゃないかと思ってしまうかもしれないけれど、そこで患者さんのなかに起きていることは別のことになっているんじゃないか、セラピストからの問いかけじゃなくて自分から自分に対して問いかけていけるようなプロセス、つまりセラピストとのダイアローグを自身のモノローグにつなげていくようなことが創れればいいんじゃないかと思います。

三上　うんうん。そうですね。

中里　でも急性期では逆もあって同じ課題をやってるのに毎回その反応が違うということもよく経験するんですね。つまり課題を通して経験していることがさまざまに違うということですよね。ですから、私はそんなに課題の種類は必要ない、形としては同じ課題でもいいんじゃないかって思うんです。

三上　単に課題を変えれば患者さんの経験することもまた変わってくるということではなくて、その課題が患者さんにとってモノローグを始めるきっかけになるように、その課題のなかでダイアローグできるかどうかということが基準ですよね。それがわかっていれば課題の種類や数や進め方のメニューというのは一義的なものじゃないということですね。つまり、セラピスト側が提供するものが治療なのだというふうに考えてしまうと治療の形とかバリエーションがまずは大事だということになってしまいますが、本当は課題の種類や数ではなく、患者さん自身が課題を通じて身体を介したモノローグを始めることができて、それによって腑に落ちることがあったり、新たに気づいたりするということが大事ということですよね。

中里　そうそう。日々違う課題を提供しなければならないと考えているセラピストは多いと思いますね。だからこの課題では患者さんもどうもピンとこなかったみたいだから課題を他のものに変えようと思うわけです。でもその「ピンとこない」ということが課題のせいではなくて患者さんのなかで経験することが自分のモノローグにうまくつながっていないせいなのだと考えたほうがいいと思うんです。そこには患者さんが生きているなかで起こっていることも影響していて、たとえばバルーンが入っているような方ですと、それが気になってしまってバルーンの違和感以外の何かに集中すること自体が難しい状態なわけですよ。それではピンとこないのも当然ですよね。ですから治療の質というのは課題だけじゃなくてその患者さんが今の状況のなかで何を経験しているのかなっていうもっと大きな全体も含めたなかで決まってくるということですね。

三上　それはよくわかります。その「ピンとくる」についてですが、患者さんが病院で経験している状況のなかにあるいろいろな条件を考慮したうえで、つまりその人の状態とか覚醒レベルが安定していることを見極めたうえで、それでも昨日はピンときていたように思えたことが今日はそう思えないということをセラピストはよく経験していると思うんですね。その「ピンとくる」をもう少し細かく臨床経験に引き寄せていくと、患者さんにとって「ああ、これはこうなのか」というふうに昨日までは感じられていたことが今日は感じられないということがよくあって、これにはセラピストも普段から悩まされていると思います。これはなぜだと思いますか？

中里　はい…そうですね…たとえば「今、肘関節はどのように動きましたか？」と患者さんに問う課題で、上腕二頭筋がぎゅーと伸ばされて腕のこの辺りがピンとする感じとか…そんな感じが感じられたときに肘が伸びているんだと患者さんにとってはそれがピンときた経験だったとしたら、それは二頭筋の伸張感覚を手がかりに患者さんが自分の肘の曲げ伸ばしを知覚する手がかりになるわけですけど、肘の訓練をさらに続けていくと当然、二頭筋の痙縮が制御されてきますから肘を伸ばしても二頭筋が張らなくなってくるんです。そうするとそれまで頼っていた筋感覚がとりあえずわからなくなるのでピンとこなくなる…そんなことが起こっているんじゃないかなと考えています。

三上　なるほど。異常な伸張反射が患者さんにとっては最初のピンとくる手がかりになっている状態ですね。

中里　だから回答もエラーになってくるんです。そんなときって患者さんの腕を他動的に動かしていても以前よりずっと抵抗感がゆるくなってきているのがわかります。そうなるとこの患者さんにとっては筋肉の抵抗感というのを感じ取れないから、次のポイント、たとえば関節の運動覚といったものにアクセスしないとこの課題は解けないという段階にこの人はステップアップしたことになると思うんですけど、患者さんにとっては筋感覚とか関節運動覚といったものは区別できないわけで、昨日正解できたことが今日はできなくなっているということしか目には見えない。だから患者さんにはそこをちゃんと説明することが大事なんですね。同じことをやっていてもやり方は変わると。たとえば子どもに算数を教えるときに〝足し算〟でやれることを〝掛け算〟でやらせようとすると間違える時期って必ずありますよね。掛け算で2×5＝10とやるよりも足し算で2＋2＋2＋2＋2とやれば同じ10という答えが出るんだけど2と5を掛けると言われるとわからなくなる時期ってありますよね。

三上　わかりやすいですね（笑）。

中里　でしょう？「だから今、私たちは足し算から掛け算にレベルアップしようとしているところなんですよ！」って説明するとわかってもらえたりするんですよ（笑）。そこがたぶん、それがなぜかポンとわかるようになるときが自分のからだと腕との関係性が理解できていくモノローグのきっかけになる「ピンとくる」ときだと思うんですよね。

三上　それは単に課題の正解が「わかった」ということでもないんでしょうね。プロセスにとっては確かに必要な何かなんだけど、わかるかわからないかということは結論にはならない。どのように「わかった」のかというプロセスが重要で、わかるための方法がレベルアップすると「わかったはず」のことが「わからなくなる」こともあるということですね。

中里　そうなんです。それは患者さんにも言えることで、「正解が増えてきたので私、なんだかそれがわかってきました」と思うことは自然ですけど、その先があることのほうを〝わかって〟欲しいですね。

臨床のなかの「モノローグ」

三上　セラピストと患者さんとのダイアローグのなかで〝わかった〟ことのその中身、たとえば関節の動きのなかで筋が緩むというような、セラピストが見たり触ったりとか外側から観察してわかる変化の意味を、患者さんの思考の仕方の変化として捉えて、どのように思考の仕方（モノローグの仕方）が変化したのかを患者さんとダイアローグしながら共有していくことが必要になってきますね。つまり、患者さんのモノローグの結果をセラピストは外部観察から推察して、その推察に基づいて患者さんとダイアローグしながら、患者さん自身のモノローグも深めていくような関わりが。

中里　そうそう。たとえば芝居の台本にある「ト書き」っぽいことを患者さんに言ってあげることが必要になってくると思います。

三上　それはどういうことですか？

中里　台本のト書きってセリフとセリフの間にあって芝居の状況を説明していくためにあるものじゃないですか。つまり「それは今、こういうような状況になっているのではないの？」というような、そこで起きていることを説明するってことだと思うのですが、これと同じようなことが必要なんじゃないかなと思います。患者さんが何かの行為をする際に、自分一人ではモノローグできないような、たとえばうまく歩けない、ちょっとかかとが薄い感じがするんだなというようなモノローグが患者さん一人ではもしできない場合に、セラピストが「今、かかとはどんなふうに動いたんですか？」と聞いてあげることでモノローグに落とし込めていくんじゃないかと思うんです。ダイアローグからモノローグにつなげるわけです。セラピストが言ったことを「そうだよね、今、私のかかとはどうなっているのかな？」っていう自分への問いという思考でつないでいく、ここが大事なんじゃないかって思うんです。

三上　そう（笑）。

中里　患者さんとセラピストの関係性って、患者さんがダイアローグのままで過ぎてしまっていることを、モノローグに落とし込んで、本当に「感じてみる」ということに意識を向けられるようになるためのものだと思うんです。

三上　そういった、ダイアローグがモノローグになっていくような関わり方を私たちが気をつけていかないと、患者さんからすれば「先生に言われたからやりました」というような一方向性のものになってしまったり、セラピストからすれば「何度も言っているのに全然覚えてくれないな」ってことになってしまう。

中里　そうそう。そうなんです。じゃあ今はどうすればいいですか？　次は？　みたいな。

三上　そんなふうになってしまうと、リハビリ室から外に出たときそれまでやっていたことが消えてしまう。

中里　じゃあ、ダイアローグが消えた空間でどうすれば生きていけるのか。やがてはリハビリテーションも終了になるわけです。そこがね、リハビリテーション医療の越えていかなければならないところだと思います。だって病院に、最終的に「卒業できます」っていうふうに患者さんが思えるようにならないとダメなんじゃないかと思うんです。自分のなかで問いを立ててなんとかやれそう、自分のからだのことを考えていくことでなんとかやれそう、そんな自信がつきましたって言えることがもしあるとすれば、そこがゴールなのかなって。

三上　そんなふうに患者さん自身がモノローグを創っていけるようになるためのダイアローグという立ち位置が私たちの立っているところなんでしょうね。

中里　まさにそう思います。そうなると、動作の繰り返しではそういったことはとうていできないですよね。患者さんに「どう感じていますか？」と聞いたときに「どう感じているのか私は自分のからだを…」という自分に対する問いがないとそれには答えられないから、できていないと黙ってしまったり、痺れているんだからそんなこと聞かれたってわからないよって言われてしまうこともある。「自分はどう感じているんだろう？」という気持ちに至れていないからそんなふうに応答するしかない状態なんだってことを説明する必要があるんだと思います、セラピストが。けっして興味本位でそんなことを聞いているんじゃないんですってことを患者さんにわかってもらって、あなたにしか感じ取れないことだからあなたにお聞きしないと治療が成立しないから、あなた自身が今、そんな立ち位置にいるんですよってことが伝わることが大事です。

三上　そう思います。さらに言うと、患者さんにせよ私たちにせよこうしたリハビリテーションの臨床に入る前にも当然、自分自身によるモノローグというものはあるわけじゃないですか。

中里 そうですね。

三上 けれども病前と比べて病理がある状態ではそのモノローグも変質してしまう、ある特定の方向だけに片寄ってしまうと考えられると思います。

中里 そうそう。今、三上さんは維持期の方たちとの関わりが多いと思うんですけど、私も以前の病院ではそうでしたが、維持期の患者さんってある意味、さんざん考えつくしてきているところがあると思うんです。「こうしよう、ああしよう」とけっこう工夫をしてやってきたけど何かこう、うまくいかない、そんな人が多いですよね。そんな人たちのからだの考え方というか、からだを通して考えてきたことはどうしても目で見て判断することのほうが多くて感じたり考えたりすることは意外に少なかったのかなと思うときがあります。いつも鏡を見るようにしていて、視覚を使って自分の動作を工夫しているとか、たとえば家族からいつも左肩が下がっていると指摘されているから気がつくと左肩を上げようしているとか…意識の高い患者さんたちは特にそうなんです。ところが左肩が下がっているというのは体幹のほうの問題なのに肩だけを上げようとするから結局無理な姿勢になってしまってからだのあちこちが痛くなったりするという問題を抱えている人が多い。

三上 私の経験しているけっこう多くの患者さんは「やること」つまり出力することに意識が向いていていて「こうしようとしています」「こうしているつもりです」という方が多いかなと思っています。つまり、モノローグということで言えば「話してはいる」けれども「聞いてはいない」という状態です。結局は自分の身体を動かしてはいるけれども、それをどう感じているかには意識がむいていない。病前であればそれを意識しなくても済んでいたのかもしれないけれども、リハビリテーションが必要な状態になって、ああすればいい、こうすればいいという指示は意識して聞いて、練習もたくさんされているのだけれども、実はその背景に存在している「ここにある私の身体」には意識が向きにくい。病前と同じように行為しようとしてもうまく動けないから何とか動こうとして、その動き方を教わろうとする。それが「やること」に意識が向いていて「話してはいる」けど「聞いていない」ような状態になってしまっている一つの原因になっていると思います。

中里 よくわかります。以前、「僕は普通にまっすぐ歩こうとすると足が必ず横に出ちゃうんです。だから意識して足を内側に出して歩くようにしているんです。そうすると足もまっすぐ前に出るんですよ」とおっしゃった方がいて、結果としては足を内側に出そうとすることでまっすぐに歩けるように見えているし、家族の方もそれでいいんじゃないと言うわけですけど、それは違うんじゃないですかと、足を内側に出そうとすればちゃんと足も内側に出る、そうした状態にしたいんですよって言うと、ポカンとされる。そうやって自分の運動の管理をしている、三上さんの言う〝話しているだけ〟の人、そんな方が維持期には多いと思います。…それは一つの解決法と言えば言えるのでしょうけど、それは身体と向き合ってのことではなく視覚的に見えたことを分析したものであって、そういうやり方をしている以上は、より複雑な股関節の動きを要求される運動にはやはり結びつかないんじゃないかと思います。

三上 そうなってしまっているその理由は何なのかということをご自身の身体を介して対話してもらいたいということですね。

中里 そうです。そこがやはりその人には抜けていて、そういうふうに自分なりに異常なところへの対処を工夫されてきたんだろうと思います。

三上 そんな方、多いと思いますね。最近、クリニックで担当させてもらった右半球損傷の患者さんがいらっしゃるんですが、自身の動き方についてはよく話されるんです。歩くときに脚が外に向いているとか足首が内反しになるとか。普段はT字杖で独居生活されているくらい安定もしていて、基本的な感覚障害もない方なんですが、この方に閉眼して左右の脚を対称に配置してもらうようにお願いすると、「センターがわからない」とおっしゃるんです。つまり、歩行の交互運動運動とか左右対称な運動の軸になるセンターがわからないために脚が外に向いてしまったりしているって考えられるんですけど、結果としての動きだけに目が向いて…。それを何とかしようとはしているけど、自分の身体との対話つまりモノローグがうまくできないという感じです。それが「センターがわからない」ということに気づいた後、モノローグができるようになっていって、麻痺側の左下肢と右下肢を配置してもらうと、次第にセンターもわかるようになっていきました。自然に歩くときにも脚がまっすぐに振り出すようになっていったんです。いずれにしても、より楽で効率的な行為ができる能力を持っているのに、患者さん一人ではうまく身体を介したモノローグができずに、効率的でなく負担のかかる方法を選択してしまう、そんな方ってけっこう多いですよね。

中里 うん、うん、多いと思います。…自分のからだをどうやって動かそうかってけっこう考えて自分なりの法則を見つけだすのですが、そこに問題が生じてしまっているということですね。…私、最初に一緒に本を書かせていただいた方が小川奈々さんとおっしゃって（『わたしのからだをさがして』2007、協同医書出版社）、彼女が3歳のときに片麻痺になって私が駆け出しのOTだった頃にみた方なんですけど、何十年かぶりにその彼女に会ったら、強い拘縮や変形があって、それで「あの頃とは違って、今だったらひょっとしてからだの別の使い方ができるようになるかもしれない」という私の言葉を受け止めてくれてリハビリテーションを再開したんです。で、いろいろと彼女と話しているうちに驚くべきことが多々出てきて。たとえば尖足になっていることが多くて、かかとが床につく接触感がわからないと言うのですが、でもかかとを床につけることはできるんです。「なぜ床につく感じがわからないのに床につけることができるの？」って聞いたら、「胸のあたりに力を入れるとかかとがつくんだ」と言うんですよ。彼女なりに工夫をして、こういうふうにやると周りの人が「いいよ」って言ってくれることを学習してきたことのすごさ…私には頭をハンマーで殴られたぐらいの衝撃だったんです。たぶん患者さんてそういう自分なりの解決法を見つけていて、でもそういうやり方では変形が進んだり、痛みがひどくなったりで結局は破綻してくるんだろうなあって…果たしてそこに身体をめぐるモノローグがあったかと言うと、たぶんなかったのかもしれないと反省しているんですね。そういうことを経験できるような時間を治療のなかで創れなかったということですよね。

三上　そういった自分なりの工夫とか学習のなかには、ある意味、その人なりの気づきから始まるモノローグはあったのかもしれないですね。外からもほめてくれるし。

中里　そう。この感じね、覚えておこう…そんなふうにあったということはそうだと思いますけど。一概に何が正しくて何がそうではないのかを分けられるものではないとは思うんですけど、でもあえて言わせてもらえば、もっと複雑な動作や運動につながっていくのかいかないのか、このままやっていくと変形や痛みにつながるのかつながらないのか、そんな観点から言えばいい動き方とそうでない動き方との違いははっきりあると思うんです。でもそれは患者さん一人のなかではどうにもならないところがある、むしろそうして変形を強めていくことで安定をする…この間もある病気で入院されてきた方がいらして、その病気そのものではそんな症状は起こらないんですけど首の振戦が出ていてどうやら年齢による錐体外路系の問題があるようだけど、その人と話していたら実はそれは10年ぐらい前から気になっていることでその頃は今よりもずっと激しく震えが出ていたんだそうです。それが年々震えがなくなってきて今はこれくらいになったんです、と。他に何か気になることはありますかと聞きますと「さっさと動けなくなったんです」とおっしゃるんですね。前はさっさと動作ができたのに今はそれができないということなのでその動きを観てみたら、首の震えを止めるために全身の筋緊張を高めているようでその分動きが鈍くなるという状態のようだったんです。首の震えを止めようとして全身の筋の同時収縮を強めるという学習をしてきたのではないかと考えました。今は首が動いているのに動いている感じがしないと。鏡を見ると動いているんだけど、動いている感じがしないんですよと。これも日々やってきた学習の結果、患者さんなりの対処法ですよね。維持期になればなるほどそんな方が増えてくるように思いますね。

三上　患者さんのなかでされているモノローグはたぶんあるんですよね、どんな形であれ。

中里　あるんです、それは確かに。むしろ精一杯やってるんだと思います。

三上　ただその方法が、生活を送るうえではもっといい方法があるのに、患者さん一人ではそれに気づくことができなくて、これまで、選択できなかったということですね。それが続くとさっきから話に出ている変形とか痛みの問題が出てくる。そこにも私たちセラピストの大事な仕事があるんでしょうね。

中里　そうですね。

「高次脳機能障害」と言われる患者のモノローグ

三上　発症から5年くらい経ってからクリニックにいらしてリハビリを担当させてもらったある右半球損傷で左半側空間無視がある方がいらっしゃるんですが、その方は、一人で人混みのなかを人の肩にも当たらないで歩いているくらいの方なんです。家事もされていて、見た目には左手に少し麻痺がある程度なんですが、その人に自画像を描いてもらったらもう壊滅的で…本当に壊滅的だったんですね、これが。左側の体幹と腕がもう描き分けられていなくて、ぐちゃぐちゃになって…その方もうーんうーんって言いながらすごく時間をかけて描いていました。高次脳機能障害がある方は、日常の生活のなかで外から観察されるものと患者さんの中で経験されているものとの差がすごい大きいんだなって感じています。

中里　その方って麻痺している側の手は使ってらっしゃるんですか？

三上　そのときはほとんど使っていなかったですね。

中里　腕も手も体幹と一体化してるんじゃないですか。

三上　そう思えますね。腕や手が分離してないおかげで人ともぶつからないで済んでいるのかもしれないですね。リハビリの計画書にお名前を書いてもらう欄があるじゃないですか。それを書くときにメガネを付けたり外したりしながら「見えないわけじゃないんだけど…」って苦労されたりするのも見ていると、結局、見えているということとそれを一つのまとまりのある空間として、たとえばその記入欄を線で囲まれた空間として認識できることとが分離してしまっている状態なんだと思うんです。他にどんなことに困ってますかと聞いてみたら本が読めない、ある行を読んだ後にどこの行に目をやったらいいかわからないんですとおっしゃるんです。これも同じことで行が並んで作っている空間の中での「ここ」という関係性が捉えられないということですね。ですから常に指で字を辿っていかないと目を誘導できない。

中里 あります、あります。右半球損傷の方の問題の根底には無視がありますよね。それが左半球損傷とは異なる大きな特徴だと思うんですが、無視の場合、ご自分のなかでいろいろと考えられて工夫をされても無視しているところの要素はそのモノローグのなかでも欠けているんじゃないかと思います。だから無視している領域に踏み込むためにはかなりトップダウンの注意機能を使わないとできないのかなって思います。そうなってくると患者さんの抱える負担も相当なものになるわけで、そこにセラピストの助けが重要になってくる。

三上 佐藤先生のレクチャーのなかで従弟の「Yさん」のお話がありましたけど、模写課題をちゃんとやろうとするととても労力と時間がかかるということでした。これも同じことですね。

中里 そうですね。無視というのは単に左側が〝見えない〟だけじゃなくて、見えてるところについてもうまくイメージ、加工ができないですよね。たとえばセラピストが患者さんの隣に座った位置で3本の棒を配列して同じ形を作ってもらうとできる方でも、セラピストが患者さんの90度右隣に座って、「私から見える形を作ってください。つまり、私の背後から観るイメージですよ」とお願いするとできない方がとても多いんです。

三上 そうですね。現象としては半側の無視なんだけど。

中里 だから見えているところがちゃんと見えているのかっていうとそうでもないということですね。

三上 だから患者さんのモノローグのなかでは右も左も含めた全体としての空間が構成できていないというのが左の無視の基本的な問題なんでしょうね。

中里 左に強い無視症状が出ている人では、もっと大きな概念空間の中でも問題が生じている方もいます。そういう人にね、「病気になる前は毎日、何時に起きていましたか?」って聞くと5時くらいに起きて

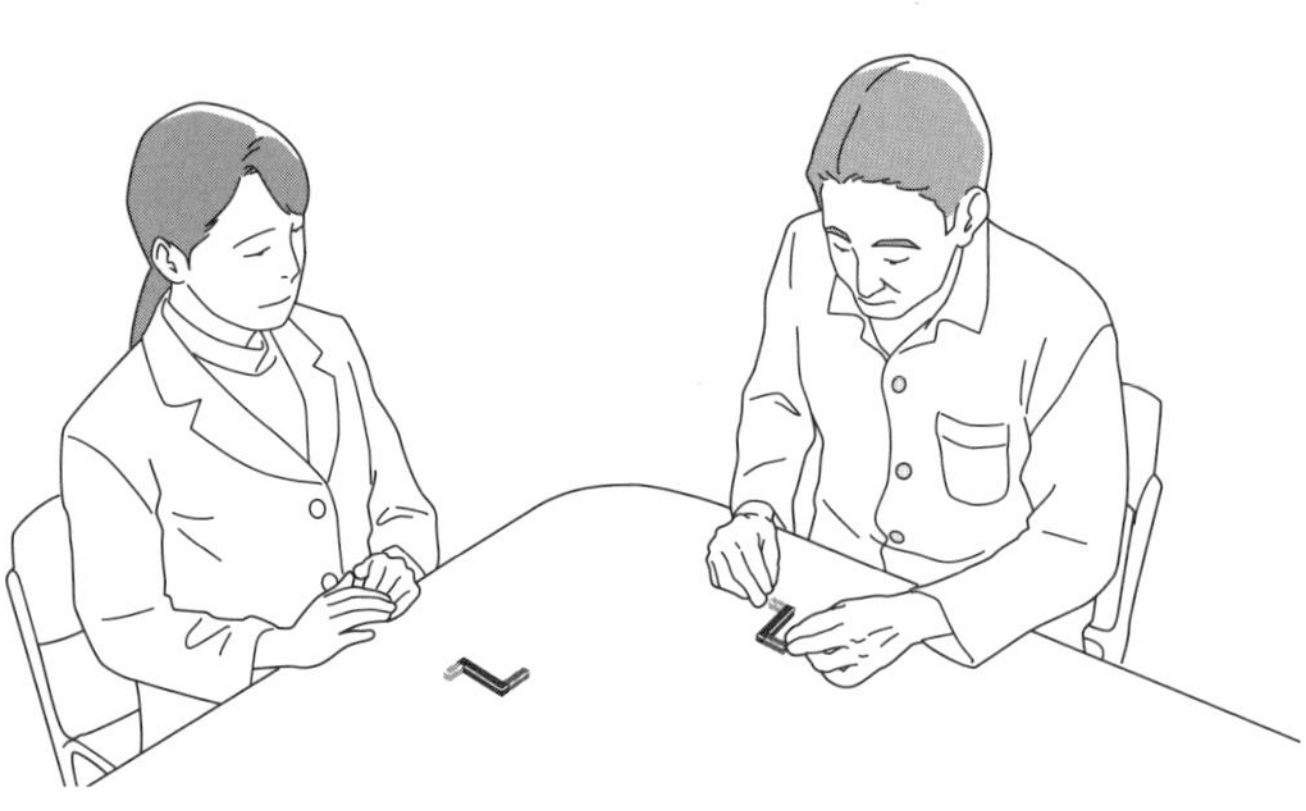

たと、「ああ、早起きだったんですね。では会社には何時頃に出かけるんですか？」って聞きますと「9時くらいかな」と、じゃあお昼は？、12時から1時くらい、じゃあ退社は？、5時くらい…と聞いていくんですけど、驚いたのは時計の左側の時間帯に関わる具体的なことが出てこないんですね。生活行為そのものが言語化されないんですよ。ところが12時から6時の間のことはわりにちゃんと出てくる。だから非常に無視の強い方というのはそういう概念のなかでも無視があると思うんです。

三上 それは時計の文字盤を想像してもらって質問していく形ですか？

中里 時間の流れをイメージしてもらいながらということで、必ずしもそれが具体的な時計の文字盤というわけでもなかったんです。でも私たちの時間感覚のなかにイメージとして時計の文字盤はすごく定着していると思います。その方の場合も私の質問に答えるために一番イメージしやすいのは文字盤だった可能性が高いのは、その人が答えにくかった生活行為が文字盤の左に配置されるものが多かったということから類推していることです。その方に7時くらいには歯磨きをしてましたかというようにこちらから言うと「ああ、してましたよ」とか「朝ドラ見てましたね」といったことが流れとして出てくるんです。でも自発的に自分で自分の行為を並べてイメージするのがとても難しいということで、無視というのはたんに視覚的に見えないということだけじゃなくて、イメージとか概念の配置が難しくなるという根っこの深いものだろうということです。

三上 そうですね。視空間や体性感覚空間などの今ある空間だけじゃなく、イメージとか概念とか表象のレベルで問題が生じていると考えられますね。

中里 だったら右脳損傷の方の治療というのも身体だけの問題ではなくて、つまり身体の左側だけに強いトップダウンの注意機能だけを使わせて治療するという方法にも限界があるんじゃないかと思うんです。もっとイメージや概念を相手にした認知を前面にして、脳自体が無視しようとしているからだは、むしろ背景においたほうがいいんじゃないかなとも思います。以前担当していた高齢の方がいて、その人はぜんぜん左側は見なくて「手は元々1本しかないよ…」って迷いもなく話していました。当然左側の手の動きはぜんぜんなかったんです。さすってても何しても左手は無視するんでこれはダメだと思って、それなら「あなたのお年だと戦争なんかも経験されているんですね」という具合に昔の話をしていただくことで左手のことを思い出してもらおうと思ったんですね。「小さい頃はうちは農家でね」とおっしゃるから「どんな作業が一番大変でしたか？」って聞いてみると「いろいろあるけど一番大変なのは稲刈りよね」って。

「すみません、私そんなことやったことないのでわからないんですけど、稲ってどんなふうにして刈るんですか」って聞いたら「ははは」って笑って「それは決まってるでしょ、こうやって左手で稲を持って右手の鎌でこうやって刈るのよ」って（笑）。

三上　（笑）それはいい…

中里　「これがね、やってるうちに左手を切っちゃって痛いし、鎌も切れなくなるのよ」「なるほど、じゃあそのときは左手で稲を持って右手で鎌を持ったから手は2本だったということですね」「ああ、そうだね」って、自然に言うんですよ。それで「今は稲はないけど、稲を刈るときの手の形ってできますか」で、できたんですよ！これを行為間比較って言うんでしょうね。

三上　すごいですねえ。

中里　それは急性期の方だからできたことだったのかなとも思います。と言うのは、さっきから患者さんが自力でされるモノローグということで話している脳の学習による対処法がまだ定着していない時期だからできたところもあるように思います。病気になる前の身体イメージがまだ残っている余地の多い方たちですね。

三上　ちゃんと手は2本あるでしょって外から言ってもダメなんでしょうね。その人のモノローグできる中にその身体がないわけですから。

中里　そういったことは左半球損傷の人にはないんですよね。

三上　損傷部位によってモノローグの傾向もあるんでしょうね。そういうことを確認していくことが脳・神経科学を勉強する価値だろうと思いますし。…それにしてもそのおばあさんの場合は稲刈りだったとしてもそれが都会育ちの人であればまた別の行為を探さないといけないということですね。セラピストとして、それはすごくいい手がかりだと思いますね。

中里　まさに行為間比較なんです。

三上　損傷後の、ある意味片寄ってしまっているモノローグのなかに入り込む余地のある隙間があるというか、その患者さん本人が思い出して、探して埋めていける隙間が作れるような問い方をいかにうまくやるかっていうことが大事ですね。

中里　そう、隙間、それをどう見つけていくかということですね。患者さんがそこでその人の持っているものを埋めていくための余地ということですね。だから直接からだに関係ないことでもいろいろリサーチすることは大事だと思います。親しい人との関係とかご本人の指向性とか、そんなことを手がかりにその人が物語れる余地を見つけることは大事ですね。

三上　表象の問題というのは身体だけでなくそれ以外のものが必ず入ってくると思います。それが身体と関わった経験があるから入ってくるわけであって。先ほどの左半側空間無視の患者さんも、左側の空間を含めた対象全体をとらえることが難しいんです。たとえばT字の上の部分の太さが異なる3つのタブレットをTの字の上の部分が左側になるように置くと、この3つの違いがわからなくなりますし、この状態で非麻痺側である右手で触れても違いがわからないんです。でも目を閉じた状態のままドラえもんの人形を右手で持ってもらって「左側にはどこがありそうですか？」と聞くと頭の部分とかお尻の部分っていうように正確にわかるんです。つまりドラえもんの人形を使ったときには、右手で触れている情報から左空間のものまでイメージを広げて全体をとらえることができるんです。この方にとってはドラえもんはお孫さんがよく見ているアニメですし、この辺りはドラえもん生誕の地なのでよく見かけることが多いんです。全体としての空間の構成には、表象として立ち上がりやすいものやイメージしやすいものなどの、中里さんの言う物語れる余地があるものを手がかりにしていくことが有効だと感じています。

中里　表象のなかからからだの部分だけを切り取ることはできませんよね。うちの病院でもさんまの塩焼きにしたらどうかって、話が出たことがありますよ。煙たさや匂い、味、両手を使って骨を取る動きなど、すべてがないまぜになっているから。たとえば気持ちがいい感じ、なんてのはまさにそうですよね。特に右半球損傷の患者さんにはそういった行為の全体性のなかから隙間を探すことは治療の入り口になると思います。

三上　表象しやすいものって個々の人でそれぞれ違うじゃないですか。それがその人の経験の違いを反映しているわけですから。だからその人それぞれにそうした表象を探す必要がある。

中里　そうです。…今話を聞いていて思い出したことがあるんですが、昔そんな患者さんがいて何か困ったことがあるんですかって質問したら「今年はいつ墓参りに行けばいいのかわからない」とおっしゃるんです。どうしてですかって聞いたら「だって今年はお盆がないだろ」と。何言ってるんだろうと思ってカレンダーを見たらお盆はカレンダーの左側にあったと。普通だったら7月15日がないというカレンダーを見たらカレンダーのほうがおかしいと思いますよね。でもその方にとってカレンダーに7月15日がないこと、つまりお盆がないということ自体はおかしいと思わないのに、お墓参りに行く日がないということに

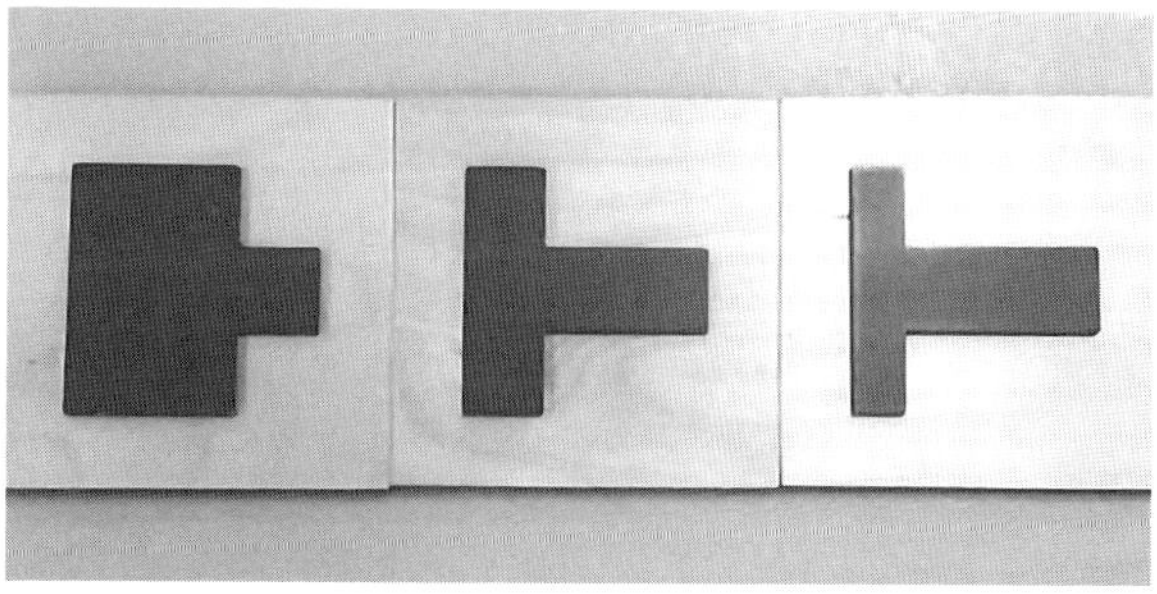

困っている、困っている観点が違う、そんな世界に生きているんだなとそのとき思ったんです。

三上 そういうふうに患者さんのなかで成立している世界をどう理解していくかということも私たちセラピストには重要なことですね。

中里 そう、それを否定しているだけじゃ、そんな声は患者さんには届かないですからね。…それと、うちの病院は急性期なので看護師がケアしやすいように入院時は基本、浴衣で、だんだん動けるようになってくると甚平タイプになるんですが、特徴的なのが、左半球損傷の患者さんより右半球損傷の患者さんのほうが、浴衣の前がはだけていても気にされない傾向がありますね。でも高次脳機能障害が改善してくると次第にその浴衣の前を気にされるようになるんですね。

三上 他者の目線ということですね。

中里 そう、他者目線。自分とは何者かというメタ認知みたいな。それが右脳損傷の方は障害されていることが多いと思うんです。左半球損傷の方は、意識があまりよくないときから自分の着衣の前は気にしたりされますね。これは繰り返しになるかと思うんですが、右半球損傷の人の場合、ダイアローグの内容を計画するときに大事なのは、からだに注意を向けさせるだけでは限界があって、彼らの世界そのものを広げてあげられるようなことが必要ですね。そのなかにからだがあるという感じかな。

三上 さっきの表象の話と関連しますね。からだ以外のものとも世界とつながっているという全体性が右脳損傷の方の治療の場合にはもっとも大事なポイントになるということですね。

中里 その、さっきの三上さんのお話にありました壊滅的な自画像を描かれる患者さんというのはどういうふうにからだを動かしているのか、どんな感じなのかなって思いますね。…そんな世界でも暮らせるように脳とからだを組織化しているということですよね…すごいなあ。

三上 本当にすごいですよね…私もその方に初めて自画像を描いていただいたときには本当にびっくりしました。先ほども話しましたが、一人で来院されるくらい自立されている方なので、まさかそんな自画像になるとは思わなかったんです。外から見ているだけでは気づかないことって多いですよね。その方に最近また自画像を描いてもらったら、今では手と体幹はちゃんと分かれていたんですが、手首から指が生えているように描かれたんです。つまり掌がないんです。私が「掌は？」と聞くと少し驚いたような表情をして、「そっか」っておっしゃったんです。その「そっか」って、入り込む隙間ができた瞬間かなって思ったんで、掌のことについてダイアローグしていったんです。そのうちにお孫さんと手をつなぐときに「いつもこっちにねって（麻痺していない）右手の方に来るように言っちゃう」ということがでてきたんです。左手は力が入っちゃって大事なお孫さんの手を傷つけてしまいそうだから怖いと…そこで「手を握るんじゃなくてつなぐ、つないでもらったらどんな感じがしそうか想像できますか？」って聞きながら大きさの違う半球を掌で触れる課題をすると「～君はもう少し小さいかなぁ」って自分の頭の中にあるお孫さんの手と比較してとらえられるようになったんです。そのダイアローグの中では、「大事なお孫さんの手」というところを手がかりに、お孫さんの手の「温かみ」や「柔らかみ」ということも出てきて、患者さんも「今はこの大きさの違いっていうより～君のことを考えていた」とおっしゃっていました。

中里　その方にとっての掌はお孫さんの手を包み込むものだったということなんですね。

三上　はい。お孫さんの手を包みこむというイメージが今のご自身の掌にアクセスしやすいものの一つだったんだと思います。この患者さんもそうだと思うんですけど、高次脳機能障害のある患者さんって外から見ているだけではわからないその患者さんの中に創られている世界がありますよね。そんな患者さんたちとどうやってダイアローグしていくことがその患者さんの生きている世界を色鮮やかにすることにつながるのか、ということについてちゃんと考えていかないといけないですね、具体的に。

中里　確かにね、「そっか」を隙間として感じ取れる感性が私たちには必要ですよね。やっぱりそれはまず、三上さんの言う隙間を探すということなんだと思うんです。行為間比較の考え方はいいなと思います。彼らがモノローグに落とし込みやすい、その隙間をどう見つけるかが入り口だと思いますね、具体的な臨床という場面では。ただやっぱりからだの感覚はとても大事だからそこを「ハブ」として使っていかなければいけないと思うけど、三上さんはどんなことを工夫されていますか？

三上　そうですね。外から見えるものと中で感じているものとの間には違いがあるということをまず大前提におくと、患者さんとのダイアローグの内容もそうした「違い」のことに話題を巡らせることが治療の方法としてポイントになるんだろうと思います。お互いに見たり思ったりしていること、あるいは見えていなかったり思ってもいなかったことがそうしたダイアローグのなかで発見されていくことに二人で対話する、ダイアローグすることの価値があるわけですからね。二人での対話のなかでダメだったとかよかったとかそういったことを話すのではなくてそのことについてどう思うのか、どう感じるのかを話しながら、それを三人称的な外からわかることと比べながらその患者さんのモノローグの出発点となる隙間、中里さんの言い方で言うと余地を見つけるということですね。いずれにしても、患者さんのモノローグに入り込む余地があって、変化できそうな部分に対してダイアローグしながら患者さんとより良い方向に一緒に向かっていくような関わりが大切なのであって、健常例に当てはめてそれを根拠に患者さんに考えさせる、感じさせるということはあまりよくないと思います。

中里 そうそう、それは大事。…それに左のからだに嫌悪感を持っている人も多いと思うんです。本当はこんなはずじゃなかった、私の手はもっと動くはずだったとか、それこそ嫌になって切り落としたくなるときがあるとかね、そんな「こんなはずじゃない」という否定的な感じ方をしている人も結構おられますよね。それを乗り越えるために何をどう話すのか、自分のからだに対する嫌悪感というのは相当に強くて簡単に乗り越えることは難しいですね。

三上 自分のからだに対する嫌悪感というのは、その時点で自分のからだの所有感が前提になっていると考えると、「身体所有感がない」ということではないのでしょうね。

中里 そう、むしろ所有感があるからこそ湧き上がってくる感情なんでしょうね。

三上 自分の身体であるという所有感があるがゆえに嫌悪感を感じてしまうというのは難しい問題ですね。

中里 課題をやったときにもそもそも右と左の手や足の感覚が違うのは当たり前だし、その違いがわかったり、それが課題を通してつながったりすることを経験していくためには、まず自分の身体感覚を否定しないで受け入れていくことが重要なんだと思うんです。うまくは動かないけどこれは自分のからだで、これが自分が感じている感じなんだって感じられることが大事で、ダイアローグのなかでそこを解決するためのやりとりが必要だと思うんです。だから「今感じたことが大事なんです」というように、まずは患者さん自身にそのときの状態を肯定してもらうことが大事だと思います。それは否定されるべきものじゃなくてその意味を話していく価値のあることだというスタンスですね。まずは患者さんがどう感じるのか、その感じていることがダイアローグのテーマとして価値があるということです。こう感じなければならないということはないと。それを正しい正しくないで話してしまうと対話そのものが閉じていってしまいます。対話、ダイアローグとは、そもそも到達したい目標があるものではなく、モノローグを内在した話のやりとりをしていくうちに、思いもかけないような落ち着いた結論に行きついたり、あるいはまったくどこにも行きつかないけれど、何か安定した感覚を確認できたりするもののはず。正しいとか正しくないとかよりも今感じていることを確かめるために、たとえば何かの感じと比較してみながら、もっとその感じがどんなものなのかを話していくほうが治療としては可能性があると思います。

三上　そうやって自問自答してもらうことが患者さんにとってはモノローグへのプロセスそのものになる。比較してみるためにはまず何かと何かとの「差」が生まれてこないと話が始まらないということですね。

中里　そうそう。その感覚の差というのがいきなり健側と患側との比較でいいのかな、ってことですよね。それはかなり乱暴な話ですよね。むしろその結論の出し方の速さというのは患者さんのほうが求めている傾向なんでしょうけど、それよりもまず差異を創って感じていることの意味を確かめていく必要がありますよね。

三上　そうですね。いきなり健側と患側との違いを突きつけられてもあまりに違いが大きすぎてどうしていいかわからない、前に進めないっていう状態になってしまうことがありますね。

中里　それについて考えるときにたとえばそれを心地よさという観点でその差を考えてもらってもいいと思います。何種類かの生地を用意して「好きな感触、そうでもないか」などで分類してもらうとかという方法ですね。これには正解や不正解がないんです。その人がそう感じたということが見えてくるだけです。でもそこにはその人がそれだけのこと考えた、自分の感じていることにきちんと向き合ったモノローグがあるわけですから。まずは正解・不正解という観点に陥らない課題を考えることも大事です。正解・不正解がないので、自分の感じている差の根拠はそれが好きか嫌いか、それが心地いいか落ち着かないかという感情に働きかけることになります。自分のからだで感じたものを否定するのではなくその感覚と向き合うという経験に落とし込んでもらいたいということですね。

三上　確かに感情とか情動って、その人自身が判断するもので、正解とか言いようがないですね。

中里　注意を長く向けることは右損傷の患者さんには大変だろうと思います。だからこそ正解を求めるという感情も強く働くんじゃないかと思うんです。なので判断のできないものはとりあえず「どっちでもない」というところに放り込んでけっこうですという逃げ場も作って、感情の働き方を良い方向に持っていく、言い換えれば患者さんが結論を急ぐという感情から自由になれるところに持っていくということですね。どう感じるべきなのか、ではなくどう感じているのか、でいいんだって思ってもらえればいいんです。そういうことを通して自分の手とかからだを受け入れていかれる方が多いんです。

「難病」と言われる患者のモノローグ

三上　ここまで右半球損傷の患者さんの話をしてきましたが、少しちがう疾患の患者さんの話をしようと思います。私の働いているクリニックでは神経変性疾患の患者さんが多いんです。中でもパーキンソン病の患者さんは多くの割合を占めています。パーキンソン病の方の中には姿勢異常がある方がけっこういるんですが、この姿勢の異常についてご自身では気づきにくい方が多いんです。姿勢異常があることについては、家族にも言われるし鏡を見てもわかるし知ってはいるんですが自分が曲がっているな、傾いているな、という自覚がないんです。

中里　知識としては知ってはいるけど感じない、つまりそれは病覚がないということですね。実感として自分のからだが斜めになっているのは感じないということですね。

三上　そうです。主観的にそれがあまり気になっていないということです。重度になってくると当然腰痛が出てきたり、苦しくなってくるので意識するようになるんですけど中等度の方くらいまでは感じないし、感じようとしていない。姿勢というのはもともと行為の背景になっているものなので、患者さんは行為の目的のほうに意識が向いて自分のからだが斜めになっていてもそのまま気づかずに動作を遂行していくということです。そういう方にどうやって自分のからだと関わってもらえればいいのかなというのが日々、私が臨床で格闘しているところです。自覚がない患者さんの中には、過去の行為のイメージに含まれている姿勢と普段アクセスしていない今の身体側の情報の比較を求めて考えてみてもらうようなダイアローグをすることで隙間が生まれて、自身の身体とのモノローグができる人もいるんですが、それがなかなかできない人もいるわけです。特にパーキンソン病の患者さんは今現在の身体情報に基づく行為のイメージがしにくいだけじゃなくて、過去に経験した身体情報に基づく行為のイメージもしにくい方が多いように感じています。客観的というか一般論みたいなところで止まってしまうような…。こういう方との関わりは本当に苦戦しています。

中里　少しずつ進行するなかでアップデートされ続けているから、そもそも過去の身体情報そのものも書き換えられているんですよね、きっと。具体的には、どんなふうに進めているんですか？

三上　基本的な戦略としては、先程の話でもでてきたように患者さんの隙間があるところを狙っていくわけですが、他者を介した行為のイメージをしてもらうことが手がかりになる場合が多いです。たとえば目をつむった状態でセラピストとの骨盤を触れてもらって、セラピストがどの方向に進もうとしているのかイメージしてもらうと、他者を介した行為のイメージが手がかりになって、「そっかこんなふうには感じてなかった」っていうように。つまり障害の違いによってその人のモノローグのあり方もいろいろに異なるだろうという話が先ほど出ましたけど、これがパーキンソン病患者さんの特徴なのかなと思いました。痛みの強い方、CRPSの方なんかはどう考えますか？

中里 痛みですか…私もCRPSの方に関わったことがありますが、痛いほうの手に注意を向けさせないほうがいいと思います。それが原則で、で、気がついたら痛くない手もあるんだということにどうしたら気づいてもらえるかというチャンスを狙っていくんだろうなと思うんです。たとえばいくつかの物品を並べてそのなかから触っていても痛くないものはそのうちのどれだろうと考えてもらう、それがたとえばペットボトルだったら、今度はそのペットボトルを持ってもらってそのボトルの底に何かザラザラしたものをこすりつけるのでその感触を想像してみてください、というようなことをやりました。このやり方のポイントはいかに探索する感触のイメージを実際の患者さんの手から遠ざけるか、いかに手を背景化するかということです。からだに意識が向いたら終わりですので、からだのずっと先のほうでイメージを探索してもらうというところから、徐々に手というからだに近寄せていくという方法です。直視しないで横目で見るというような方法。からだに意識が向くとほんのちょっとした体性感覚でもどんどん知覚が強くなっていく。驚くくらい逆にからだに対する感覚がすごく強くなっていますから、そこに意識が向くのはとてもまずいですね。

三上 ああ、なるほど。それって面白いと思います。身体の先の先にある道具を使うという方法が面白い。道具って身体の一部になるじゃないですか。

中里 そう、延長した先から逆に近づける。通常とは逆向きの戦略です。で、「今は痛くない手だね」って向き合ってもらうそのときの見極めが大切で、まさに隙間を発見した瞬間に間髪入れずやります。たとえば、それまでそのボトルを持っているだけの手が、底の向こう側のものを探ろうとして自ら動いた、そんな瞬間ですね。

三上 そう、身体の一部にもなれるし身体から離すこともできる。だから身体の一部になっているという側面を背景化しながらそれがすぐに身体に向かわないでそれが接している世界に少しずつ、ゆっくり近づいていく方法になっていると思うんです。だからこそ患者さんにとってはそこに何がある、それは何かっていうモノローグにつながっていく隙間を作ってくれる方法だと思うんです。つまりトップダウンで自分の身体を感じる方法に慣れている患者さんにとっては、逆に結論を急ぎすぎない余地が作られるということです。私も感じる照準を直接に身体に向けるのではなくて、実は身体の延長になっている道具を使って感じることを前面に持ってくるということは治療でやることがあります。

「対話（ダイアローグ）」が創るモノローグ

中里　療養期の患者さんで意欲があって自分のからだをなんとかしたいと思ってやって来られる方の中にも過度にご自分のからだを意識されている方が多いですよね。そうした方は日々いろいろとトレーニングに励まれているんだろうと思うんです。さっきの方ではないですけど、ああこういうふうに出すとまっすぐ歩けるのか、わかった！いいこと気がついたとか…まずそういった方にはまずリセットしていただく必要があることが多いです。例えば杖や足を床につけるときにドン！ってすごい音をたてて接地する方がいたのですが、その方の杖や足を足底板に乗せて板の傾きを探ってもらったらぜんぜんわからない、足がどこに乗っているのかさえわからないんです。これって杖のつき方とか足のおろし方がわからないということですよね。ツルツルした床とかぬかるんだ地面でそれに合わせなくていいんですかって聞いたら、そんなこと考えたこともないって。だからからだに注意を向けるということ自体はとても大事ですけど、その先のことを知るためにからだを背景化させるということも大事だと思うんですね。むしろそのためにからだというものはあるわけだし。それがポイントだと思う。

三上　さっきの話にちょっと戻るかもしれませんが、からだはあるんだけどそれを包み込んでいる全体がある、そのなかに自分がいるということを踏まえていないといけないですね。

中里　それを踏まえながら、からだを注意のフォーカスの前面に、あるいは背景にといったように同時に進めていくのがいいと思います。最近は意図的に同時にやっていますね。身体そのものに注意を向けて前面に持ってきたり身体で触れている向こう側のものに注意を向けて背景にしたり。目を閉じると左側の母指がわからないという人に、それではわからなくてもいいから左側の手や足が何に、どんな具合に触れているか感じて教えてくださいというようにやります。それが何を触っているのかわからなくてもいいから、少なくともそれが良い感じがするか悪い感じがするかだけでも注意してみてくれますか、というようなやり方です。

三上　わかるような気がします。つまり身体があるから自分がいる世界がわかるんでしょうとよく言われるけれど、実はそんな順序性というのはなくて、それは同時に存在している、敢えて言えば世界がわかるから身体がそのような感受性をもってできていく、でもそれを知るためには動く身体が必要であり、同時に、世界がなければ身体は知ることができない…ということでしょうね。

中里　そうそう。どっちもお互いに裏表の状態なんですね。特に左半球損傷の患者さんになると今度は失行症がある方がいて世界の側がわかりにくい、行為の結果がどういうことになっているのかがわかりにくい、そんなときは自分の身体を前面に出すようなアプローチから入ったほうが患者さんも過度のエネルギーを使わなくてもいいということがありますよね。世界がどうなっているかではなくてからだがどうなっているかからモノローグを始めてもらったほうが楽に続けられるんです。いずれにしてもそれは裏表の片方から始めているということはわかっていないといけませんけど。どちらの側にまず意識を向けてもらうのがいいかという判断もやはり評価の力だと思うんです。それは原則としては左右どちらの半球の損傷でも、あるいはＣＲＰＳでも、神経変性疾患でも同じことで、一人一人の患者さんの状態を理解するときにその裏表は原則として同じだというのがポイントではないでしょうか。

豊かなモノローグの創造をめざして

三上　ダイアローグのなかには、今ここにある課題のための道具や自身の身体だけではなく、ここにはない表象を出現させてそれによって意識を広げていくという役割があると思います。そんなふうにダイアローグの始めには存在しなかったものが、セラピストと患者さんとの間に出現してくるとしたらまさにそこが隙間のあるところなんだろうと思いました。それは偶然に任せるのではなく、もちろん偶然というのはいつもあるとは思いますが、少なくともダイアローグのきっかけはセラピストが作っていくわけですから、必然的にそこに患者さんの意識を向けていくことを計画しなければいけないと思います。もちろん偶然はチャンスとして利用しますけど。

中里　そう。だからそこがセラピストによる評価の実力なんじゃないでしょうか。そこが難しいんですけどね…

三上　そう。私なんか本当に日々苦戦ですけどね。

中里　思うのは、患者さんも日々変わっていくというか、いろいろな経験によって日々変わるので、それに合わせて随時こちらも変わっていくというスタンスが大事なんじゃないかなということです。そんな意味では日々評価ですね。私は、接触課題一つとってみてもこの課題をする目的はこういう能力を改善させることだ、おおむね3回ぐらいやればできるようになるだろうという態度はほぼ捨てていて、今日のこの人はどんな人間なんだろう?っていう感じです。

三上　そうですね、それはわかる。

中里　急性期ですと患者さんも日々意識を向けている方向が変わっているということもありますし。ですから大筋はあったとしても細かな計画性はなくなるということがあって。昨日の接触課題はうまくいったから今日もやってみようと思っても患者さんからすればそれどころじゃなかったりとか、ですからフレキシブルに毎回評価をしていかないと裏表のどこから攻めていいか判断できないという、これは急性期の特徴かもしれないけど、外来なんかでもそうですよね。1週間あいたらその時間のなかで前にはなかった経験をされてくるわけだから。

三上　まさにそうですね。それは一番最初にした話と似てくるかもしれませんが、先週わからなかったことが今日突然わかっている人がいたり、その逆もあったりで。…すごく真面目なセラピストほど治療のために準備してくると思うんですよ。

中里　そうそう。でも準備しちゃうと準備したことをやりたくなっちゃうんですよね。それって危険なところもある。手をやってたのにそのときやたらと足を気にされているようだったら足をやりますよ、躊躇なく。それが患者さんとのダイアローグのなかで必然なんだとすればね。対話しているとそんな柔軟さって必要になりますでしょ。それが毎回の評価力じゃないでしょうか。

三上　まさにそれが臨床のなかで実は重要な部分なんだと思います。だから、患者さんの病態やこれまでの経過に応じて大枠を決めておきながらも、その太い枠の中の右に寄ったり左に寄ったりしながら、そのとき、そのときの患者さんの状態に合わせて柔軟に進む方向を変えていく必要がある。

中里　必要ならあるいは逸脱して寄り道してみたりと。お互い生きてる人間だからなんでしょうね。だからダイアローグが大事なんですね。さっき話した時計の左側が出てこないガチガチに無視のある方ですけど、前回やったことをあまり覚えていないんです。でもある経験が、それを変えたんです。彼女は私と同年代で、担当ＰＴは若い人だったんですけど、そんな三人がたまたま一緒にいたときに私が高校時代に好きだったアーティストの名前を言ったらその患者さんも「ああ、私も好きだった!どれが好き?」「ああ、私もその歌が好きだった!」なんて話になって、そのＰＴに「知ってる?」って聞いたら「それ演歌歌手ですか?」って、それを聞いてた患者さんが「何言ってのよ、演歌歌手じゃないわよ!」って。でそんなことがあった次の日からずっとそのことを覚えているんですよ。翌日ＰＴの顔を見ると「あなた、覚えてる?」って聞くんですね。そうなってくると時計の左側にある生活行為のことも話せるようになってきたんですよね。たぶんその人の心のなかではそのアーティストの名前といっしょにコンサートに行ってわあーって両手をあげて歓声をあげてた記憶も包括されて一緒に眠っているんだと思うんです。ついでに言うと、それを足がかりに左手のイメージも創れるようになり、最終的に、無視の大幅な改善とともに指まで動かせるようになったんですよ。そんなふうに、ご自分の生きた経験があるんだ、消えてないんだって思うとね、リハビリテーションの治療を狭く狭く考えてはいけないんじゃないかと思うんです。患者さんの意識を広げていけるような経験をどうしたら創れるかということですよね、大事なのは。昔、そういうことについて「今まではただの年表だった私の記憶が、文字通り生きている自分の経験の記憶に変わった」と表現された方もいました。

三上　だから行為の土台として、患者さんとのダイアローグで少しずつ患者さんがモノローグできる幅を広げていく。そしてその土台がしっかりしていれば積み上げられるものはたくさんあるということですね。

中里　そう土を耕すようなことだと思うんです。土を耕せばいろいろな種を植えることができるよね、で、種を植えて水をやってそれを育てて花を咲かせることが私たちの役目ではなくて、むしろどういう土を作るのかが私たちのすることだよねってよくうちの病院のスタッフに話すんです。植木鉢に1本の花を咲かせるのではなくて土全体を作るんだよねって。この花しか咲かない植木鉢にしてはダメ、どんな花でも咲くような植木鉢にしなくてはダメって。そうするとすべてのことを課題として考案することができますよね。

三上　どうしても私たちの仕事はＦＩＭやBarthel Indexを目安にどういう動作を自立させるかって方向で頭が動くようになってるところがありますからね。教育がそうだったから。でも動作の自立というのは結果であって、そのために患者さんが身体をどう感じているかもそうだし、身体と結ばれている世界をどう感じているかということから問題の解決を考えるのが仕事の意味だし楽しさでもあるんでしょうね。

中里　そう。セラピストってどうしても患者さんに立ち方や動作の仕方を教えてあげたくなったりするんですけどね、そうなると小さな植木鉢に大きな花を咲かせるつもりなのかなあって。

三上　小さな鉢に大きなひまわりみたいな…

中里　ひまわりを咲かせるのかコスモスを咲かせるのかは患者さんが決めることなんですから。私たちの仕事は、そこにひまわりでもコスモスでなんでも植えたくなったらそれがちゃんと育つ土を作ることですからね。同じ「立つ」という動作でもどういうふうに立ちたいのか、コーヒーカップを持って立ち上がるのか何も持たないで立ち上がるのかで運動学的にもそれは違うので、その違いを患者さんが自分で選択できるのかということが重要ですよね。どれだけ行為のバリエーションを創れるのかが大事です。いろいろなバリエーションができるようになったときに初めて一つの行為ができるようになる、ということだと思います。私たちが取り組んでいることって深くて、大きなことだなとつくづく思うんです。やってることを外から見るとね、何かを質問して答えてもらってるという感じに思われるかもしれないけど。

三上　ダイアローグというのは見た目、わかりにくいんでしょうね（笑）。

中里　（笑）そうですねえ。最終的に患者さんが自分でモノローグできるということは自分で自分の身体を想う方向に変えていけるということです。でも、そういう私たちが自然にできていることができなくなっている患者さんに思いをはせるということはなかなか難しいんでしょうね。

三上　だから患者さん一人一人にとっての隙間、入口を見つけていくためにはダイアローグ、つまりセラピストと患者さんとの対話がどうしても必要になります。

中里　外に出てくるものだけではなくて、彼らが心のなかでやっていることに向き合っていくことが必要ですね。

三上　そのためにも外からの観察も大事ですね。

中里　そう、推察していくためのものですからね。

三上　これまでの評価の考え方とちょっと違うのは三人称的な、外から見る観察というのはとても大事だと思うんですが、それが、どのように動いているかなどの運動学的な分析にとどまらずに、そこから患者さんの生きている世界を推察していくための入り口になるということですね。

中里　そうですね。私たちが学校で習ってきたいろいろな評価法というのは、患者さんを克明に観察して彼らが正常からどれくらい違うのかということをピックアップしたり、それを点数化するというものが多いじゃないですか。でも点数が取れないとか正常から違うというのはどういうことなのか、なぜそうなるのか、少なくとも患者さんは現にそういう世界で生きていることは確かなんですからね、そこから始めるしかないですよね。

三上　さっきの杖を強く床について歩く方も、そうやって杖で強い手応えとか大きな音を取らないとわからなくなっているんじゃないのかなと推察していくことですね。

中里　そうそう。たとえば杖を強くつかないとどうなるんだろう、歩けなくなっちゃうのかな、そもそもそんなに強くついてるって感じてるのかな、って。もしそれが感じ取れてなかったとしたら、「杖は軽くついてください」って言ってもね。それはたぶん彼が工夫に工夫を重ねて考えてきた結果なんだから、楽に歩けるためには彼がもう一度そのためにどうすればいいかを考え始める、つまりモノローグを始められるところに一緒についていかないとダメですよね。

三上　その人にとっての新しいモノローグの仕方になるようにですね。

中里　それをどうやったら提供できるかでしょうね。

三上　そうですね。一筋縄ではいきませんが、私たちにはそれを思考し続けることが重要なんでしょうね。

中里　それが、私たちのリハビリテーションを進めるうえでの立ち位置なんですね。

本書の姉妹編

臨床のなかの対話力
〜リハビリテーションのことばをさがす

佐藤公治、本田慎一郎、菊谷浩司　著

教育心理学者、リハビリテーション・セラピスト、そして詩人が対話する「ことばによってことばを超える」豊かな臨床のビジョン!

人間は対話する存在である。本書はヴィゴツキーに始まる「対話的発達」の学術理論から人間の創造的活動、そしてリハビリテーションの臨床への活用までを、ヴィゴツキー研究者、セラピスト、詩人の対話的共同作業によって浮き彫りにしていく。ことばが患者の認知能力を変えて自律的な回復へと導いていく、治療の現場感覚を描き出す画期的な提言の書。

[目次]

著者略歴

佐藤公治（さとう きみはる）
1948年　北海道生まれ。
1978年　北海道大学大学院教育学研究科修了（博士・教育学）。
北海道教育大学、北海道大学に勤務。北海道大学名誉教授。日本教育心理学会、日本発達心理学会、認知神経リハビリテーション学会、各会員。

田中彰吾（たかな しょうご）
1971年　東京都生まれ。
2003年　東京工業大学大学院社会理工学研究科修了（博士・学術）。
東海大学総合教育センター講師、ハイデルベルク大学社会精神医学センター研究員を経て、現在、東海大学現代教養センター教授。人体科学会理事、人文系学術誌『Human Arenas』編集委員。

篠原和子（しのはら かずこ）
1959年　埼玉県生まれ。
1998年　国際基督教大学大学院教育学研究科修了（博士・教育学）。
東京農工大学教授。日本認知言語学会理事、「言語と人間」研究会会長、日本認知科学会、社会言語科学会、国際認知言語学会、各会員。

本田慎一郎（ほんだ しんいちろう）
1971年　北海道生まれ。
2000年　日本福祉リハビリテーション学院作業療法学科卒業（作業療法士）。
水口病院、甲南リハビリ病院、摂南総合病院、ヴォリーズ記念病院、守山市民病院を経て、現在、（有）青い鳥コミュニティーに勤務、訪問介護領域および発達障害領域のリハビリテーションに従事。認知神経リハビリテーション学会代議員。

玉木義規（たまき よしのり）
1982年　滋賀県生まれ。
2005年　名古屋大学医学部保健学科作業療法学専攻卒業（作業療法士）。
2019年　畿央大学大学院健康科学研究科修士課程修了（修士）。
甲南リハビリ病院を経て、現在、医療法人社団仁生会甲南病院に勤務、主に身体障害領域のリハビリテーションに従事。認知神経リハビリテーション学会代議員。

中里瑠美子（なかざと るみこ）
1962年　東京都生まれ。
1984年　東京都立府中リハビリテーション専門学校作業療法学科卒業（作業療法士）。
昭和大学藤が丘病院、同リハビリテーション病院勤務の後、東京都入職し都立病院に勤務。その後、慈光会八木病院、純正会名古屋西病院勤務。2018年より東京女子医科大学東医療センターに勤務。日本作業療法士協会会員、認定作業療法士。認知神経リハビリテーション学会代議員。

三上恭平（みかみ きょうへい）
1984年　岩手県生まれ。
2006年　岩手リハビリテーション学院理学療法学科卒業（理学療法士）。
盛岡友愛病院を経て、現在、医療法人社団登戸内科・脳神経クリニックに勤務、神経・筋疾患領域を中心としたリハビリテーションに従事。2020年4月からWorld Health Organization（WHO）Rehabilitation Programme on the development of the Packageのdevelopment group for Parkinson's deseaseのメンバーとして活動。日本理学療法学会、日本プライマリケア連合学会、日本神経学会、日本パーキンソン病・運動障害疾患学会（MDSJ）、日本臨床生理学会の各会員。認知神経リハビリテーション学会代議員。

臨床のなかの物語る力　高次脳機能障害のリハビリテーション

2020年11月20日　初版 第1刷 発行©
ISBN978-4-7639-1088-2　定価はカバーに表示

著　者　佐藤公治、田中彰吾、篠原和子、本田慎一郎、玉木義規、中里瑠美子、三上恭平
発行者　中村 三夫
発行所　株式会社 協同医書出版社
〒113-0033 東京都文京区本郷3-21-10 浅沼第2ビル4階
phone：03-3818-2361 ／ fax：03-3818-2368
URL：http://www.kyodo-isho.co.jp/
郵便振替 00160-1-148631
印　刷　横山印刷株式会社
製　本　有限会社 永瀬製本所